本课题由山东省研究生教育创新计划（SDYY16066）、山东省研究生导师指导能力提升项目（SDYY17111）
和山东省研究生教育质量提升计划（SDYAL17062）资助

医学科学研究导论

田 梗 姜文国 / 主 编

山东人民出版社 · 济南
国家一级出版社 全国百佳图书出版单位

图书在版编目（CIP）数据

医学科学研究导论/田梗，姜文国主编．-- 济南：山东人民出版社，2019. 12（2023.8重印）

ISBN 978 - 7 - 209 - 12562 - 8

Ⅰ.①医… Ⅱ.①田… ②姜… Ⅲ.①医学—科学研究—概论 Ⅳ.①R - 3

中国版本图书馆 CIP 数据核字(2019)第 287571 号

医学科学研究导论

YIXUE KEXUE YANJIU DAOLUN

田 梗 姜文国 主编

主管单位 山东出版传媒股份有限公司
出版发行 山东人民出版社
出 版 人 胡长青
社 址 济南市市中区舜耕路517号
邮 编 250003
电 话 总编室（0531）82098914
市场部（0531）82098027
网 址 http：//www. sd - book. com. cn
印 装 济南万方盛景印刷有限公司
经 销 新华书店

规 格 16 开（184mm ×260mm）
印 张 13. 5
字 数 297 千字
版 次 2019 年 12 月第 1 版
印 次 2023 年 8 月第 4 次
ISBN 978 - 7 - 209 - 12562 - 8
定 价 34. 00 元

编 委 会

Preface

Dear Readers of this book,

I sincerely hope you as colleagues and students will enjoy exploring some of the tips and advices presented in this book. They may become essentials for you to succeed in your research and to further develope your writing and communication skills.

To successfully select an area of research is not a trivial issue, since the options may be limited by lack of suitable environment, infrastructure and resources, but my strong personal recommendation is that you should put curiosity and personal engagement first. With these two key factors satisfied, the likelihood of success is tremendously much larger. With this come also naturally hard work and a drive to engage in deep knowledge and empirical testing. And please remember that many great discoveries are results of initial mistakes but in the presence of curious individuals who are open-minded enough to realize that a new phenomenon or mechanism has been identified. Then a bit of positive attitude is needed to continue down that path of research, sometimes for many years or a life time.

As presenting and communicating knowledge always been the key to a progressive society, especially we as scientists and clinicians working for the good of mankind, must make all possible efforts to reach out with our messages to the community. Scientific writing is defined not only as a technical form of writing that is designed to communicate scientific information to other scientists, but also involves communication to a broader audience like the public society, to patient organisations and non-governmental organisations (NGOs), to funding agencies, to journalists and to politicians. Depending on the specific scientific genre—a journal article, a scientific poster, or a research proposal, a popular science paper—some aspects of the writing may change, such as its purpose, audience, or organization, many aspects of scientific writing, however, vary little across these writing genres.

When its primary audience is other scientists, student-oriented or general-audience details, definitions, and explanations—which are often necessary in lab manuals or reports—are not terribly useful. Explaining general-knowledge concepts or how routine procedures were performed actually tends to obstruct clarity, make the writing wordy, and detract from its professional tone. It may therefore be better to leave these details to the appendix, supplemental materials or references. When the audience is more of a layman character, we sometimes need to explain fundamental important facts that will help the receiver to grasp the information, and at the same time carefully avoid mistakes.

The presentation and writing needs to be concise and precise. A major goal of science is to communicate scientific information clearly and concisely. Flowery, ambiguous, wordy, and redundant language often runs counter to the purpose of the communication and writing.

All science has to be set within the context of other published works. Because science builds on and corrects itself over time, scientific communication and writing have to be situated in and referred to the findings of previous works. This context serves variously as motivation for new work being proposed or the paper being written, as points of departure or congruence for new findings and interpretations, and as evidence of the authors' knowledge and expertise in the field.

All of the information in this book is intended to help you to build your knowledge and skills, as a researcher and scientific communicator and writer, regardless of the scientific discipline you are studying or the specific assignment you might be working on. In addition to more general discussions of research areas and purposes, professional conventions like conciseness and specificity, and details on how to find and use literature references, how to handle ethical issues appropriately, how to manage scientific integrity and norms, the book also provides useful guidelines for how to organize your writing and how to avoid some common mistakes.

I wish you best of luck with your further progression in your writing and communication skills, and in your continuous development as a dedicated and curiosity driven researcher.

Uppsala the 28th of May, 2019

Sincerely yours,

Professor Jonas Bergquist, Med Dr, PhD

Professor in Analytical Chemistry & Neurochemistry

Academic Chair, Department of Chemistry—BMC, Uppsala University, Sweden

Adjunct Professor in Pathology, University of Utah, USA

Distinguished Professor in Precision Medicine, Binzhou Medical University, Yantai, China

Fellow of the Royal Society of Chemistry, FRSC, UK

Fellow of Regia Societas Scientiarum Upsaliensis, KVS, Sweden

Taishan Scholar, Shandong Province, China

前　言

医学科学的发展、医学服务能力的提升，有赖于医学认识能力的不断提升，更有赖于富有创新能力的医学人才的不断成长，这是时代赋予医学教育的神圣使命。一名合格的医学生不仅需要熟练掌握现有技术，还需要具有发展的眼光、创新的医学知识并将医学前沿进展及时有效地应用于临床实践。面向社会需求培养适应社会发展、适应国家建设需求的高素质人才，是新时代高等教育的首要任务。为此，我们组织编写了《医学科学研究导论》，主要供医学各相关专业研究生及本科生使用。

《医学科学研究导论》系统介绍了医学科学研究全过程，涵盖医学科研思维、科研选题、科研设计、科研实施、科研规范以及科研报告等内容，使学生对医学科研基本程序、基本规则和要求有一个系统的认识，引导医学生了解科研、接触科研和参与科研。

本书还是一门方法学课程，不同于以医学专业知识结构的构建为核心的医学专业课，着重于以创新思维为核心的科研能力及表达技巧，侧重介绍最新的医学发展趋势、代表性科研前沿研究和研究方法，使学生扩大眼界、拓宽思路，培养医学生的创造性思维能力，为随后的医学学习、科研以及临床实践打下一定基础。以往谈及科研能力训练，人们会强调动手能力，却经常忽略了动脑与动笔能力。本书以科学研究的共性和医学科学的特性为基点，将带有共性特征的科研方法、操作程序和写作规范等医学方法学知识，与医学知识、医学问题、医学经验、医学实践、医学思考等医学专业知识有机融合；将分散于不同学科的相关知识横向联系、综合利用，注重学科交叉的融合与创新，使学生感同身受，引起共鸣，引发思索。以医学专业知识为内容，以揭示研究思路与知识成果为目的，强化训练数据管理、书面语言表达能力，强调以学生为中心，提高学生参与科研的兴趣，使学生参与课堂教学，主动演讲、展示写作作品，提高学生书写和演讲等方面的表达能力。最后，本书还对医学科研的伦理学要求、科研诚信以及实验室生物安全等研究规范进行了概述。

在编写过程中我们汲取和借鉴了相关教材的成果，得到了山东人民出版社和学校的大力支持，在此一并致以崇高的敬意和衷心的感谢！

对于本书的编写，编者们虽已尽心竭力，但限于水平等原因，书中不妥之处在所难免，敬请广大师生批评指正，以便修订完善。

编者

2018年12月

目　录

绪 论

科学研究活动是推动科学技术发展的重要动力，是促进人类文明和社会进步的重要手段。任何学科的发展和进步都离不开科学研究。医学科学研究是现代科学研究的重要组成部分，为世界的发展和人类的健康事业作出了巨大贡献。在医学科研教学工作中，要注重培养学生良好的科学思维，传授学生先进的研究方法，使学生具备提出、分析和解决医学科学问题的能力，这对于培养高层次的医学人才和促进医学学术发展具有重要的意义。

第一节 科学与科学研究

一、科学的概念

科学（Science）是一个总体概念，包括哲学、自然科学、社会科学、思维科学以及多种学科相互交叉渗透形成的新兴边缘学科等。科学表现为某种知识。比如，自然科学是关于自然现象和自然规律的知识，社会科学是关于人们对社会现象的认识，而思维科学是人们对思维活动的探究。任何科学都会以一种知识的形态呈现给人们，但并非所有的知识都是科学。科学是发展的。

首先，科学是真理，是对客观实际的正确反映，对客观实际的歪曲反映不是科学；其次，科学具有系统性，单独反映事物本质的知识概念，或者互不联系的几个规律性的知识概念，仅属于知识点或单元。根据上述理解和认识，可将“科学”简明地定义为：科学是人们正确或比较正确地反映客观事物及其规律的分科知识体系。所谓“正确反映”，要作辩证的理解。人类对客观真理的认知是一个无终止的历史过程，经历了从不知到知，从不完全的知到比较完全的知，从对客观近似和相对的反映（即相对真理）到不断地接近完全和绝对的反映（即绝对真理）等过程，这个过程是永无止境的。在科学发展的特定阶段，由于生产水平、认知水平、认知手段等历史条件的限制，科学所达到的真理只能是相对的，但也是构成绝对真理的组成部分。换言之，“正确反映”虽仅具有相对的真理性，但却包含着绝对真理的成分，这就是科学最根本的特征。

二、科学的分类

按照研究对象来分，科学可分为自然科学和社会科学两大基本部类。

（一）自然科学

自然科学是研究自然界的物质结构、物质形态和其运动规律的科学，是人类生产、生活实践经验的总结；反过来，自然科学又推动着生产不断地发展。因其研究领域不断扩展，自然科学内部产生了诸多新学科，形成了庞大而复杂的体系。

关于自然科学的分类，其中最具有代表性的观点为：现代自然科学由基础科学、技术科学和应用科学三部分组成。基础科学是研究自然界物质的本质和各种不同运动的基本规律的科学，主要包括数学、物理学、化学、天文学、地质学、生物学六个学科；技术科学是研究技术理论性质的科学，如电子技术、激光技术、能源技术、空间技术等；应用科学是直接应用于生产和生活的技术和工艺的科学，如应用数学、应用化学、医学、农学、水利工程学、土木建筑学等。这三部分互相促进，相辅相成。其中基础科学是技术科学和应用科学的理论基础，不断分化、交叉，发展和产生了许多新的分支，如分子物理学、天体物理学、非线性光学、交叉学科（如物理生物学、物理化学等）以及综合性学科（如仿生学、信息科学等）。

（二）社会科学

社会科学是研究与阐释各种社会现象及其发展规律的科学，其形成的各种学说一般属于意识形态和上层建筑的范畴。在现代科学的发展进程中，新科技革命为社会科学的研究提供了新的方法手段，使其取得了长足的进步，带有鲜明的时代特征。现在看来，社会科学与自然科学相互渗透、相互联系的趋势日益加强。

三、科学研究的定义

科学研究是推动科学发展、人类进步的动力。按照研究对象的不同，可分为自然科学研究和社会科学研究。前者以自然界的事物和现象为研究对象，后者以人类社会为研究对象。医学科研主要归属于自然科学研究的范畴，兼具社会科学研究的属性。

科学研究的本质属性可作如下描述：其一，科学研究是人们为正确反映未知或知而不全的事物的本质及其规律而进行的一种认知活动。其二，科学研究有赖于实践观察（包括实验或调查中的观察）获得感性认知（事实数据），然后通过理论思维（即在一定理论指导下进行的思考）上升为理性认知，从而揭示未知事物的本质及规律。实践观察和理论思维构成了科学研究的两大基本要素。

从研究的实际内容分类，科学研究包括两个部分：一是创造知识的研究，主要是创新、发明、发现，解决未知问题，如调查、观察、实验研究等。二是整理知识的研究，主要是对已有的知识或科技文献资料进行分析、鉴别、评价、概括，如文献研究，工具书、教科书的编著等。

探索与创新是科研活动的目的及其与一般性劳动活动的区别所在。探索是为了获得对未知事物和现象的认识，发现其运动的规律；创新是在已经获取的认知基础上，创建新的理论，发明新的技术，研制新材料、新产品。探索是手段，创新是目的。另外，继承和积累是进行科研活动的重要条件。对已有的科学理论知识和技术方法的继承和积累是从事科研工作的基础，而这些理论和方法是前人通过大量的科学研究积累下来的，利用这些理论和方法，开展科研活动，体现了科学研究的继承性，同时在科学研究中的创新，也为科学的发展积累了新的知识和技术。所以科学研究就是通过不断的积累和创新推动科学技术的发展。

四、科学研究的任务和目的

科学研究的任务可概括为：透过现象探索未知事物的本质，从未知事物的必然规律中得到对未知事物运动形态及其规律的正确认识、掌握和运用。科学研究的目的是认识自然和利用自然，最终实现人与自然的和谐，从而造福全人类。科学理论体系中存在许多认知上的矛盾，诸如新事实材料与旧理论观点的矛盾，正确理论与错误理论的矛盾，不同学派之间学术观点的矛盾。上述矛盾的解决均有赖于科研实践和生产实践。因此，科学研究还肩负检验真理和发展真理的重任。

科学研究的另一任务是培养人才。科学研究活动就是在实践中检验和发展真理。它要求人们灵活地运用已有的知识，敏锐地观察和创造性地思维，并培养科研人员在掌握知识的基础上发展知识的能力。吸引学生参与科学研究，是培养人才的最好途径。通过科学研究训练有利于培养他们发现、分析和解决问题的能力。医生、医学生参加科研，是培养训练临床观察力、思维能力、课题设计能力及提高诊治水平等的重要途径。

第二节 医学科学研究的概述

现代科学技术的发展，尤其是数学、物理、化学、分子生物学等学科发展为生命科学提供了一系列重要的概念、技术和方法。医学与其他学科的交叉融合，为疾病的预防、诊断与治疗带来前所未有的重大突破。

一、医学科学研究的定义

医学科学研究是以医学理论和知识为指导，应用传统和现代的科学技术，揭示医学理论的本质，探索人体健康和疾病的规律，研究保持健康、防治疾病的措施，从而促进医学理论发展，提高人类健康保健水平的科研活动。

医学科学研究与其他科学研究一样，是认识客观事物、探索未知的认知过程，是为了揭示人体生命本质，以及疾病发生、发展的现象和机制。其任务包括认识健康与疾病互相转换的规律（基础医学），预防健康转化成现实疾病（预防医学），促进疾病向健康转化（临床医学），恢复健康所应有的功能（康复医学），维护人身体、精神上的健康，在生理与心理上实现与社会的和谐。

二、医学科学研究的发展

纵观世界医学历史长河，医学科学研究的发展可概括地划分为以下三个历史阶段：

第一个阶段，古代经验医学阶段。公元前400年～15世纪末期，古代经验医学从朴素唯物主义的自然观出发，在整体上把握人体与环境的联系，以整体观察的方法来研究正常人体及其患病的器官，坚持人体生命和疾病的物质性及运动性，根据观察到的客观现象，综合出一种相对科学的人体观和疾病观，战胜了当时占统治地位的“鬼神致病”邪说。其合理认知使医学得到了很大的发展，但是，由于当时社会生产力、科学技术以及世界观的限制，人们对人体和疾病的认识仅停留在表面。当时的人们只能直观地、笼统地认识人体的宏观结构与功能，对器官深层次细节的认识只能通过逻辑推理和形象比喻，缺少对人体内部结构及特殊本质的深入认识。古代经验医学对人体生命本质和疾病机制的认识只是现象的描述、猜测性的思辨、经验的总结，甚至在很大程度上带有主观臆测的成分。其对机体功能的认识和疾病机制的认识，也是肤浅的、粗略的和笼统的，没有对细节的把握。

第二个阶段，近代实验医学时期。从15世纪后半叶至19世纪，是近代实验医学时期。这一时期，英国著名唯物主义哲学家和科学家弗兰西斯·培根（Francis Bacon，1561～1626）倡导的实验分析的方法在自然科学中被广泛应用。医学科学也因此取得了许多划时代的成果。这种将复杂事物分解为较简单事物的分析方法也存在一定的弊端：分析问题时无法摆脱局部、静止和孤立的观点。法国哲学家勒内·笛卡尔（Rene Descartes，1596～1650）提出，生命体是一部精密机器，体现了机械唯物论对人体的认识。但同时也由于对人体及其疾病整体认识的人为割裂，出现局部与整体、形态与功能、外因与内因、机体与环境脱节的现象，把对疾病认识的部分真理说成终极真理。机械唯物论注重人的生物属性，而忽略人的社会属性，忽视了社会、心理对健康的影响。这个阶段过于强调疾病线性因果关系，很多时候忽视了因果的多样性，忽视了社会、心理因素对健康的影响。

第三个阶段，现代医学阶段。19世纪，马克思和恩格斯创立了辩证唯物主义，这为医学科学的发展提供了科学的方法论。现代医学逐渐地认识到人体是各个部分在相互作用中形成相互关联的有机整体，任何局部的变化都会引起整体的变化。这些认识有力地推动了生命科学的神经学说、内分泌学说、体液学说和免疫学说的建立与发展。现代医学科学研究开始从细胞、分子等实物形态转向微观与宏观相结合、结构与功能相结合、人体与环境相结合等方向，这标志着医学的分析时代将被系统时代所替代，生物医学模式将被生物—心理—社会医学模式所取代。

三、医学科学研究的主要特征

在医学科学研究活动中，人们运用理性思维和科学实践，充分发挥人类的聪明才智，探索正常人体与疾病之间的联系或规律，发现疾病的发生机制，不断探究新的疾病预防与治疗措施。医学科学研究具有以下几个主要特征：

（一）探索性、创新性、继承性和连续性

探索性和创新性是科学研究区别于其他劳动的本质特征。医学科学与其他科学一样，具有明显的探索性、创新性、继承性和连续性。医学科学研究就是向未知领域进行的探索，把未知变成已知，研究生命现象的本质和规律，最终获得新知识，阐明新规律，建立新理论，发明新技术。一言以概之，就是要有所创新。探索是创新的前提，创新是探索的结果。医学科学研究经历的三个阶段很好地诠释了科学研究的继承性和连续性。

（二）实践与理论相结合

医学科学研究是由医学科学实践和医学理论思维两部分组成的。人们在医学实践中运用科学正确的方法观察医学事物，通过理论思维深入反映医学事物的本质规律。因此，医学科学研究是一种医学知识认知过程，是从感性认识到理性认识的思维过程。

（三）实用性

医学是一门应用性很强的科学，具有明显的实用性。无论是预防医学、临床医学、基础医学、康复医学还是中医药学等，都属于应用研究范畴，研究成果面向特定的人群，最终指导临床实践。

（四）复杂性

医学科学研究的对象是人，而不是动物。人是世界上最复杂的生命体，不但有自然科学属性，如生物学基本属性，而且具有社会科学的属性，如语言、思维、心理及社会活动；不仅有生理活动，而且还有心理活动及自主行为。人体的生理现象不能简单地用一般生物学规律来认识，更不能用一般的物理、化学规律来解释，而要用现代医学模式来分析问题、解决问题。人的个体差异大，加之影响因素多，实验条件不易控制，因此医学科学研究具有复杂性。

四、医学科学研究的目的与意义

医学研究的首要任务和目的是了解疾病的病因发病学，探索预防、诊断、改善、治疗疾病的方法。即使已被普遍接受的有效方法，也有待通过科研来检验其有效性、可达性、效率及质量。当今医疗实践中很多预防和诊治方法对患者存在某些危险和伤害，接受治疗人群的易伤性还需通过研究得到进一步保护。

任何一个重大疾病的最终有效控制，均有赖于医学科学研究的重大突破。医学科学研究在提高人类疾病防治水平和公共卫生突发事件的反应能力方面具有关键作用。防治重大疾病、保障人民生命健康是国家的重大社会需求，也是我国国民经济稳定和持续健康发展的根本保证，也是国家科技战略发展的重大需求。

在医学科学研究领域还有很多亟待解决的问题，比如建立有效的疾病防控机制和提高公众的医疗服务能力，建立有效、高能的应对公共卫生突发事件的体系，解决目前公众“看病贵、看病难”等重大医疗服务问题。这些民生问题在很大程度上依赖于医学科学研究水平的全面提高和突破。因此，作为一名医学生，尤其是医学研究生，学习医学科学研究的相关知识十分必要。

第三节　医学科学研究精神的培养

科学研究精神是任何人从事科学研究工作的主旨和内涵，也是科学赖以生存和发展的生命线。随着科学技术的发展，为适应国家对人才的需要，大学的教育模式与方式正在逐渐改进。对于我们医学科研工作者而言，必须培养自身的科学精神。所谓科学精神，是指从科学中凝练和提升出来的文化精髓和价值观念体系。它是人类在认识自然、适应自然以及改造自然的过程中形成的理想追求、价值准则和行为规范，是人类认识自然活动及其成果的升华和表征。科学精神蕴含着深刻的内容：探索未知、真理的理性精神，实事求是、尊重规律的严谨态度，开拓创新、勤奋不息的进取意识，独立思考、敢于怀疑的批判精神。

一、科学精神与人文精神相结合

科学精神和人文精神是人类探索世界的两种观念、方法和价值体系。科学精神和人文精神分别源于人类对自然和人世的认识，体现着人对世界的两种态度，是观察世界的两个角度。前者以物为尺度，追求真实，推崇理性；后者以人为中心，追求美好，推崇情感。它们一起构成人类精神文化的精髓，是完善人的心智、提升人的精神境界的思想理念。

工业社会以来，医学科学精神得到极大重视，医学科学的发展也日新月异；与之相反，医学人文精神却随着近代生物医学模式的兴起而衰落。伴随着医学人文精神的衰落，医患冲突、医学伦理等社会问题日益凸显。在医学人文课程设置中，应坚持交叉性和实用性原则，以医学为核心，融入人文理念，并以医学生的未来实践需要为标准设置相应课程，如医患沟通学、医学心理学、卫生法学等。同时，医学院校还应重视复合型医学人文专业教师的培养。

人文精神是人类先进文化的精髓，是一个民族的民族精神和文化性格的集中体现，也是一个民族传统文化在现代社会的体现和升华。它包含着丰富的内涵：对道德信念、道德人格的看重和追寻，对自由、平等、正义等的渴望和呼唤，对人的尊重和对人的主体性的企盼和高扬，对生死、信仰、幸福、生存意义等问题的反思和对人类的终极关怀。它反映着以人的自身发展为中心的社会要求和价值取向，体现了人的理想、信念、道德、情感等精神层面的追求，是对人之为人的思考，是实现人的生命价值的所在。如果缺乏人文精神，对个人而言，就丧失了个体存在的根本依据；对社会而言，则意味着价值信念的失落，民族文化传统得以延续的深层链条的断裂。对医学生进行人文精神的培养是医学生职业发展的需要，是现代社会发展的需要，也是现代医学教育模式的需要。因此，我们的医学教育无论什么时候都要把医学生人文精神的培育放在重要位置，使之正确处理人与自然、人与社会以及人与人之间的关系。

二、医学科研精神的培养

科研工作者应具备的两个基本素质：对科学的热爱和难以满足的好奇心。科研工作者的事业心和进取心、乐于以自己的才智迎战和克服困难的精神状态、冒险精神、对现有知识和流行观念的不满足，以及急于验证自己判断力的迫切心情也都是不可缺少的品格。具有丰富知识和经验的人，比只有极少知识和经验的人更容易产生新的联想和独到的见解。因此，科研工作者应努力充实自己的知识，积累丰富的经验，才能拥有更丰富的想象力。仔细观察、善于思考、富于想象、勤奋工作和坚韧不拔的精神，这些都是科学研究所必备的条件。

（一）培养探索精神

医学科研工作是一条漫漫长路，任何科学技术的进步都和医学科技工作者求知、好奇的探索精神息息相关。对未知领域和知识的渴求正是人类不断取得进步的原因，也是科学发展的内在动力。学生作为未来科研工作的主力军，理所当然地应该继承和发展这种勇敢的探索精神。

（二）培养责任心

当前国内学生科研时间有限，大多数学生认为其主要任务是按照老师要求完成课题研究要求，甚至需要老师制订详细的实施计划并时刻督促。因此，对大学生应培养责任心，在老师指导下，充分发挥其主观能动性，独立自主地开展研究工作。只有经过这样不断地训练，培养其自主的担当精神，医学生才能在未来的科研工作中发挥更好的作用。

（三）培养乐观精神

科研是创新研究，从事科研工作将不可避免地遭遇失败，所以要特别重视培养学生正确对待困难和挫折的态度。每当学生在研究中遇到不顺利的时候，指导教师要会用自己的亲身经历开导他们，帮助他们分析实验设计和具体操作中的得与失，明确下一阶段的科研思路，在反复的失败和成功中磨炼他们坚韧不拔的意志。有些学生坦诚地说医学科学研究压力很大，但这种压力不是来自老师，更多的时候是来自自身。具有乐观精神的话就不会被这种压力击倒，相反的是，他们非常愿意“自加压力”，迎接这些压力带来的挑战。

（四）培养创新和批判精神

创新精神是科学精神的本质。墨守成规只能导致落后，甚至失败。批判是科学精神的鲜明体现。没有怀疑批判的精神，把现有的一切认知尊为绝对，就会阻碍科学前进、超越、开拓、创新的道路。批判精神要建立在实践和检验的基础之上。只有尊重科学的基础，遵循科学的方法，才能不断地发现新的真理。

（五）培养团队精神

团队精神是指团队成员为了团体的利益与目标合作、尽心尽力地工作的意愿与作风。医学科学研究是一项特别强调合作性的研究。随着科学技术的发展，各门传统医学相互渗透、交叉，呈现出高度综合化、系统化、整体化的趋势。不同学科的交汇不仅为传统医学的进一步发展和重大突破提供了机遇，同时也成为孕育全新医学科学的沃土。医学科研需要创建高效、精干的团队，面对医学难题，基础与临床、医学与药学科研人员合作，可以使团队成员完成个人无法单独完成的重大课题。良好的团队能为团队中的每个成员提供足够的发展空间，刺激科研人员更有创意、更好地表现自我。团体意识就是团队成员对团体的认可和把集体利益放在第一位的意识。一根筷子易折，一把筷子难折断。在科研中也是同样的道理。没有人是全能的，因此我们需要分工合作，让合适的人做合适的工作，请擅长的人或团队各自发挥长处。只有广泛合作，才能使每个人都取得更好的成绩，才能使医学科学研究更好更快地发展。

三、科研精神的培养方法

（一）环境舆论引导

充分利用环境舆论的引导作用，帮助学生构建全面的科研精神体系。第一，从国家和学校的层面运用各种大众媒体等手段弘扬正气、树立模范，以优秀的事例鼓舞、教育人，鼓励探索、担当、创新、协作和奉献，努力形成科学的社会风尚。第二，从医学科学领域和医学科研行业的层面以会议、研讨等方式批判不正之风，鼓励学生与不正之风作斗争，倡导正确的科研精神。第三，从科研团队的层面利用交流、座谈等方式积极引导学生树立正确观念，针对具体医学科研问题，从科研工作的实际出发，有计划地逐步培养科研精神体系。同时，要将这三个层面有机地结合起来，才能充分发挥环境舆论的引导作用。

（二）老师监督

在科研活动的过程中，学生不仅需要学校辅导员、研究生导师在学业和研究方面指导，在科研精神体系的培养上，也同样需要老师的及时指导与监督。学校老师应利用好与学生见面、谈话、讨论的机会，关注学生的各自特点，有意识地加以指导。在面对学生主动性不高或受不良之风影响时，辅导员、研究生导师应加强监督，帮助学生形成和完善自己的科研精神体系。

（三）学生自律

前面提到的舆论引导和学校老师的指导监督都只是科研精神形成的外部因素，而学生对自己科研素质和科研精神的要求才是科研精神体系构建的内在动力，这也是科研精神体系培养中最重要的环节。面对社会上的种种诱惑，如果学生自身缺乏自律的意识和坚持的动力，再好的环境舆论和学校老师的指导都不能发挥很好的引导、指导作用。因此，学生要充分认识到良好的科研精神对于自身和国家社会的巨大作用，对自身尽快明确定位，以高标准要求自己，用自律促进自身科研精神体系的正确构建。

我国教育尤其是高等教育在改革开放后的40年里得到了长足发展，同时也取得了丰硕的成果。但随着学生群体规模的迅速增大，在坚持学生科研能力、科研技术培养的同时，积极关注学生科研精神体系的构建也应成为学生综合素质教育的一项重要内容。只有这样才能满足社会经济发展和科学技术进步对学生的要求，才能使学生在科研和国家建设中发挥更大、更重要的作用。在关注学生科研能力培养的同时，应有意识地进行学生科研精神培养，使之在科研过程中，逐步构建包括探索精神、担当精神、乐观精神、创新精神和团队精神等在内的科研精神体系，以适应社会要求，在未来科技工作中发挥更好的作用。

（田 梗 姜文国）

第一章　医学科学研究的思维方式

医学科学研究既是物质活动过程，也是精神活动过程；既是实验研究，又是理论思考。所以，思维方式与医学科学研究有着密切的关系。正确认识思维方式和方法及其在医学科学研究过程中的作用，对于正确地进行科学研究，提高研究水平是非常重要的。本章从医学科学思维的概念和形式入手，进一步讲述科学研究假说的特征、作用和思维方式，重点论述医学科学研究中的创新性思维的特征及培养方法，最后简单介绍医学科学研究的其他思维方式。

第一节　医学科学思维与科学研究假说

思维方式决定着一个研究者或一个学科研究的方向、角度和着重点。假说（Hypothesis）是科学研究中一种重要的思维形式和研究方法。爱因斯坦曾说："提出一个问题往往比解决一个问题更重要。"要取得高水平的医学科研成果，应当先经过科学的思维提出具有真知灼见的假说，再在实践中加以验证和修正，最终推动医学科学的发展。

一、医学科学思维的定义

医学科学思维是指医学工作者在探究疾病和健康现象的本质及其相互之间的关系和发生发展规律的过程中，通过自己的头脑对有关信息进行加工和处理，由此形成的关于理解、研究、解决医学问题的立场、观点、方法的思想体系。思维方式决定着科学研究研究什么、不研究什么，突出什么、忽略什么，决定着研究的视野，决定着研究者的认知领域。

二、假说的特征和作用

假说是根据已知的科学事实或科学原理，对未知的事物及其规律进行推测、推断的暂时性的假定，是一种带有推测性和假设性、尚未被实践充分证实的理论思维。假说是由已知到未知，再将未知转化为已知的桥梁，是继承与创新的纽带，是科学创新的一种思维方式。在科学研究过程中，为了探索事物的本质，常常需要根据已知的事实、知识、理论对新事物的产生原因、发展规律给予合理解释，提出假说。

（一）假说的特征

科学假说不是主观臆断，是以客观事实或科学理论为基础，对新的未知事物的推断。因此，科学假说具有科学性、推测性、易变性和可检验性四个特征。

1. 科学性

科学假说是研究者在分析、观察客观事物的基础上，利用已知的科学理论或事实，对拟解决的问题或现象给出的推测性解释。它是以客观事实与科学理论为依据的，因此科学假说具有科学性。假说立足于既有的科学知识和科学事实，这就决定了科学性是假说的必然条件，即假说具有科学性。例如天花疫苗的开发与应用，就是建立在假说基础上的成功案例。1798 年，英国科学家琴纳发现挤牛奶的工人不会得天花，由此提出致敏假说。他发现挤牛奶的工人在工作中感染过少量天花病毒，体内产生了抵御天花病毒的抗体，所以不会感染天花，并以此为假说，成功研制了预防天花的疫苗。

2. 推测性

假说来自客观观察、科学知识，是对事物存在的原因及其规律所作的某种推测性说明和解释，是对多种科学知识综合分析、归纳演绎后，形成的新的观点和认识。因此，它具有一定的推测性。如在席尔的精神压力学说研究中，他一开始推测患者的血液中可能存在某种相同的激素而导致了相同的症状、体征，经反复实验，除了肾上腺皮质激素升高外，他并没有发现新的激素，于是他推翻了自己的假说。基于这个新的客观事实，他提出了“精神压力”学说。所以，假说具有一定的推测性，是在反复研究中逐渐被完善的。

3. 易变性

一方面，不同的人对同一自然现象由于看问题的角度、知识结构等的不同，可以提出不同的假说；另一方面，提出的假说会随着实践过程中新的发现而变化和修改，这就是假说的易变性。各种假说争鸣可能出现以下几种结果：①替代：两个对立的假说中，一个驳倒另一个，新假说战胜旧假说；②统一：两个对立的假说都包含部分真理，两者互补构成更为完整的假说；③共亡：两个对立的假说都是对客观事实歪曲的反映，随着科学的发展而被淘汰；④共存：各种假说都能说明一些自然现象，但都不够完整，从而形成争论不休、长期共存的局面。

4. 可检验性

假说应具备原则上的可检验性，如果不具备原则上的可检验性，有关陈述就不能称之为科学假说。比如达尔文的进化论认为，人类是由类人猿进化而来的，这是描述人类史前已发生的不再重演的事实，但他推断出地层里存在着类人猿的遗骸，这是可以在实践中检验的。1881 年，荷兰医生杜步亚果然在爪哇岛的地层中发现了类人猿的头盖骨、大腿骨和牙齿的化石，证实了达尔文关于类人猿遗骸的推断。由于实践活动的历史局限性，有些理论虽是可检验的，但在当时却难以实现，只能在历史的进程中检验，所以应把是否可检验的问题与是否具备检验条件的问题区别开。也就是说，如果提出的一个假说不是可检验的，那就是不合理的；如果提出的一个假说是可检验但暂时还不具备检验的条件的，那就是合理的。

（二）假说的作用

1. 促进生物医学理论的建立和发展

科学发展史是一部继承和创新的历史，当既有的科学理论难以解释新的事物时，假说就产生了。自然科学就是沿着假设、理论、新假说、新理论的途径不断向前发展的。由此可见，假说的提出和完善需要经历以下几个阶段：①出现现有医学理论无法解释的新问题、新事物；②依据已知的科学理论，通过科学思维方法建立假说；③用观察、实验等科学方法进行论证，完善假说；④经大量科学实践，验证假说为真，则假说被证实为科学理论。

2. 激发创新性思维

没有假说就不可能创新，没有假说创新就失去了科学依据。科学家对所研究事物大胆想象、猜测和推断，进而形成假说，同时又为创新思维的进一步发展和完善提供了平台，成为科学家探索自然界本质和规律的动力和源泉。

3. 假说是科学研究的主线

科学研究就是围绕提出问题、建立假说、验证假说而展开的一系列活动。观察和实验是科学研究的躯体，假说和理论是科学研究的灵魂。包括构思、设计、实施、分析和总结在内的科研活动的每一个阶段均紧扣假说、围绕假说，最终上升为科学理论。因此，假说是科学研究的主线。

（三）假说形成的思维方法

1. 类比推理

类比推理是指通过大量细致观察提炼出事物的本质属性，并通过联想、比较、分析，进行类比推理，提出科学假说从而进行科学实验或临床验证。如科学家发现人干扰素具有抗病毒和免疫调节作用，可保护培养的新生大鼠心肌细胞免遭柯萨奇B组病毒感染，由此联想到黄芪也具有抗病毒和免疫调节作用。科学家依据类比推理法建立了“黄芪治疗病毒性心肌炎”的假说，继而通过实验和临床研究证实，黄芪对实验性病毒性心肌炎及临床患者均具有良好的心肌保护作用和疗效。

2. 演绎推理

演绎推理是把一般事物的现象或规律推理到个别事物。运用演绎推理应从临床实际出发，符合临床实际的就可以保留推理的结论，并可以作为科学研究的假说进行科学的验证。

3. 对比推理

对比推理是用已知事物的现象或规律与未知事物作比较，从而得出未知事物的现象或规律；也可以把几个研究对象作对比，从中发现它们的异同点。此方法的特点就是根据过去的或其他的事实和理论，通过对比来了解未知事物的现象或规律。如，在科学研究中选择动物模型时，需要把动物的外在表现和相关检测指标的变化与病人的临床表现和实验室检查相比较，若所复制的动物模型与同一病症病人的临床表现和实验室检查有较大或较主要的相似点，这一动物模型的复制就是成功的，否则就是失败的。这就要求在进行课题研究时应当采用对比的方法提出假说，设计研究方案。

4. 归纳推理

归纳推理是从大量生命和临床现象中，经综合化、系统化，探寻不同事物的共同特征，归纳概括形成假说。归纳法在中医学理论的形成过程中占有重要的地位。古人正是在大量的生活和临床实践中，通过对无数事实的观察，从中发现人体生理、病理和诊断的共性规律，形成了相关的理论。如中药的四气五味理论，就是根据药物对疾病所发生的作用而总结出来的。

第二节　医学科学研究的创新与创新性思维

科学研究是一种创造性的劳动，科学研究的成果强调创造性。一个科学工作者要想作出创造性成果，首先就要具有创新性思维。创新性思维是人类独有的高级心理活动。人类所创造的成果，就是创新性思维的外化与物化，是以新的方式解决问题的思维活动。

一、创新的一般过程

创新是主体根据一定的目的和任务，在已有信息的基础上，通过思维或实践行为，从而获得有价值的新成果（精神成果、社会成果、物质成果）的活动。创新是指重大科技方面的突破或者发明创造，关键在于对事物的认识具有创新思维，产生新的效果。在科学研究中，创新涉及多个方面，其形式可归纳为提出一个新概念，开辟一个新领域，发现一种新物质，发明一种新方法和采用一种新技术。

心理学家沃勒斯认为，创新的发展阶段一般可划分为：准备阶段、酝酿阶段、明朗阶段和验证阶段。创新的准备阶段，即问题的提出。提出问题的深度决定科研活动是否具有创新性。研究者针对提出的问题，首先要进行周密的调查研究，搜集与问题有关的研究信息，然后用已有的理论进行分析。研究者在这一阶段对问题的探索充满热切的期望，是有意识、有目的地积累相关背景知识的阶段。创新的酝酿阶段，即问题的求解。针对提出的问题，根据已有的理论和搜集到的事实，提出各种可能的解决方案，并对所提方案作出评价。这一过程往往要经过多次甚至无数次的失败，从而促使问题的矛盾愈来愈尖锐化，直到思维达到饱和为止。这是有意识和无意识交替作用的阶段。创新的明朗阶段，即问题的突破。这是创新过程的关键阶段，科学假说就是形成于此阶段。新方案的产生时间往往很短，甚至只是一瞬间，而逻辑加工的过程却需要很长的时间。只有经过逻辑加工，对问题的解决方案才能豁然开朗，才能成为可以检验、评价的方案。这个阶段也是有意识和无意识交替作用的阶段。创新的验证阶段，即成果的检验，运用逻辑思维或设计实验对所得到的新假说进行检验和证明。在检验新假说时，新的实验与观察的执行人可以不同，时间的长短也可以有差别，检验的结果可以是新方案的证实，也可以是证伪。如果验证结果是否定的，则需要回到前面的某个阶段，开始新的思维过程。

二、创新性思维

（一）创新性思维的定义

创新性思维是指为解决实践问题而进行的具有社会价值的新颖而独特的思维活动。或者说，创新思维是以新颖独特的方式对已有信息进行加工、改造、重组从而获得有效创意的思维活动和方法。创新性思维的主体是指创新思维活动的承担者，其在创新性思维过程中处于主导地位。创新性思维的客体是指创新性思维主体在实践活动中所能达到的客观对象。创新性思维具有实践性、求新性、价值性的特点。

（二）创新性思维的特征

1. 过程的开拓性

创新性思维没有固定的逻辑规范可循。不同于形式逻辑的常规推理，创新性思维为未知事物的探索提供最佳思路、最优方案，引导人们进行有效探索，为人们提供最有意义的思维成果，超越逻辑的障碍和条件的局限。大胆探索、开拓前进是创新性思维的显著特征。

2. 方式的新颖性

创新性思维在创造性思维活动中，不受既定思维方式和习惯的束缚，融各种思维活动为一体，尽显意识和潜意识之所能，呈多项性、立体性。

3. 成果的独创性

独创性思维是在流畅性和灵活性基础上形成的更高层次的发散思维能力。对同一个问题提出的解决方案越新奇独特，说明独创性越高。

4. 综合性

任何事物都是由相互依存、相互制约的多因素按照一定结构组成的有机整体。这就要求医学科研工作者要将事物放在一定的系统中进行思考，多层次、多结构地综合分析，而不是孤立地看问题。在医学科研工作中，医学科研工作者要利用整体性与交叉性思维将多学科有机地结合起来，从而获得创新性医学新成果。

（三）创新性思维的基本要素

在医学临床科研工作中，坚持不断地思考，多见多闻，丰富感性知识，使思维活动建立在丰厚的感性知识基础上，是提高思维能力的重要途径。创新性思维的基本要素主要包括：

1. 思维的广阔

思维的广阔是与广博的知识和多方面的兴趣密切联系的。表现为善于从多方面思考问题，在不同的知识与实践领域进行创造性思考。

2. 思维的深刻

思维的广阔与思维的深刻是相互联系，相辅相成，互为因果的。表现为善于深入地思考问题，抓住事物的规律和事物的本质，预见事物的发展进程，从而在科研中能够透过某种现象抓住本质。

3. 思维的独立

思维的独立是医学科研成功的重要特点，是人们进行创造性活动的必要前提。表现为善于独立地提出问题和解决问题，不做思想上的懒汉。

4. 思维的批判

具有思维批判的人，在科研工作中总是考虑正反两方面的意见，坚持正确观点，放弃错误的想法。缺乏思维批判性的人，总是自以为是，或者人云亦云，随波逐流。思维的独立和思维的批判也是密切联系的。不善于独立思考的人，难以进行批判；不善于思维批判的人，也不能锻炼出思维的独立。

5. 思维的灵活

思维活动依据客观的变化而变化，是审时度势而及时采取的恰当措施，不是从主观意图出发的取巧。

6. 思维的敏捷

解决问题的迫切性越强，思维也就越活跃。养成打破砂锅问到底的精神，养成勤于思考的习惯，是促进思维活跃的一个重要因素。

（四）创新性思维的基本类型

1. 延伸式思维

延伸式思维是借助已有的知识，沿袭他人、前人的思维逻辑去探求未知的知识，将认识向前推移，从而丰富和完善原有知识体系的思维方式。

2. 扩展式思维

扩展式思维是将研究的对象范围加以拓宽，从而获取新知识的一种思维方式。

3. 联想式思维

联想式思维是将所观察到的某种现象与自己所要研究的对象加以联想思考，从而获得新知识的思维形式。

4. 运用式思维

运用式思维是运用普遍性原理研究具体事物的本质和规律，从而获得新的认识的思维形式。

5. 逆向式思维

逆向式思维是将原有结论或思维方式予以否定，运用新的思维方式进行探究，从而获得新的认识的思维方式。

6. 幻想式思维

幻想式思维是指人们在现有理论和物质条件下，对不可能成立的某些事实或结论进行想象，从而推动人们获取新的认识的思维方式。

7. 奇异式思维

奇异式思维是对事物进行超越常规地思考，从而获得新知识的思维方式。

8. 综合式思维

综合式思维是在对事物的认识过程中，将上述几种思维形式中的某几种加以综合运用，从而获取新知识的思维形式。

（五）创新性思维的培养

1. 独立思考，大胆怀疑

应当始终将培养独立思考和独立判断的能力放在首位。学会独立思考，不要一碰到困难就向别人伸手。重大的科学发现是从推翻和废除一些被视为不可怀疑的理论或原理开始的。大胆怀疑是科学创新的前提，但怀疑不是否定一切。怀疑态度加直觉经验才会形成强大创造力。科学研究中不能放过任何一个小疑点，不能有任何一点主观臆测，要反复观察、仔细分析疑点，通过这些疑点发现新问题、开拓新内容，使研究工作不断深入完善。

2. 一专多长

科学家首先是一个人，应该有丰富的精神世界。很难想象一个没有文学、没有音乐、没有哲学常识的头脑会具有丰富的精神世界，会形成完好的科学思维。

3. 跟踪科学前沿，保持思维敏锐性

脑子里要多存放几个问题，一个问题想不通就去想另一个。由学习基础知识转而进入科学创造是一种复杂的精神劳动，需要多方面的知识和正确的方法。只有循序渐进，博采众长，才能视野开阔、知识广博、思想活跃，才能见人之未见，言人之未言。

第三节　医学科学研究的其他思维

一、直觉思维

（一）直觉思维的定义

直觉思维是指不受某种特定的逻辑规则制约而直接领悟事物本质的一种非逻辑思维形式，是认知主体的创造力突然超水平发挥的一种特定心理状态。心理学家弗洛伊德用

“潜意识”（或无意识）概念来解释人的直觉思维现象，认为直觉这一思维过程是由人的潜意识完成的。

（二）直觉思维方式的特点

1. 认知发生的突发性

这是直觉最主要的特征。直觉的产生不是偶然的，也不是头脑的自由创造，而是认知主体以丰富的知识和经验为基础和前提，偶然受到某种外来信息的刺激而突然产生的随机过程。

2. 认知过程的突变性

直觉是思维过程实现质变或表现为逻辑上跳跃的突变形式，可以使感性认识一下子升华为理性认识，使不知转化为知。

3. 认知成果的突破性

直觉能打破常规的思路，突破思维定式和逻辑规则的束缚，从而实现突破性创造。

二、归纳—演绎

（一）归纳

1. 归纳的定义

归纳是从个别或特殊的事物概括出共同本质或一般原理的推理形式和研究方法。从广义上来说，归纳法是从个别事物中找出同类事物的共同点的方法，逻辑学上又叫作归纳推理。

2. 归纳的分类

完全归纳法，是根据某类事物的全部对象概括出一般结论的归纳法。它使人们的认识由个别性的知识过渡到一般性的知识，是认识的前进与上升。完全归纳法的结论完全等同于前提的集合，故它是一种必然性的推断方法。完全归纳法也可称为穷举法，它要求包括一类事物中的所有因子，所以这种方法不能用于有无穷因子的事物。

不完全归纳法，是根据某类事物的部分对象具有某一属性推出该类事物可能具有同一属性的归纳法。由于它的结论断定范围超出了前提范围，因而是一种或然性的推理方法。

3. 归纳法在科学认识中的作用

归纳法是从事实得出概念、判断的基本手段，使认识有一个可靠的基础，在科学中起着特殊重要的作用。自然科学中的经验定律、经验公式大都是运用归纳法总结出来的。达尔文说过：“科学就是整理事实，以便从中得出普遍的规律或结论。”归纳法可以使科学工作者从个别的特殊科学事实中看到真理的萌芽，归纳出一般性结论，进而提出假说；还可以为合理安排实验提供逻辑依据，对科学实验提供指导。

4. 归纳法在科学认识中的局限

一般说来，归纳的结论是或然的，人们总是难以穷尽所有的个体事物，一旦出现一个反例，归纳的结论就会被否定。“凡天鹅都是白的”就曾经历过亿万次的证实，但当澳大利亚发现了一只黑天鹅后，这一结论也就被推翻了。黑格尔说："每一种归纳总是不完备的。"列宁更明确地指出："以最简单的归纳方法所得到的最简单的真理，总是不完全的，因为经验总是未完成的。"因此，仅靠归纳法来得出对某一现象的普遍性概括是有缺陷的。

（二）演绎

1. 演绎的定义

演绎是从一般原理推理个别对象的一种形式和研究方法。演绎法与归纳法相反，推理的前提是一般，推出的结论是个别。推出的结论是否正确，取决于前提（一般原理）是否正确和推理形式是否合乎逻辑。

2. 演绎的逻辑形式

演绎推理由三部分构成，即两个前提和一个结论。它的逻辑形式是：M是P，S是M，所以S也是P。

3. 演绎的作用

演绎是建立科学理论体系的有效方法，演绎方法是逻辑证明或反驳的有力工具（先演绎后检验）。通过演绎可以建立新概念，发现新的自然规律。

4. 演绎的局限

演绎推理的结论从原则上讲都包含在前提之中，所以提供的新知识极为有限，是创造性较小的一种逻辑思维方法。结论的可靠性受前提制约，而前提的可靠与否，依赖于归纳或其他方法得出一般原理。

（三）归纳和演绎的关系

1. 演绎以归纳为基础

人们的认识往往是从局部到整体、从个别到一般逐步上升的过程。先运用归纳法，将个别事物概括出一般原理，演绎才能从一般原理出发。所以说，演绎是以归纳所得出的结论为前提的，没有归纳就没有演绎。

2. 归纳以演绎为指导

人们在为归纳作准备而搜集经验材料时，必须以一定的理论原则为指导，才能按照确定的方向，有目的地进行搜集。在归纳推理过程中，人们常常需要应用演绎推理对某些归纳的前提或结论加以论证。

3. 归纳和演绎相互渗透和转化

从认识论角度讲，科学研究中的归纳是从认识个别到认识一般，演绎是由认识一般进而认识个别，这两种思维进程正好相反。杜威的"双轨反射思考方式"认为归纳法和演绎法可同时采用，从而形成科学的方法。在实际思维过程中，归纳和演绎并不是绝对分离的。在同一思维过程中，既有归纳又有演绎，相互联结、相互渗透、相互转化。人类的思维进程并不总是从个别到一般，也并不总是从一般到个别，因此，在实际运用中，归纳与演绎这两种方法可以相互补充。归纳和演绎只有相互补充，才能充分发挥其在探索真理过程中的作用。

三、想象思维

（一）想象的定义

想象是主体对通过联想得来的有效信息进行加工、改造和重组的非逻辑思维过程，即人对头脑中原有表象经加工、改造后创造出新形象的思维过程，是创新思维的一种直接力量。

（二）想象思维的作用

在科学研究中，想象力是创造力的源泉，是大胆提出研究设想的通道之门。没有想象，就没有科学。想象力比知识更重要。爱因斯坦曾说："知识是有限的，而想象力概括着世界的一切，推动着进步，并且是知识进化的源泉。"提出一个问题要比解决一个问题更重要，因为提出新的问题、新的可能性，从新角度去看问题，需要创造性的想象力。所有重大科学成果的取得都离不开想象力。哥白尼无法亲眼看见太阳系的结构，却提出了日心说；牛顿从落下的苹果想到地球引力的存在并提出万有引力定律；莱特兄弟想象着人像鸟一样飞翔，后来发明了飞机。

四、求异思维

（一）求异思维的定义

求异思维又称逆反思维，它研究事物之间的多样性、差异性。求异思维属于发散思维，是在解决当前问题的已有模式或传统途径之外，从已有思路相逆或相异的方面，挖掘一切其他可能的方案，从中寻优，以获得对现有传统理论或方案的突破和创新。

（二）求异思维的特点

求异思维一般具备以下特点：求疑，勇于对人们司空见惯或认为完满无缺的事物提出疑问并不懈求解；抗压，敢于向旧传统、旧习惯和权威挑战；自变，能够主动打破自我束缚，不自满、不自卑；标新，善于提出与众不同的新颖思路和见解。

（三）求异思维常用的构思方式

1. 反向构思

反向构思是指从传统思路相反的方向解决问题。亚里士多德认为：当作用于一个物体的力不再去推它时，原来的运动便归于静止。这是常见的现象，似乎无可置疑。可是伽利略大胆地想象：假定在没有摩擦的情况下，运动的物体就会永远向前。这个思想后来由牛顿总结为惯性定律。

2. 侧向构思

侧向构思又称转换构思，是将传统思路作某种变换来获得问题的解决。有时侧向构思可巧夺天工，弥补当前研究条件的不足。

（杨　阳　李雅娜）

第二章　医学科学研究的基本程序

第一节　医学科学研究的选题

一、医学科学研究的选题

科研选题，是指选择某一学科领域中尚未认识而又需探索、认识和解决的科学技术问题来研究的过程。科研选题是科学研究的第一步，具有战略性和全局性的影响。科研选题决定科研工作的方向，在一定程度上决定整个科研工作的内容、方法和途径，影响研究成员的组成和才能的发挥，关系科研成果产出的快慢。更重要的是，作为科研工作的起点，科研选题的恰当与否在很大程度上决定了该研究课题最终能否成功。初学者参与科研实践时应正确定位，量力而行，要多汲取科研经验，努力提高科研素养。

（一）医学科学问题

医学科学问题指医学研究领域中的某一科学技术问题，既包括机体结构、功能、发育、遗传等相关的基础医学研究，也包括疾病诊断、治疗和预防相关的临床医学研究。对医学科学问题的研究通常肩负着解决当前或者未来要面对的现实医学问题的任务。例如，为了解决我国多发的神经、血液、心血管、肝、肾等系统与器官的重大疾病的再生治疗问题，我国科技部2017年发布了“干细胞及转化研究”国家重点研发计划。医学科学问题可以是政府或有关部门直接下达的指令性课题，也可以是企事业单位合作的定向横向课题，还可以是科研工作者在自己实际工作中遇到、凭借自身经验摸索到的，或者通过阅读文献分析和思索所得到的课题。

（二）医学科学研究选题的确定

医学科学研究选题的确定是将在工作中发现的问题，通过学习、思考，并结合国内外相关资料和自身经验，提出与该问题相应的合理假说，围绕该假说确定研究的核心和方向，最终确立医学科学研究的选题。该过程具体可分为提出问题、查阅资料、建立假说和确定选题四个环节（图2—1）。

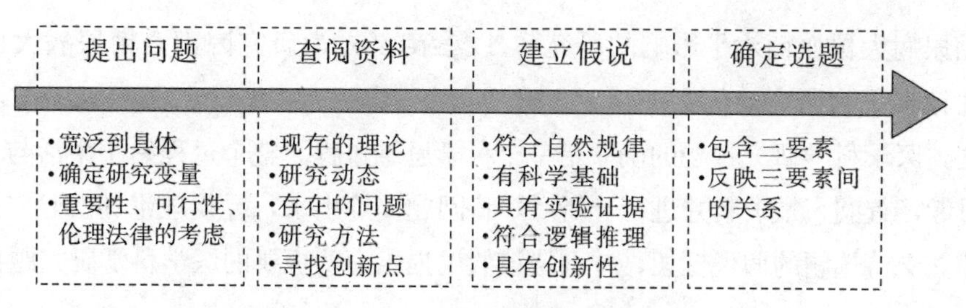

图 2-1 医学科学研究选题的建立流程

1. 提出问题

医学科学研究选题的第一步是提出问题。所有的医学科学研究都始于观察。这就要求医学科研工作者在平时生活与工作中要敏锐地发现知识的空白，或不一致的地方，或没有解决的问题，进行思考并形成自己的想法。另外，所提出的问题不要过于宽泛或超过自身的能力。经过自我思考后，初步确定该问题研究的具体变量，并认真考虑该问题对于当前社会需求的重要性，解决该问题是否具有可行性，以及解决问题的过程是否符合当前法律以及伦理等。

2. 查阅资料

提出问题后，该问题是否能够成为真正的医学科学研究的选题，则需要有针对性地查阅文献。通过查阅文献，医学科研工作者能了解与所提问题相关的研究领域的国内外研究现状与背景，相关研究领域最新的研究动态，当前研究中依然欠缺的地方和存在的问题，从而开拓视野，发现研究的空白点，找到研究的突破口和创新点。另外，查阅资料还能帮助研究者结合自身经验，找到解决问题的研究方法、实验技术、观察指标等。因此，文献查阅资料是医学科学研究选题最重要的基础。

3. 建立假说

医学科学研究选题的确立还需要假说作为支撑，即初步提出该问题的解决办法，成为支撑该选题的理论框架。没有假说支撑的科研选题，就像没有骨骼支撑的躯干，无法成立。而所提出的假说，一定要符合以下规律：①符合客观存在的自然规律；②符合已提出的科学和学术基础；③有前期实验证据支撑；④以事实为依据，符合逻辑推理；⑤比前人研究有所突破，并具备一定的创新性。当然，所提出的假说不一定与后期的实验结果完全一致。因此，在科研选题确定过程中，可根据实验结果对科研选题不断修正、不断完善；或者当两者之间产生冲突时，若实验结果足够准确和充分，可推翻原来假说，并根据实验结果建立新的假说。

4. 确定选题

当医学科学研究的假说建立以后，即可围绕假说，完成医学科学研究的选题，简明扼要地说明研究的核心内容。所确立的医学科学研究选题原则上要求包含医学科学研究的三要素（研究对象、研究因素和研究效应），并且反映三要素间的关系。例如，“参芪复方对糖尿病大鼠血糖水平影响的研究"，以参芪复方为研究因素，糖尿病大鼠为研究对象，血糖水平为研究效应。

总之，医学科学研究选题的确立是一个科学思维过程。整个过程始于生活与工作中的观察与思考，查阅大量资料并进行分析后，将问题提炼出来，寻找理论和实验支持，在此基础上建立支持选题的假说框架，并围绕该假说提出简明扼要的医学科学研究题目。

二、医学科学研究选题的原则

医学科学研究应遵从国家政策，为社会、为人类服务，以提高疾病防治水平、增强人类体质和提升人类生活质量为目标。因此，在选择医学科学研究选题时，应当遵循以下原则：需求性原则、创新性原则、科学性原则、实用性原则、可行性原则以及经济性原则。

（一）需求性原则

医学科研选题的方向必须从国家经济建设和社会发展的需要出发，优先选择医药卫生保健事业中有重要意义或迫切需要解决的关键问题。从临床科研方面来看，当前迫切需要研究的课题主要是严重威胁人类健康和生命的疾病，如脑血管疾病、心血管疾病、恶性肿瘤、呼吸系统疾病。这四类疾病位于我国死亡因素的前四位。而解析人体遗传密码、发育规律、延缓衰老、提高生命质量等科学技术课题，则属于长远发展的课题。选题时应当根据个人专长、实验条件、前期基础以及国家需求，优先选择当前国家迫切需要解决的课题，也可选择有利于人类长远发展的课题。

（二）创新性原则

创新是科学研究的生命线和灵魂。衡量课题的先进性，主要考核其创新性。缺乏创新性，就会失去科研立题的前提。若为理论课题，要求有新观点、新发现，得出新结论；若为应用课题，则要求发明新技术、新材料、新工艺、新产品，或将原有技术应用于新领域。医学科研选题的创新性来源于：①所选的课题是前人或他人尚未涉足的，如发现新的蛋白、新的细胞信号通路、新的致病微生物等；②以往虽有人对某一课题作过研究，但现在提出新问题、新试验依据及新的理论，可促使该课题有新的发展、补充或修正；③国外已有相关研究，但尚需结合我国实际进行探索，属于填补国内此领域的空白。如我国人群的遗传特点、某疾病的病理特性、某种病症的用药特点和疗效等。

（三）科学性原则

选题的科学性是指选题的依据与设计理论符合现代医学科学理论和伦理。例如，传统中医学理论和治疗方法主要是基于代代相传的经验教训，而现代中医学则是通过科学的研究手段对中医学理论、治疗方法以及实际疗效进行研究和解释。此外，在选题过程中，还要保证设计的课题实验方案具体、实验步骤合理、实验方法先进、实验结果评价客观准确。

为保证选题依据的科学性，就必须做到：①选题时，要以辩证唯物主义为指导思想，与客观规律一致；②以事实为依据，从实际出发，实事求是；③正确处理继承与发展的关系，选题不能与已确认的基本科学规律和理论相矛盾，否则需提供充分合理、令人信服的证据；④选题应尽可能具体、明确，充分反映研究者思路的清晰度与深刻性。

（四）实用性原则

实用性原则是医学科学研究最终意义和价值的体现。医学科学研究要有明确的研究目的，对于人类社会的发展具有促进作用，而这种促进作用将通过医学科学研究的成果体现出来，包括：具有潜在应用价值的理论性成果，即研究成果可以应用于疾病的预防、诊断和治疗；能直接产生经济效益的新药物、新设备、新工艺等；可提升社会效益的理论性应用型成果，如增强人类体质、延长人类寿命、提高人类生活质量等。对于基础性医学科研，要求其具有理论意义或潜在应用价值；对于应用性科研，则要求其具有经济效益或社会效益。

（五）可行性原则

可行性即指具备完成和实施选题的条件，除了具有理论上的可行性外，还必须具有现实的可行性。理论上的可行性，即所选的医学科学研究选题是科学的。而现实的可行性，则包括：医学科学研究的实行人（包括承担者和全项目组成员）具有完成选题的学术水平和实验操作能力；选题的研究内容和实验方法在技术方法上是可操作的；完成选题的硬件与软件齐全，如立论依据充分且具有可行性的研究方案，有实验动物、实验设备、实验场地、实验经费等条件；与选题有关的研究工作已有一定的前期工作积累。

（六）经济性原则

医学科学研究中所投入的经费通常是有限的，因此势必要在完成选题的同时考虑到投入和产出之间的比例问题，力求做到以较低的投入获得较高的经济效益。这就要求选题研究的周期和成本投资尽量减少，即在保证完成选题并获得成果收益的前提下，努力使课题的投入与成果的产出达到恰当的平衡。

第二节 医学文献检索

医学文献资料是保存、记录、交流和传播的与医学知识相关的一切著作的总称，是人类所了解的一切与疾病相关知识的总结。医学文献资料记录了不同年代、不同地区的无数医务人员及其相关人员的发现、理论、启示及工作方法，也包括他们的成功经验和失败教训，是进行医学科学研究不可缺少的情报来源。医学文献检索就是根据自身需要，利用书目、索引、文摘、软件等检索工具，迅速准确地查出相关文献、事实、数据的整个程序，是医学科学研究过程中非常重要的环节。医学文献检索始终贯穿于医学科学研究的过程，从最初的选题，到实验方案的确立与进行、实验结果的统计分析，直到最终得出结论。只有充分理解和掌握与研究相关领域的学术现状与发展，才能保证所进行的医学科学研究的科学性与创新性。这就要求医学科研工作者养成定期阅读文献的习惯，并定期将所阅读的文献分类、整理、记录，以便随时调用，指导医学科学研究工作的顺利进行和完成。

一、医学文献的分类

随着近年来医学科学的发展，医学文献的数量正在快速增加，文献的形式不断增多，包括文字、图形、符号、声频、视频等各种形式。根据医学文献的内容、形式、来源、性质等，有不同的分类方法。

（一）按照级别分类

根据文献中信息量的多少、内容的加工程度，以及功能的不同，可将其分为零次文献、一次文献、二次文献、三次文献（图 2—2）。

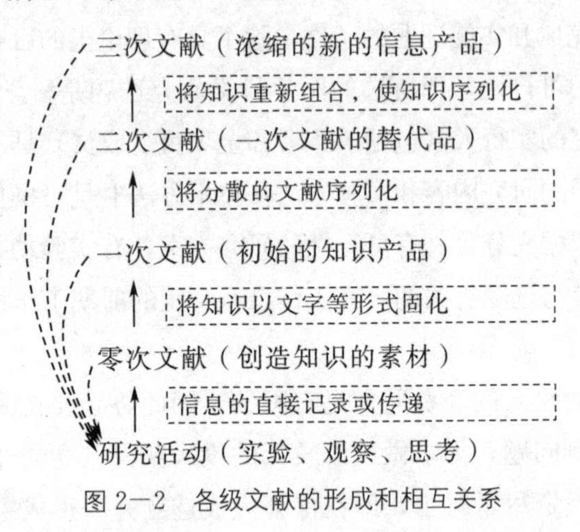

图 2—2 各级文献的形成和相互关系

1. 零次文献

零次文献指未经正式发表或未形成正规载体的一种文献形式。包括未正式发表的书信、手稿、原始记录等，无固定方式或文字记载的资料。一般是通过口头交谈、参观展览、参加报告会等途径获取。这种形式的信息交流传递及时、方式灵活。

2. 一次文献

一次文献通常指原始论文，包括各种刊物登载的科技论文、学术会议的科技报告、学位论文、专利说明书，以及一些专著等，通常是以研究者自己的研究工作（研究方法、内容和结果等）为基础写成的原始创作，因此具有一定的新颖性、补充性和进展性，是医学科学研究的最主要信息来源。尤其是发表在国内外期刊上的各种学术论文，已成为科技文献的主体。但由于其量大、分散而无序，给读者的查找与利用带来极大不便。

3. 二次文献

二次文献是将大量无序、分散的一次文献收集、整理、加工、著录等，并按一定的顺序加以编排，形成供读者检索的新的文献形式，如文献目录、索引、文摘等，属检索工具。二次文献的目的是便于保存、检索情报资料。常见的二次文献有全国报刊索引、中文报刊资料目录等。此外，互联网的主题指南、搜索引擎等信息集合，是对采集的互联网信息进行加工整理，建立起存储和管理网络信息的索引数据库，为用户提供互联网信息检索的索引，其功能作用等同于二次文献。

4. 三次文献

在充分利用二次文献的基础上，对多篇文献进行整理、概括、综合、分析、评述，就形成了三次文献。三次文献属于经过高度智力加工的高层次信息产品，是将关于某一专题的零散的资料、不同的见解和结果等归纳整理成比较全面而系统的知识，具有信息含量高、综合性强、参考价值大等特点。三次文献可使读者虽未阅读大量一次文献，也可大致了解某一领域当前的研究水平和发展趋向，对于科研工作者来说具有极高的价值。三次文献既包括综述、述评、进展、现状、发展趋势等期刊文献，也包括百科全书、年鉴、手册等参考工具书。

（二）按照出版形式分类

根据文献的出版形式及功能的不同，可将其分为图书、学术刊物和特种文献。

1. 图书

一般指篇幅较大的关于某个专题的著作，可分为单卷或多卷。有些图书著者会隔一定时间对内容增删而发行新的版次。由于图书的写作、出版周期一般较长，因而其新颖程度不如期刊文献，但是其内容大多经过长时间和多人次验证，因此较为成熟、系统，具有一定的权威性。

教科书内容以较为成熟的最基本的理论知识为主，具有科学性、系统性和逻辑性等特点，主要应用于广大院校学生学习相关基础知识。专著是深入论述某一专门主题的著作，其内容大都是著者本人研究工作的结果并消化吸收其他学者的材料，对科技人员有较大的指导和参考意义。学科手册通常由某学科领域的专家执笔，是系统而全面地介绍该学科知识和进展的小型百科全书，高度集中和概括了整个学科领域中各方面的基本资料，可以从中查到关于该学科的许多知识和信息。此外，还有各种工具书，包括字典、词典、图谱、册等。

2. 期刊

以跟踪报道最新科技成果、交流传递最新知识信息为宗旨，登载一定数量、篇幅不大的文章，按照一定周期出版的刊物简称期刊。期刊具有周期短、内容新等特点，是科研人员展示自己科研成果的主要阵地，也是当前医学文献的最主要形式。据不完全统计，全世界的医学期刊已有1万余种。如此众多的科技期刊中，有的属自然科学综合性期刊，如《中国科学》、*Science*、*Nature* 等；有的属医学综合性期刊如《中华医学志》、*Lancet*、*New England Journal of Medicine* 等；有的属医学专科性期刊，如《中华内科杂志》、*Annals of Internal Medicine* 等；有的更为专业化的专科期刊，如《中华心血管病杂志》、*American Journal of Cardiology*、*Gastroenterology* 等；有的甚至是以一种疾病名称命名的专题性期刊，如 *Hypertension*、*Diabetes*；还有的是医学院校或研究机构出版的学报。这些期刊一般都以刊登原始研究数据报道（一次文献）为主。还有许多是以登载综述性文献（三次文献）为主的综述性期刊，如《医学综述》、*Annual Review of Biochemistry*、*Annual Review of Medicine* 等。

3. 特种文献

这类文献包括学位论文、专利资料、科技报告、科技成果鉴定资料、档案资料等。特种文献虽不正式出版发行，但也有较高的学术价值，是不应忽视的文献资料。

（三）按照载体形式分类

文献资料的记录、保存、传播都依赖于载体的存在。除了以传统型印刷为代表的图书、期刊外，随着技术发展，还逐渐出现了数字化资料，如电子图书、电子期刊、各种类型数据库等，以及声像型和缩微型的录音带、光盘、缩微胶卷等。由于电子文献更新迅速、便于传播，越来越多的文献资料以电子形式出现。

二、医学文献检索

文献检索是指从文献信息集合中查找所需文献或文献中包含信息内容的过程。根据使用检索方法的不同，可以分为传统检索、计算机检索和互联网检索。文献检索是科研工作者查阅文献，了解当前学术动态和发展趋势的重要手段。因此，掌握检索方法是科研工作者所必备的基本功。

（一）传统检索

常用的中文检索工具有《中文科技资料目录（医药）》《国外科技资料目录（医药卫生）》《中国药学文摘》。常用的英文检索工具有 *Index Medicus*（*IM*）、*Cumulated Index Medicus*（*CIM*），*Excerpta Medica* 等。

（二）计算机检索

随着计算机技术的发展，利用计算机检索医学文献已被广泛应用。目前国内许多医学单位相继建立了计算机光盘检索系统与网络检索系统，实现了查阅文献的快、新、准、广、省。计算机检索系统有文献型数据库和事实型数据库两种。文献型数据库包括期刊文献数据库（中国学术期刊光盘、中国科技期刊数据库等）、报刊文献数据库（中医药报刊资料数据库）、专利文献数据库（中国专利数据库）、成果数据库（中医药成果数据库）、中医古典文献（电子中国古籍文献）、引文数据库（中国科技论文与引文分析数据库）。事实型数据库有中国中成药商品数据库、中国中药保护品种数据库、中药复方数据库等。

（三）互联网检索

目前，获取信息最有效的途径当属国际互联网，如计算机桌面的超级图书馆、电信局、书店、新闻中心、厂家和政府部门的服务窗口，为我们获取和交流信息提供了最快捷的途径。每位从事现代生物医学的研究者都应该掌握这项交流技能。http：//www.ncbi.nlm.nih.gov 是世界上最大的医学图书馆的网址，可查询和下载 MED-LINE、GeneBank 和

Entrez 等公共数据库的信息；可根据需要进入相应的网站，查找各类临床和科研信息；通过厂家网页及产品目录可帮助用户寻找合适的研究材料，如试剂、实验仪器等；SCI 收录检索服务帮助了解科学界对某研究工作的评价，还可获得免费期刊论文的全文。

三、医学文献的阅读方法

对于初次进入一个领域的新手，必须阅读大量的文献才能把握本领域的动态和方向。而医学文献浩如烟海，如何能迅速、全面、准确地找到开展医学研究所需要阅读的文献，对于每一位研究者都有重要意义。下面介绍几种常用的科研文献查阅方法。需要注意的是，在实际科研工作中，常常是混合使用以下几种方法，而且每位医学科研工作者也会逐渐形成自己的文献查阅习惯。

（一）明确目的

提高阅读文献的效率，首先必须明确阅读文献的目的，明确希望从文献中获得什么样的信息，以选择合适的数据库、杂志以及关键词。漫无目的则毫无效率，抓不住重点则效率低下。因此，首先应先查询有无相关的系统评价或高质量文献综述，因为这类文献浓缩了大量原始文献信息，特别是系统评价，其严格的方法论使文献的结论具有很高的真实性和可信度。如果没有相关的文献，再查询和阅读原始文献。

（二）"四先四后"原则

文献检索要遵循"四先四后"的原则，即"先近后远，先内后外，先专业后广泛，先综述后单篇"。"先近后远"是指文献发表的时间要越近越好，这样可迅速了解相关领域最新的理论观点和方法手段；并且近代文献资料常附有既往文献目录，可通过追溯选择和扩大文献检索。"先内后外"是指先查找国内的文献，之后再参考国外的文献。国内的文献易懂易找，查阅速度快，也代表了国内的科研进展情况；国内文献本身也引证了大量的国外资料目录，可为进一步查找文献提供线索。"先专业后广泛"是指先查阅本专业或与本专业密切相关的资料，后查阅其他综合性刊物和其他边缘学科的刊物。随着技术的进步，最新的科学研究大多涉及多学科的交叉。医学科研工作者对自身专业资料较熟悉，能迅速收集所需资料，只有在此基础上才能把文献阅读推广到其他边缘学科资料。"先综述后单篇"是指先查询有无相关的系统评价或高质量文献综述，再查询和阅读原始文献。因为综述性文献浓缩了大量原始文献的信息，对历史现状及存在的争议和展望都会有较全面的综述。通过阅读综述可较快了解相关概况，可较快地得到所研究的问题全面而深刻的认识。另外，综述后多附有详细的文献目录，是扩大文献资料来源的捷径。

（三）精读与泛读相结合

科研工作者在寻找自己所需要的文献资料时，所找到的资料可能会有几十甚至到上百篇，但这并不意味着每一篇文献都要一字一句地细读明白，而是要根据自己的需要将其分为精读与泛读两部分。对发表在权威性杂志的最新、设计合理、结果可靠、参考价值较大的重要文献，应反复仔细阅读，透彻地理解论文的信息，有助于构思综述的写作或指导选题和科研设计。例如，在跨学科顶级期刊（如*Nature*、*Cell*和*Science*等）和学科顶级期刊上发表的文章通常代表着最新的学术研究成果，对于这类文献应进行精读；而对于一般性期刊上发表的文献，通过浏览摘要、结论，再对文献中的典型实验结果进行阅读，掌握文章大体内容和自己所需信息即可。

在选题阶段，研究者首先应阅读相关领域的综述，了解该领域科研现状和存在的问题，再以此为基础，选择若干篇重要论文进行精读。学会阅读的技巧极为重要。正确的阅读技巧可使研究人员花费较少的时间而阅读到大量文献，并从中获得自己所需要的信息。总之，在浩如烟海的文献资料里，只有善于阅读，才能高效率地查找出所需的文献并进行整理。

第三节　医学科学研究课题的设计

医学科研课题设计要求根据研究目的，对将要开展的课题工作进行全面、科学的规划，制订研究课题的具体实施方案。目的是保证研究的质量和研究目标的实现，确保结果可信，节省人力、物力、时间。医学科学研究与其他自然科学研究的科研设计要素基本一致，由研究（受试）对象、研究（处理）因素和研究（实验）效应三个要素组成，而这三个要素通常都会在医学科研课题的命名中体现出来。以“槲皮素对高尿酸血症大鼠黄嘌呤氧化酶活性的影响”医学科研课题为例，其中“高尿酸血症大鼠”是该课题的研究对象，“槲皮素”是该课题的研究因素，而“黄嘌呤氧化酶活性”则是该课题的研究效应。

一、研究对象的选择

研究对象，又称受试对象，是处理因素作用的客体，即患特定疾病的患者、健康志愿者、实验所用的动物、标本等。受试对象的选择应根据研究目的与内容严格确定。研究对象的选择需要具有集中性和代表性，有一定的标准并需排除干扰因素。

（一）人

以人体为研究对象时，应考虑其种族、性别、年龄、嗜好、生活习惯、居住地区、职业、居住条件、家庭情况、心理状况等。如果是选择病人为研究对象，则要考虑病人的病种、病型、病期、病程、病情、诊断方法和诊断标准等。最基本的要求是正确诊断、正确分期及正确判断病情。在选择正常人和患者为研究对象时，要注意纳入和排除标准。例如，研究慢性气管炎时，纳入标准为每年连续咳嗽2个月，连续2年或2年以上者，或者连续咳嗽3个月以上。排除标准应是肺结核、支气管扩张等其他原因引起的长期咳嗽。另外，在以人为研究对象时，尤其要注意遵守《赫尔辛基宣言》，保护受试者的生命、健康、隐私和尊严，同时充分尊重受试人的知情同意权。

（二）实验动物

动物实验是一项重要的医学实验方法，常用的实验动物有小鼠、大鼠、豚鼠、兔、狗、鱼、蛙、猴、猫、猪、牛、马、羊等。一般来说，选择近似人体反应的高等动物作为研究对象，其研究结果的实际意义好，价值高。但根据实验目的的设计和要求的不同，以及成本的限制，也可参考已有的经验和资料合理地选择动物种类。例如，大鼠和小鼠在医学科研实验中使用历史悠久、饲养环境要求低、易配种、繁殖周期短，并且可以根据实验需求定制不同的转基因鼠，因此应用范围极广。果蝇饲养成本低、生命周期短、繁殖能力强、突变体资源丰富、基因组测序已经完成等，是最常用的遗传学研究实验动物。线虫培养成本低、通身透明易于观察、生命周期很短且每个细胞可以持续追踪，是生长和发育研究模式的经典实验动物。由于同一种类的动物不同个体对某一处理因素的反应有差别，因此还要注意动物的个体差别，包括年龄、性别、窝别、体重、营养和健康状况等。为了排除性别不同对实验产生的影响，最好选用同一性别动物或每组动物雌雄各半，年龄、体重都尽量一致。

（三）样品

用样品或药物作为研究对象时，要注意品种、批号、有效期、用量等因素的影响。尤其是对于中药研究，由于不同批次中药成分含量可能会相差很大，实验时应尽量采用同一批次药品。若是采用不同批次药品，则需把所有批次药品先混合后，再应用于实验。用临床组织、分泌物、体液等作为研究对象时，应考虑取材条件、部位、新鲜程度和保存、培养情况等，另外样品收集后需要及时处理。以细胞作为研究对象时，需根据研究目的的不同选择合适的细胞系，既可采用原代培养细胞，也可以采用稳定的传代细胞。

二、研究因素的选择

研究因素是指在医学科学研究中，有目的地作用于研究对象的因素（被试因素），或研究对象本身的相关特征。研究因素可以是研究对象本身的相关特征，如性别、年龄、职业、遗传、心理等。例如，“年龄、性别和体重指数与高血压的关系”，年龄、性别和体重指数就是研究因素。也可以是研究者从外部施加的因素，如药物、手术、检查、健康教育、心理咨询等。例如，“中医护理方案对于高血压患者的护理效果评价”，中医护理方案就是研究因素。选取研究因素应结合实际情况和具体条件，不能不顾客观条件而盲目选取。一项科学研究必须选择和明确合适可行的研究因素。

（一）选择主要的研究因素

在进行医学科研时，应根据实验目的选择研究因素，且必须明确研究因素与非研究因素。非研究因素是指非有意作用于研究对象并在研究中起干扰作用的处理因素，或称非特异性影响因素，通常也是科研工作者在实验中需要排除的因素。如研究某种药物的疗效，使该药起作用的固有成分为处理因素，而药物的形状、颜色、剂型、给药途径，以及医务人员的服务态度等均对药物的疗效有影响，即为非处理因素。例如，在“槲皮素对糖尿病大鼠肝功能和血脂水平的影响”研究中，槲皮素是处理因素，但是大鼠的体重、周龄、性别等均可影响大鼠肝功能和血脂水平，属于非处理因素。因此，实验组与对照组除处理因素不同外，所有这些非处理因素都应当保持齐同。科研设计的原则（对照、随机、重复）就是为了消除非处理因素的影响，使处理因素的特异性显现出来。非处理因素虽不是研究因素，但会影响实验结果，产生混杂效应。研究者应采取各种措施，尽可能使非处理因素在所比较的各组中基本相同，以便充分显示处理因素的作用。

（二）明确研究因素的标准和水平

为了保证研究结果的准确性和稳定性，研究因素需要在整个研究的实验过程中保持稳定、不变。因此，一项研究正式开始前，应根据文献、预实验等进行综合分析，选择科学的、最佳的实验条件和稳定的研究因素。研究因素一经确立，在整个研究过程中应该保持一致和稳定，如其性质、剂量、批号、剂型、加工方法与给药途径等应明确规定，施加方式、条件、时间应标准化和固定化。如观察一种药物的疗效，其使用剂量、疗程以及药物批号、保存条件等都应保持前后一致；观察手术的效果，手术者的操作方法、步骤、熟练程度也应基本一致。如果这些因素在实验/试验过程中有改变，那么所得结果的可靠性难以保证，甚至可能得出错误结论。研究因素标准还包含研究因素的水平，如在实验中所使用的不同剂量的药物、不同剂量的射线照射等。一般在单因素多水平中筛选出一个最有效果的水平后，在后续实验中会保持研究因素水平不变，即采用单因素方式提高实验效应。但在实验设计时，无论有几个因素或水平，都必须保证各因素及其水平的可控性，否则会降低实验结果的可行度。

（三）注意多因素的交互作用

实验设计方法的交互作用，表现为当两种或几种水平因素同时作用时的效果较单一水平因素作用的效果或加强或减弱。几种因素联合可使作用增强，称为协同作用；反之，则称拮抗作用。

三、效应指标的选择

研究效应是指用以评价整个实验结果的变量。选择合适、准确的研究效应，才能对研究内容进行准确且令人信服、认可的评价和总结。

（一）效应指标的分类

根据效应指标的特征，可将其分为定量指标和定性指标两大类。定量指标是指可以用各种仪器测量的客观指标，如血压、心率、血糖、血气分析、呼吸动力学指标、肌肉收缩程度、各种蛋白质和核酸的水平等。随着医学仪器设备的广泛应用和计算机技术的发展，这类指标也逐渐增多。定量指标能通过数值直接反映实验的变化特点，较为客观、准确、精确，统计学分析的效率较高，因此在研究中应当尽可能多地用这类指标。定性指标的指标数值不能以定量的方法获得，仅能以某种反应的出现与否作为指标，如症状的有无、生存与死亡、治愈与未愈、有效与无效等。这类指标只能反映某些性质的变化，难以判断反应的程度。这类指标的数据称为技术资料。

按效应指标的性质分类，可分为客观指标和主观指标。客观指标是指通过仪器或某些特定程序测量而得到的各种数值变量，能够真实地显示实验效应的大小或性质，易于排除人为因素的干扰。主观指标是来自受试者或研究者主观判断的描述，易受心理状态和暗示作用的影响而使结果出现偏倚。

（二）效应指标的筛选原则

1. 客观性

效应指标应是客观存在的，可以通过一定的方法测量或观察出来，如体温、血压、心率、心电图、血细胞计数等都是客观存在的指标，而且可以用客观的方法测量与记录下来。另一类属于客观存在的主观指标，如疼痛、愉快、兴奋、忧愁等感觉指标，这些可以通过受试者的主诉记录下来。主观指标易受心理状态与暗示的影响，并且感受器官的指标往往由于背景条件的诱导可发生较大的差异，因此在科研中应尽量少用。倘若一项课题的全部结果都是主观指标，则其可靠性就值得怀疑。当然，有些主要指标可以采取多人分别观察，而后采用加权平均值法，以减轻主观因素的影响。因此，在医学科研中应首选客观指标，但必要时也可正确选择适用的主观指标。

2. 特异性

指标应具有排他性，所选效应指标应能准确地反映处理因素的作用效果。如研究高血压的疗效时，血压作为效应指标很特异，而头痛、头昏因特异性不高而不能作为主要指标；又如研究钩端螺旋体病时，体温作为诊断指标特异性不高，而血液细菌学培养与血清凝溶试验就特异性很高。

3. 精确性

精确性包括指标的准确度与精密度。准确度是指观察值与标准值（真值）的接近程度，也就是说，准确度是测定正确性的量度。精密度是指重复观察时观察值与其平均值的接近程度。平时强调实验结果的可重复性，就是在相同条件下多次取样测定结果的精密度。评价效应指标主要看准确度，准确度差则不可取，若精密度差，则容易影响准确度。在设计时应首选既准确又精密的方法。准确性的选择受测量仪器和方法的影响，有赖预实验加以确定。

4. 可行性

可行性是指具备检测效应指标的操作技术和相应的仪器设备，在研究过程中能顺利完成指标的检测和分析。在选择效应指标时应考虑研究人员是否熟练掌握效应指标的检测技术，是否拥有检测指标所需要的仪器设备。如果在科研时，为了突显研究工作的先进性，选择了一些“高、精、尖、新”的效应指标，但没有熟练掌握检测技术的研究人员和仪器设备，将难以完成指标的检测工作。因此，在选择指标时应避免不切实际，不考虑自身条件，盲目追求先进指标。

四、医学科研课题的设计原则

科研设计是科研工作中极其重要的一步，是对科研课题研究内容、研究方法、实施过程、预期结果等的具体考虑与计划安排。课题能否顺利实施，能否取得预期成果及成果的水平、可推广应用的价值等，在很大程度上取决于设计水平；而科研设计方面的错误不仅会导致整个研究工作的失败，也会白白浪费人力、物力、财力和时间。为了保证研究工作的顺利进行，在进行科研设计时必须遵循对照、随机、均衡、重复、盲法等原则（图2—3）。

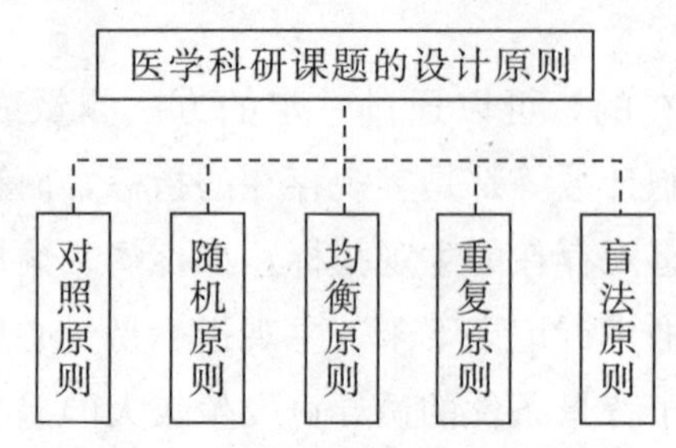

图2—3　医学科研课题的设计原则

（一）对照原则

对照是指在研究的过程中，为了说明处理因素的效应而选择可供比较的组别。疾病的发生、转归、预后等往往不是单因素作用的结果，受许多因素如气候、饮食、心理活动等的影响。不同个体病情进展和预后会不同，因而在研究处理因素效应时，若要确定处理因素是否有效、效果如何，只能去除非处理因素后才能获得真实可靠的结果。对照的主要作用就是将处理因素的真实效应客观、充分地显示或识别出来，以使研究者做出正确评价。同时，在设立对照组时，对照组除了与实验组接受的处理因素不同外，其他方面应尽可能相同。常见的有以下几种对照：

1. 空白对照

空白对照即对照组不施加任何处理因素，通常用于无损伤、无刺激的实验研究，动物实验和临床试验。例如，动物中的诱癌实验，应设立与实验组动物种属、窝别、性别、体重均相同的空白对照组，以排除动物本身可能自然患癌的影响。在观察某种新免疫制剂对某种传染病的预防效果时，采取免疫组与空白组的对比观察，比较两组的血清学和流行病学的效果，来说明这种免疫制剂的作用。

2. 安慰对照

安慰对照主要为避免由于对照组心理因素所造成的偏倚而设立的对照。所使用的安慰剂是在外观、剂型、大小、颜色、重量、气味和口味等方面与研究药物尽可能相似，但没有任何药物活性的虚拟药物，通常是乳糖、淀粉、生理盐水等物质。假操作如假手术也被视为安慰对照。

3. 标准对照

以正常值或标准值作为对照，或在所谓标准条件下进行观察的对照。如在研究药物或针灸的疗效时，应以公认的常规有效疗法作为对照。在临床试验中使用的药物通常为药典中收录且疗效受到肯定、医学界公认的药物，所使用的剂量和给药方案也应是该药的最优剂量和最优方案。

4. 阳性对照

阳性对照是使用已确定有效的干预方法作为对照。阳性对照与要进行的实验内容很相似但不相同，而且根据经验可以预见其结果，并且应该得出正面的结果。凡是肯定出现预期结果的干预组，均为阳性对照组。

5. 其他

医学科研课题中还存在其他对照，如：①自身对照，在同一受试对象的不同时间、不同部位、不同器官采取不同处理措施的对照，如处理（治疗）前后对照、身体不同部位对照等；②配对对照，把对实验结果有影响的有关条件相近似的研究对象配成一对，互为对照，例如病例中常见的病例组对照；③历史对照，用本人或他人以前的研究结果和本次结果进行对照，又称文献对照或回顾对照。

（二）随机原则

随机原则是指在实验研究中，每一个研究对象都有完全均等的概率被分配到不同的组别（实验组和对照组），而不受研究者或研究对象主观意识的影响。随机原则应贯穿于整个科学研究的实验设计和实施的全过程。随机原则的意义在于使被选取的研究对象能够更好地代表其所来源的总体，并使各组间具有最大限度的可比性，从而避免由主观因素或其他非处理因素造成的偏倚，使结果的真实性受到影响。例如，在医学科研实验对象的选取和分配中，一方面要求样本要有很好的代表性，另一方面要求对照组与实验组除研究因素（如服用某种药物）不同外，其他非研究因素（如年龄性别、病情轻重、疾病分期等）应尽量保持一致，这是比较的前提。随机化是达到上述目的的主要手段。需要强调的是，随机化抽样可以提高样本的代表性，更好地代表样本来源的总体，减小抽样误差，但不能消除抽样误差。随机分组可以均衡实验组与对照组的已知和未知的非处理因素，使两组具有可比性，减小由此引起的混杂偏倚，但不能完全排除误差。

（三）均衡原则

均衡原则亦称齐同原则，指相互比较的各组间（实验组与对照组间、实验组与实验组间）除了欲研究的处理因素外，其他因素要尽量一致，即实验组与对照组的非处理因素均衡一致。在动物实验中，往往要求各组在动物数量、种系、性别、年龄、体重、毛色等方面尽量一致，在实验仪器、药品、时间等其他方面也应一致；在药物研究中，应在药物的品牌、批号、溶解方式、溶剂使用等方面保持一致；在实验操作中，应在操作人员、实验时间、采用仪器、处理方式等方面尽量保持一致。

（四）重复原则

重复原则指在相同条件下进行多次研究或多次观察，以提高实验结果的可靠性和科学性。一般整个实验的重复可以由不同学者在不同地方采用相同的方法来验证，也可自行验证以说明该实验的可靠性。经不起重复的研究是不可靠的，是没有科学性的。为了保证实验结果的重复性，可以采用多个受试对象进行重复实验，避免出现把个别情况误认为是普遍情况，把偶然和巧合的现象当成必然规律；也可对同一受试对象进行重复观察与测量，以确保观察结果的精确度。例如，在检测蛋白质的浓度时，可以对同一样品测量三次（即设三个复孔）而选取平均值。由此可知，重复的主要作用是减小误差，一方面通过在同一实验条件下对同一观测指标进行多次重复测定以减小误差，一方面通过扩大样品量来减小误差。

（五）盲法原则

盲法原则是指在研究过程中，实验指标的观测、数据的收集和结论的判断，均在实验设计者、操作者、疗效测量与判定者、患者等一方或多方不知情的情况下进行。尤其是在临床试验中，为避免研究对象受到心理因素影响而对实验结果的观测造成干扰，或是为避免研究者在清楚研究对象的分组情况下对实验组与对照组的观察标准不一致，均需采取盲法原则设计实验。常见的有单盲法、双盲法及三盲法。

1. 单盲法

实验中研究对象本身对分组情况、方案实施情况等并不清楚，只有研究者了解。该方法可避免来自研究对象的心理和主观因素的影响，并且保证了研究者在必要时可以针对研究对象发生的意外问题及时进行处理，决定是否终止试验或改变实验方案。此法不能避免研究人员主观因素所产生的信息偏倚，可能对疗效判断带来一定影响。

2. 双盲法

实验中研究对象和承担观察任务的研究人员均不知道研究对象的分组和接受处理的情况，而是由研究设计者安排和控制全部实验。优点是可避免来自研究对象和观察者双方面的主观因素所带来的偏倚，但是由于观察者不清楚研究对象的分组情况，出现意外时较难及时处理。因此，实施双盲要有另外的监督人员负责监督试验的全过程，包括毒副反应的检查，以保证研究对象的安全。

3. 三盲法

研究对象、观察者和资料分析者均不知道研究对象的分组和处理情况。在理论上，这种设计不仅可以减少或消除来自研究对象和观察者的主观偏倚，也可以减少或消除来自资料分析者的主观偏倚，但实际实施起来非常困难。这种方法可以被视为是有高度科学性的理想化的设计，但缺乏满意的可行性。

五、技术路线的设计

技术路线是在申请项目的研究内容确定后，对如何进行研究（即研究方案和技术措施）用文字和图形表达和展示，使他人能够明白研究程序，理解研究思路。合理的技术路线可保证顺利实现既定目标。技术路线的合理性并不是技术路线的复杂性。

（一）技术路线的内容

技术路线包括如何完成研究内容、使用什么方法等。技术路线多用图形表示，具有直观、形象、生动、具体、清晰、简明等特点。在技术路线中，要把关键问题及解决关键问题的方案、技术措施写清楚，即不但要写清楚解决这一关键问题可能遇到的困难，而且要写清楚解决这些困难所采取的措施。

（二）技术路线的表达

通常采用流程图作为表达工具。流程图是对解决问题的思路、研究设计、实施等方法或过程的一种描述，具有绘制简单、结构清晰、逻辑性强、易于理解等特点。图 2—4 是一个关于研究行为干预对 2 型糖尿病社区人群状况改善情况的技术路线图。

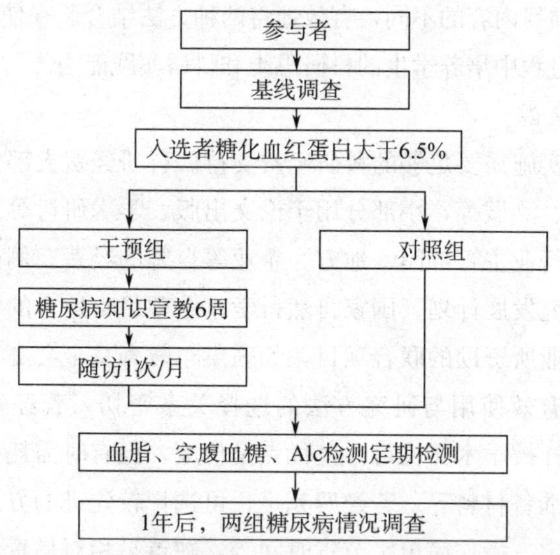

图 2—4　2 型糖尿病社区人群行为干预研究技术路线图

第四节　医学科学研究的实施

一、医学科学研究实施的组织与管理

古语云“兵马未动，粮草先行”，即在行动之前需做好准备工作，医学科学研究的进行亦是如此。医学科学研究的实施离不开“人”“财”“物”等各方面的保障措施。

（一）组织研究团队

医学科学研究通常采用PI（Principal Investigator）负责制的团队模式进行。PI，即整个医学科学研究项目的核心人员，是项目的主要负责人和管理人，主导整个项目的研究方向、内容、进程等，并根据项目大小和内容组织组建合适的研究团队。一支研究团队通常含有研究生和本科生等不同层次的成员，根据项目情况将研究成员分成不同小组，分别负责项目中不同的研究内容，并且指派小组中的一人为小组长，负责小组所承担项目的实施情况。小组分配可以根据研究内容进行，每个小组单独负责研究内容的一部分，共同推进课题进展。这种方式可以让小组成员较为系统地掌握医学科研项目的组织、实施、进展工作，但是这对小组成员的实验技能要求较高，需要小组成员全面掌握各项实验技能，能够自行解决实验中遇到的问题。此外，小组分配也可以根据实验技术进行，每个小组专门负责研究内容中涉及小组实验技术的部分。在这种方式中，每个小组所拥有的实验技能特长各不相同，保证了标准实验方法在项目中的一致性，减小了实验误差，加快了实验进度。但是由于每个小组承担的任务只是属于研究内容的一部分，小组成员不能全面掌握整个项目的内容和进程，不利于小组成员科研思维能力的培养。因此，在具体的医学科学研究实验过程中，需要根据项目内容的不同，有效地将两种方法结合起来使用，才能最大限度地在医学科学研究实施过程中培养学生的科研思维和科研实践能力。

（二）确保经费来源

医学科研项目的实施需要足够的科研经费支持。科研经费大部分将用于实验相关支出，包括试剂、耗材、测试等，小部分用于论文出版、学术研讨等。科研经费大多来源于国家财政拨款和各行业主管部门、地方、企业等自筹的经费。例如，由国家科技部主管的国家重大基础研究发展计划、国家自然科学基金项目；地方的省科技厅、卫生厅等项目；由个人或者企业所资助的联合项目，如霍英东教育基金会高等院校青年教师基金等。科研经费是否能有效使用与研究方法的选择关系密切。若经费不足，可选择最原始、简单的方法，同样被学术界认可。其优点是价廉，但有时需耗费更长时间，包括摸索条件、建立方法、准备材料等。若经费充足，可选择较先进的方法，如直接购买试剂盒。其优点是条件稳定、操作简单、节省时间等，缺点是相对昂贵。

（三）确定研究场所

实验场所是实施科研项目的平台，所以落实实验场所也是保证课题研究顺利进行的重要环节。项目研究包含多项内容，涉及多种实验，有时很难在一个实验室内完成。首先，必须要确定完成实验的主要场所，即科研项目基本完成的场所，包括普通实验室、细胞培养室、动物实验室等。多数情况下，实验在较固定的实验室进行，多为项目负责人所在的实验室或所在科室（单位）的科研平台，也可以是项目合作者的实验室。如果有些研究内容涉及的实验技术无法在本实验室展开，可联合开展相关研究或者委托其他研究平台、科研机构。例如，放射性核素操作、培养SABS病毒等，仅能在可提供生物安全保障的特殊实验室实施；芯片类检测需要大型的特殊设备，一般实验室不具备。

（四）安排研究时间

时间安排是保证项目能按计划进度组织实施的前提。一般根据项目的内容和难易程度，确定项目的初步实施步骤，并将项目分成若干阶段，根据不同阶段的研究时间，预测完成项目的所需时间，并确定各阶段的指标成果。项目的总体时间安排主要依据项目的总体规划、总体目标、研究内容来进行。例如，完成项目总体需 3 年时间，项目负责人根据研究内容可将项目划分为若干阶段，并按照总体目标制定阶段性目标，然后再安排每一阶段的具体时间。在总体时间规划的基础上，再将各阶段的工作细化，甚至要详细到每个实验的具体过程，包括预实验、正式实验和失败概率等。同时将订购试剂、收集临床标本等准备工作尽量穿插在实施项目的过程中，充分利用有限的时间、人力和物力资源。细化实验实施步骤后，可进一步对每个研究目标的初步时间安排进行确认或更合理的调整，必要时还需重新完善对总体时间的安排。

（五）获得管理相关部门审批

与患者或者与动物相关的科学实验必须得到相关单位的伦理委员会的审批。与患者相关的科学研究必须征得患者的知情同意权，并且保护患者个人隐私，与动物相关实验要严格遵守 3R（替代、减少、优化）原则。

二、医学科学研究实施的准备工作

科研项目实施前的准备工作有时比实验本身还重要。因为如果准备工作不充分，如实验设计不完善、实验流程不细致或实验操作不规范等，可导致实验结果不稳定、前后不一致、数据分散或可重复性差，甚至事倍功半，难以形成有价值的结论。医学科学研究实施前的准备工作流程可以参考图 2—5。

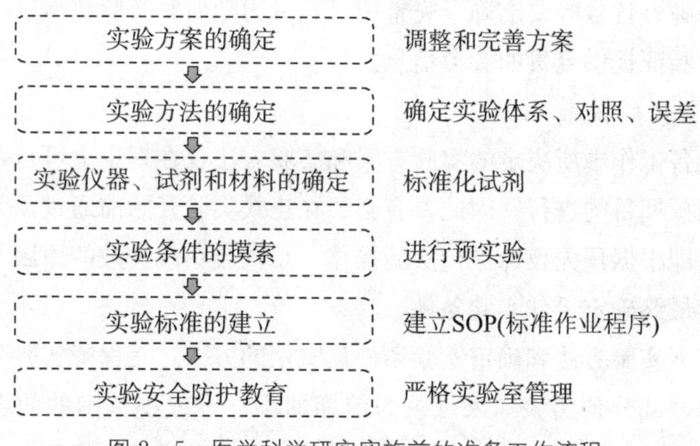

图 2—5　医学科学研究实施前的准备工作流程

（一）实验方案的确定

在课题获批项目实施前，必须在科研选题的基础上，根据文献查阅获得的最新信息和自己的专业知识，明确实验对象、实验内容及关键环节，并根据实验内容选择合适的实验体系，从理论上论证实验的合理性、可行性和各实验间的相互关系，并初步制订实验技术路线。当然随着课题研究的展开，还会不断出现新问题，因此还要根据实际情况对实施方案进行补充和调整，使其不断完善。

（二）实验方法的确定

根据已经确定的实验方案、技术路线和研究目的选择合适的实验方法。在实际操作中，通常会使用多种实验方法验证实验目的所需结果。不同方法其原理和实验体系也不同，原则上应选择既可靠又稳定的实验方法，有时也可同时采取多种实验方法，多方面地对实验结果进行反复验证。选择实验方法时主要考虑如下因素：①实验体系，包括实验规模、受试对象、观察时间等；②实验对照，包括阳性对照、阴性对照、体系对照等；③质量控制标准，如系统误差允许范围、随机误差降到最低等；④实验器材，包括仪器设备、各种耗材等；⑤实验流程的可控性；⑥判断标准的客观性。

在实际实验过程中，理论上所选择的实验方法并非一定可靠稳定，因此通常情况下会在正式实验前通过预实验对所采用的实验方法进行初步验证。预实验不但能为正式实验操作提供操作模板，还能提供实验初步验证的参考数据。

（三）实验仪器、试剂和材料的确定

具体实验方法确定后，则需根据实验方法确定所需的实验仪器、实验试剂和实验材料。确定实验所需仪器的厂家、型号、规格等，在实验开始之前检测实验仪器，确保实验仪器处于正常工作状态并且可以满足实验需求；根据实验需求准备实验试剂和材料，从品牌、厂家、评价、货期以及价格等多方面综合考虑，选择合适的实验试剂和材料，并通过文献查阅等方式，确定试剂的配方、配制方法和保存条件等，在实验开始前保证所需的实验试剂和材料都准备到位。另外要注意的是，对于所准备的实验仪器、试剂和材料的厂家、品牌、货号等要准确、完整记录，可为随后对实验数据进行查验或其他研究者对实验进行验证提供宝贵的参考信息。

（四）实验条件的摸索

研究课题准备工作中所决定的实验方案和实验方法仅在理论上可行，无法确保其在实验过程中按照预期目的进行。因此，有必要在正式实验开始前通过预实验不断改进和完善实验条件，即根据预先设计进行实验操作—总结成功或失败的原因—重新实验并进一步优化条件—最终确定最佳实验条件。

预实验是摸索实验方法和确定实验条件最常用的方法，是保障实验顺利进行和结果准确获得的基础。部分预实验结果可视为前期的小样本或小范围的初步验证结果。例如，为探索最佳的动物实验条件，常先用少量动物进行预实验，然后根据实验结果的趋势再决定是否扩大动物数量。这种预实验可视为正式实验的一部分。此外，预实验也用于建立稳定的实验体系和实验方法，如检测某药物对细胞生理功能的影响，可通过建立一系列浓度梯度确立最合适的药物浓度，并在后续实验中统一使用该浓度。

（五）实验标准的建立

经预实验优化后的实验条件，将作为后续实验中的标准化的实验流程和规范化的操作技巧继续延用，以保证实验结果的可靠性和重复性，避免人为误差和随机误差。实验标准包括样品的处理方法，如接收、标识、保存，仪器设备的校正、维护和使用，实验动物的饲养、观测和操作，实验数据的处理和原始记录的保存等。这些建立起的固定标准，可形成固定的标准作业程序（standard operation procedure，SOP），从而保证实验体系的稳定性。

（六）实验安全防护教育

实验安全防护直接影响着仪器设备使用寿命和效率、实验者人身安全及实验工作开展等，是实验室工作的重要基础。因此，实验工作中应以安全为第一要素，做到安全管理、安全操作、有效防护、避免意外。新入实验室的人员进入实验室前需进行安全知识培训，项目负责人也应定期检查实验室，及时排除安全隐患。需要强调的是，实验中安全防护的关键是人的意识，实验室人员应高度重视安全问题，以避免对自己、他人甚至社会造成危害。关于实验室安全的注意事项，会在第七章中进行详细介绍。

三、医学科学研究实施的过程

当实验方案和实验方法确定、实验所需仪器材料准备就位并完成预实验之后，即可进入正式实验。同时，在正式实验的过程中，可根据实验结果实时修改最初制订的实验方案。在此过程中，要注意实验记录的撰写以及原始实验数据的保存，以便随时对实验过程进行回顾整理。一项实验有时会耗时很长，因此需定期进行项目进展汇报，并在实验方案全部完成以后，撰写项目总结报告。

（一）正式实验的实施

当正式实验开始后，须遵从预实验建立的 SOP。此 SOP 包括实验仪器的标准化操作与管理、实验试剂的标准化使用和管理、实验材料样本的标准化收集和保存及实验结果的标准化观察与记录。

1. 实验仪器的标准化操作与管理

研究人员在使用实验仪器前应学习和掌握实验仪器的操作规程、使用方法及注意事项。其中的重要事项需贴在仪器附近的醒目位置，提醒使用人员严格按照操作规程进行操作。实验仪器需进行定期检查、调校、维护保养。每台仪器都配备专用的仪器使用记录本，记录仪器每次的使用时间、使用状态，以及仪器的检查、维护与维修情况。当实验仪器出现故障后，应及时向负责人进行汇报，说明故障原因和责任人，并及时进行维修。

2. 实验试剂的标准化使用和管理

所有购买的商品化试剂均需有准确的购买记录，包括品牌、厂家、货号、批号、购买时间等。对于分装或自行配制的试剂，应明确标记，包括试剂名称、配制浓度、配制日期、配制人和保存条件等。可用记号笔在试剂瓶或管壁直接标记，也可将信息记录在纸质标签上粘在试剂瓶或管壁上，注意避免试剂将记号笔信息溶解或标签纸黏性丧失后脱落。推荐自行配制个人使用的试剂并做好标记，以免和其他人使用的试剂混淆。试剂存放的原则是标记清楚、取用方便、安全保质。有毒害试剂应由专人负责管理，他人取用时采取严格的登记制度。

3. 实验材料样本的标准化收集和保存

在医学科研实验中，常见的样本大多包含人体或动物信息的生物物质，如组织、血液、细胞、分泌物等。规范化、标准化收集、保存和处置生物样本，可为人类健康、疾病诊断与药物研发等生物医学研究提供珍贵的资源。采集样本的首要原则是组织样本取材不能影响常规临床病理诊断，并遵循《临床技术操作规范·病理学分册》。样本相关的资料信息包括捐赠者的知情同意书、病历资料和随访资料，其电子和纸质文档应同时保存。电子资料信息保存于生物样本库信息管理系统，纸质文档由样本库统一保管。入库生物样本必须同时提供知情同意书原件。若是采用细胞为实验材料，则需要从正规的资源库如美国菌种保藏中心（American Type Culture Collection，ATCC）、中国科学院典型培养物保藏委员会细胞库等处购买细胞，保留细胞鉴定证明，并定期对细胞性状进行检测。

4. 实验结果的标准化观察与记录

在医学科学研究的观察中要遵循以下原则：①有明确目的地观察，所有观察均围绕预设假说而进行，排除其他无意义现象的干扰，获得医学科研的高效率；②客观地观察，在观察中要尊重客观发生的现象与事实，而不要选择性观察自己期望的结果；③观察细节，排除假象；④注意观察相同结果出现的重复性；⑤特别注意观察异常现象或意外现象的发生，或许由此可得到重大发现与突破。详细内容见本章第五节。

（二）原始实验数据的保存

原始实验数据是指在实验室进行科学研究过程中，应用实验、观察、调查或资料分析等方法，根据实际情况直接记录或统计形成的各种数据、文字、图表、图片、声像等原始资料，是科学实验过程中对所获得的原始资料的直接记录，可作为不同时期深入进行该课题研究的基础资料。实验原始数据能反映实验中最真实、最原始的情况，因此必须妥善保存。常见的原始实验数据包括：①图表。包括自动记录仪打印的或计算机处理后输出的图表，可按顺序粘贴于记录本相应位置，图表较多时可装订在一起或放入透明塑料袋中，再一同粘贴在记录本上。②热敏纸打印的数据。易褪色，应优先复印后，与复印件一并粘贴在记录本上的相应位置。③照片。各种照片可直接粘贴于记录本上相应位置，并注明信息。④自成体系的表格记录。若数量较多或需要进行连续记录，可单独装订，待实验结束后装订成册。⑤电子版原始数据的记录。除了保存电子版外，还可打印一份粘贴在实验记录本上。⑥扫描图片。要注意保证图片的原始像素足够大，能够满足文章的出版要求，通常像素＞300 万。⑦实验记录本。在项目接收后应交由实验室进行整理归档，因此需妥善保存，避免水浸、缺页，保持整洁无破损。实验人员若需要记录可将记录本复印带走，但不得拿走原件。

（三）实验记录的撰写

实验记录是可证明医学科研人员做过科研实验的直接证据，并可证明实验设计的科学性、可靠性。当他人对实验结果和论文结论的真实性和准确性产生怀疑时，即可拿出实验记录回应。在实验记录撰写时应遵循以下原则：①客观真实。对实验结果如实记录，当实验出现操作错误或失败时，不可篡改编造；如必须修改，应在修改处画一斜线，不可完全涂黑，保证修改前记录能够辨认，并由修改人签字，注明修改时间及原因；保证第一时间及时记录，不写回忆录。②科学准确。使用专业词汇、词语，避免歧义或内容模糊；对实验数据量化处理，使用国际标准单位；采集的图片、照片客观准确。③结构完整。实验记录应体现整个课题各部分之间的内在联系，实验目的、材料、方法、结论前后均应一致。④简明扼要。以完整的科研思路为主线，而不是写流水账，重点描述和介绍部分一定用准确语言表述。⑤标准规范。按照标准和规范书写，计量单位应采用国际标准计量单位，实验记录本的页码连贯。

（四）项目进展汇报

课题进展汇报的目的是归纳总结当前研究结果，与国内外相关工作进行比较，确定其主要创新性发现、研究水平及研究结果的意义。通过及时发现课题研究中的问题，纠正错误，调整课题研究方向、研究手段、人力配备及时间安排等，指导下一步实验工作的开展，从而保证课题研究进展顺利，使课题进展始终保持“与时俱进”。

（五）项目结题报告

撰写结题报告是课题研究的最后环节。结题报告应客观、准确、实事求是地总结课题研究的全过程，并围绕研究线索提出后续的研究设想，或展望课题成果对社会经济等可能产生的影响。一般情况下，项目资助单位会提供结题报告相关的表格，按表格内容提示逐项填写即可。

四、医学科学研究成果的保护

（一）研究人员贡献

医学科研项目发表成果时，所有参与项目的研究人员都可在成果中进行署名。署名顺序通常按照研究人员的贡献大小而定。其中，最主要的是第一作者和通信作者。按照国际惯例，在多作者署名的论文中，第一作者应是直接参与课题研究的全部或主要部分工作的主要贡献者。除有特别声明外，第一作者就是第一权利人、第一责任人和第一义务人。当有两人或者多人在整个项目中做出的贡献相同时，可以同时标记为并列第一作者。通讯作者是主要学术思想的提出者，也是读者对有关论文提出各种问题时能与之讨论和联系的作者，通常是课题负责人。通讯作者通常负责科研选题、科研设计，参与论文撰写，解答读者疑问，对论文负全部责任。因此，通信作者是整个研究团队的负责人和导师。

（二）知识产权的保护

知识产权是指人类对自己的智力劳动产生的成果的所有权，是依照各国法律赋予符合条件的发明者、创作者在一定期限内享有的独占权利。由科研项目产生的科研成果同样具有知识产权。科研项目研究成果及其形成的知识产权，除涉及国家安全、国家利益和重大社会公共利益外，国家会将其授予科研项目承担单位。项目承担单位可以依法自主决定实施、许可他人实施、转让等，并取得相应的收益。关于知识产权的保护会在第六章中进行详细介绍。

（三）科研成果转化

科研成果不能只停留在论文、专利和试验阶段，需要转化为应用成果，创造社会经济效益。科技成果转化是指为提高生产力水平而对技术开发和科学研究所产生的具有理论指导意义和实践应用价值的创造性的智力成果所进行的后续试验、开发、应用，直至发展成为新产业的实践活动。科技成果转化的最终目标是将科研成果转化成为具有市场应用前景的市场商品。科技成果转化是科技促进经济发展的主要途径，是科技服务社会、促进生产力发展的重要方式。关于科研成果的转化和推广问题，会在第六章中进行详细介绍。

第五节　医学科学研究的结果分析

实验结果的观察、整理与分析、研究与讨论是医学科学研究实施的核心环节，也是整个项目最关键的环节。在进行实验结果观察、整理与分析时，一定要遵循实事求是的基本原则。实验是从假设和推理开始的，其结果可能正好与预先的推理假设相吻合，也可能与假设不完全符合，甚至完全相反。在保证实验过程无误的前提下，无论何种结果，研究者都应该尊重事实，并加以科学分析和客观展示。

一、医学科学研究实验结果的观察与记录

（一）实验结果观察与记录的要求

实验结果是实验活动中客观发生的事件，描述事件的本身就是对结果最好的观察，描述过程要求客观、真实、实时和完整。在实验观察中，要尽量避免主观上追求实验假设的预期结果，要客观地观察、收集实验现象和数据，保证结果的完整性。在观察到与实验假设不完全符合或相反的实验现象和数据时，应客观地分析，以此为根据，修正假说或提出新的假设，调整实验设计，使实验向纵深发展，避免错过新发现。

1. 客观性与真实性

客观地观察实验结果，保证实验结果的客观性与真实性是实验操作过程中最基本的原则。实验设计是研究人员借助理论知识和个人经验而制订的，其中包含假设和推理的

过程，结果的真实性需要通过实验的实施来检验。在科研实验结果的观察过程中，为追求实验现象和结果符合自己的实验目的，研究人员会有意识或者无意识地把自己的主观意愿添加到实验结果的观察过程中，倾向于只认定符合自己预期的实验结果，而忽视实验中的重大发现。因此，当实验开始时，应撇开自己之前的假设、推理和主观愿望，实事求是地收集各种实验现象和数据，并认真地进行分析和比较，然后将客观结果与理论假设相比较，从而阐明实验现象的内在本质。

2. 实时性

实验结果的观察和收集与时间点的选择有关。有些实验现象可能会在瞬间发生并且持续时间很短，如果不能保持实时观测很容易错过，进而对实验结果的分析产生影响。以高糖刺激胰岛细胞分泌胰岛素实验为例。使用 Elisa 试剂盒分别检测高糖刺激前后的细胞培养上清液，可轻松得出结果——高糖刺激可以诱导胰岛细胞分泌胰岛素，但是不能说明在胰岛细胞分泌胰岛素过程中发生了什么。若采用全内反射荧光显微镜检测胰岛细胞（该仪器可以每 200ms 拍照一次的形式观测胰岛细胞），则可以清晰看到高糖刺激后，胰岛细胞中胰岛素分泌开始增加，但是这种增加不是始终向上的增加趋势，而是呈现波动样增加的趋势。这个结果是通过 Elisa 实验方法的两次观测所得不到的，仅能通过不间断地实时观测得到。当然，并不是所有的实验都需要进行实时观测，如细胞划痕实验和小鼠模型肿瘤生长实验。由于细胞迁移过程和小鼠肿瘤生长过程都属于长期进行过程，因此并不需要进行实时观测。但是在观测当中必须注意选择合适的观测点进行观测，否则容易错过重要的实验结果。在细胞划痕实验过程中，细胞迁移并长满整个划痕区可能仅需要 12 小时，若仅选择 0 小时和 24 小时对细胞状态进行观测，很可能错过细胞迁移的差异状态。因此，需要通过预实验来选择合适的观测方法和观测时间点。

3. 完整性

实验结果的完整性可直接影响实验结论的确定。以幽门螺旋杆菌的发现为例，在 20 世纪七八十年代，普遍观点认为因为胃酸使胃内环境呈酸性，因而不可能有细菌生存。而当时的巴里·马歇尔尝试从胃黏膜中分离细菌。最初，马歇尔在微需氧条件下，于巧克力琼脂上培养 48 小时并进行观察，但是连续观察了 34 份样本，一直未能成功地观察到细菌的生长，直到第 35 份样本。当时正值复活节假期，马歇尔回家休假，因而未能及时进行实验结果的观察。一直到 5 天后假期结束，马歇尔返回实验室，惊奇地在琼脂上观察到了细菌的生长，并通过后续实验将该细菌分离出来，这正是我们现在所熟知的幽门螺旋杆菌。在随后的研究中，马歇尔证实幽门螺旋杆菌生长极其缓慢，最佳生长期是 3～5 天。马歇尔也凭此成果获得了 2005 年的诺贝尔生理学或医学奖。由此可见，马歇尔最初未能成功观察到幽门螺旋杆菌正是由于实验观察欠完整。另外，在实验中，当研究者已经观察到所期望的实验现象后，有可能因为对结果满意而终止对实验现象的观察，从而导致所收集的实验结果不完整。实际上，实验中除预期观察的实验现象外，也常伴随不明原因的新现象，若适当给予关注，很可能因此会有新发现。因此，在观察实验结果时，一定要注意完整观察实验现象。

（二）实验结果的观察方法

在实验结果观察过程中，既有自发观察，也有诱发观察。自发观察通常为意想不到的观察，是在观察到非由己方引起的某种现象时，将该现象与过去经验中的有关知识相联系，或在思考此现象过程提出某种假说。以牛痘疫苗的发现为例。18 世纪的欧洲天花肆虐且没有有效的治疗方法，人们恐惧天花带来的死亡，却对其毫无办法。此时，爱德华·琴纳发现在牧场工作的挤奶女工很少会患天花。通过进一步观察又发现，没有患天花的女工多有一个共同点，即身上生过牛痘。爱德华大胆地提出自己的猜想——牛痘能够预防天花的发生，随后在一个小男孩的身上进行了验证，并最终发现了牛痘疫苗。诱发观察常通过由己方预设条件，并在预设条件下对发生的现象进行观察，是医学科学研究中的通用观察方法。研究过程中，由于研究者的主要目的是证实自己的假说，因而注意力大多集中在对预设条件下的诱发现象的观察，而忽视了对自发现象的观察。因此，最好的办法是在观察实验过程中忘记自己的假说和预期结果。不论采用哪种观察方法，在对事物和现象进行科学观察过程中，在遵循实事求是的客观原则下，都需进行详细的观察和记录，记录详尽的笔记和绘图，必要时借助摄影的手段。在观察过程中培养以积极探究的态度观察事物的习惯，提高自身的观察能力。

（三）出现的问题

实验结果的观察与分析过程，最重要的原则就是客观性，而最易出现的问题是主观片面性，按自我意愿观察实验结果，而对实际发生现象视而不见，导致与某些重要发现失之交臂。

1. 由主观意愿导致的实验结果偏差

人总是有先入为主的观念，在自己设立条件的前提下更希望让实验结果依照自己的意愿走。因此，实验结果的观察与分析最易受主观意愿的影响，尤其对急于获得预期结果的人而言，面对任何实验结果均会尽可能地按自己的主观意愿进行分析和解释。实际上，很多实验并非按预期设计而产生结果。所有的假设几乎都建立在理论或以往经验的基础上，或是头脑中的想象或推理，至于实际研究中是否会出现预期结果，则需要通过实验才能得知。若研究人员在实验操作过程中始终不忘记在假说基础上的预期结果，在实验结果的观察中就会很容易受主观意愿的干扰。例如，小鼠肿瘤生长实验中对肿瘤大小的检测需要人工检测。当研究者使用游标卡尺测量小鼠肿瘤大小时，很可能因为希望实验组小鼠肿瘤较小，而在测量时无意识将游标卡尺卡得更紧一些。这类误差代入实验结果后，便会导致实验结果丧失客观性和真实性。凡是不能借助仪器设备进行客观测量的数据，均可能在无意中掺入主观意愿，应通过实验设计的客观性和数据测量的重复性加以避免。同时，为避免急于得到阳性结果等特殊心态下出现的测量偏差，关键性实验应为双盲设计，并重复验证。某些测量偏差对后续实验研究影响很大，可能使原本不成立的实验出现统计学上有意义的结果，导致对原本应及时终止的实验又投入大量时间、金钱和精力，不仅造成巨大浪费，还可能得出错误的结论。

2. 由客观条件导致的实验结果不准确

实验设计和实施在整个科研活动中占有重要地位。实验设计是否科学合理，实验方法是否准确可靠，直接决定了实验所获得的结果是否有价值和参考性。若实验设计时未能设立合适的对照小组，将会对实验结果的观察和分析造成重大影响。例如，研究以纳米为载体的抗TNF-α抗体对内毒素性休克的影响时，需充分考虑到纳米载体可吸附TNF-α及炎性介质，从而起到减轻内毒素性休克的作用。因而在设立对照组时需通过设立对照来排除纳米载体本身的作用。此外，实验对象选择不合适也会对实验结果的观察和分析造成误导。例如，乳腺癌细胞MDA-MB-231细胞为雌激素受体阴性的细胞，因此在研究他莫昔芬通过与雌激素竞争并与雌激素受体结合治疗乳腺癌的实验时，不得选择MDA-MB-231细胞作为研究对象。在其他方面，若实验方法选择不对，实验参数设置不对，也会对实验结果的观察造成影响。

二、医学科学研究实验结果的整理与分析

实验结果是整个科学研究项目的核心部分，是科学研究项目成果的直接表现形式。科研项目实验结果的常见表达形式有图片/照片形式、图表形式等。随着科技发展，还有用录像方式展示某现象的动态发生（现在还有专门以视频录像展示科研成果的可视化期刊——*Journal of Visualized Experiments*）。实验结果的图表可以直观、高效地表达复杂的数据和观点，以较小的空间承载较多的信息，真实、准确地展示和反映数据的变化及其规律。因此，实验数据经过科学分析和整理之后，就要选用合适的图表将其直观地表达出来。

科研制图要求简洁、清晰、写实、规范，在将实验结果真实清晰表达的基础上，让读者只通过看图表就可完整无误地理解图意和作者要表达的观点而无须阅读正文。在制图的同时还要配备图解说明。图解位于图或者表的下方，是对图表内容的简单说明。典型的图表包括图表的简单标题（注意表的标题是在表头位置），补充图表的实验细节，图中缩写和符号的说明，统计学信息如 p 值、样本数、实验重复次数等。

（一）图像类实验结果

图像类实验结果通常为科研实验的原始记录图像，包括患者照片、形态学图像（组化图、电镜图）、影像图（磁共振、超声）、流式细胞图、免疫印迹图等，所表现的实验结果真实、直观、信息量大。在获取或处理原始图片时，须注意以下问题：①原始照片的高分辨率（至少不低于300 dpi），在作图或插图过程中不能丢失其清晰度；②在原始图中要显示期望表达的重要特征，应对比明显，可使用标记以突出重点；③要标明不同的处理因素、分子量，写明放大倍数，甚至要放内标尺。

（二）量化类图形结果

量化类图形通常具有轴标和数轴。对于轴标的横轴和纵轴，应注意注明相应的数值单位。数轴刻度应等距或具有一定规律性（如对数）并标明数值，横轴刻度自左至右，纵轴

刻度自下而上，数值一律由小到大。一般纵轴刻度从“0”点开始（散点图等除外），其高度即最大值应与对数图结果最大值相对应或大一个刻度。若同一个图中具有多个说明的对象时，应添加图标，使用不同线条、符号或颜色代表不同对象。常见的量化图如下：

1. 线形图

线形图适用于连续性资料，着重表现各个变量之间的定量关系和连续变化趋势，用于表明一事物随另一事物而变动的情况，如因变量随时间的改变而变化（时间依赖性或时间动力学变化），或随浓度的改变而变化（浓度依赖性）等。横坐标为自变量，常为连续变量；纵坐标为因变量，用线将各点的因变量值连接成曲线图。如有不同组别，可用不同的线、符号（空圆圈或实圆圈、空三角或实三角）或颜色加以区分，并用图标说明。

2. 直方图

直方图适用于自变量为分类数据的资料。用直条的长短来代表分类资料各组别的数值及它们之间的对比关系。可分为：①单式直方图，纵坐标为测量值，横坐标为不同的处理组，各直条均标记了误差范围，上面可标记统计学差异，各直条宽度相同，各类型间隙相等；②复式直方图，横轴和纵轴同单式直方图，区别仅在于同一类型中可有 2 个或 2 个以上的亚组，并用不同颜色或不同图案标记，并以图标说明。

3. 散点图

散点图表示因变量随自变量而变化的大致趋势，可用于表示两种事物的相关性和变化趋势。若图中含有两个变量，一般 X 轴表示自变量；如仅要表达两个变量的相关关系，此时变量值设置在 X 轴或 Y 轴没有区别。如散点图用于分类数据的比较，不但能反映组内数据的离散情况，也能直观地反映组间数据的分布情况，但需配以中位数等，以便进行定量统计分析。此外，散点图还可反映变化规律，如有时不同的处理组虽然均值相似，但用散点图可显示出各组不同的变化趋势和规律。

4. 其他

示意图与流程图为解释性图。流程图由多个文字框、符号框或数据框组合构成，侧重于表达事物演变和变化过程、工作或实验步骤和顺序、信息传递方向等。示意图用于图示复杂的系统或程序，既可是形象性的，也可是示意性的，其特点是忽略细节而强调重要特征。饼图则用于显示构成比，是一个划分为几个扇形的圈形统计图，适用于描述量、频率或百分比之间的相对关系。

（三）表格类图形结果

一般来说，制表是数据整理的必要环节，作图需先制表，可根据基本表格数据变换不同组合进行作图。在结果展示方式中，表格尤其适于呈现较多的精确数值或无明显规律的复杂分类数据，利于汇总庞大的数据，显示统计学分析得出的相关参数，以及对平行、对比、相关关系的描述。表格主要以行列的形式展示分析结果，具有避免冗繁文字的叙述、便于阅读和分析比较等优点。表格的组成一般采用国际通用的“三线表”，不出现斜线、竖线以及省略横分隔线，复合表可适当添加辅助横线。表的标题位于表格正上方，应简短、清楚，与表的内容相关。在表格的最上方或者最左端的通常是说明表格里每列或每行内容的标目。表格的主要数据全部在表的主体部分列出。如果需要添加帮助阅读和理解表格所必需的信息，即可在表格下方添加脚注，通常可在表内以“*”来标记所要注解的部分。脚注内容不应与正文叙述重复，一般用于说明统计量值及 p 值，也可用于解释表中的缩写文字。

三、医学科学研究实验结果的分析与讨论

实验结果的分析与讨论是在整理、分析实验数据或实验现象的基础上确定实验的成败，并以事实为依据获得相应结论，是一种由表及里、去伪存真的过程。在该过程中，必须以实际观察到的实验结果和现象为依据，绝对不能凭借主观臆断对观察到的事实、记录下的数据随意取舍。同时也要避免将原始资料不加筛选地简单罗列、全盘端出，需要经过归纳总结而获得相应的判定或者结论。很多情况下，实验结果的判断或得出确切结论并非易事，从众多实验结果中找出规律性或相关性是结果判定的关键环节。

（一）实验结果研究的基本要求

1. 真实性和可信性

通常来说，真实可信的结果必定是可从多个方向和多次试验进行反复验证的，包括实验结果既可由实验者本人进行多次重复验证，也包括可被其他研究人员进行重复验证。尽管每次重复实验得到的数据可能不会完全相同，但总体趋势是保持一致的，这样的结果才真实可信。

2. 准确性和可靠性

由于许多实验结果是在严格的特定实验条件下获得的，因此在得出结论时必须考虑这些条件的限制，切勿将结论扩大化。例如，针对脂筏与膜 TNF-α 杀伤结果的研究，其结论是“膜 TNF-α 对靶细胞的杀伤与其是否定位脂筏无关”，而这个限定是对靶细胞的杀伤功能而言，不能将之扩展为 TNF-α 所有的功能是不依赖脂筏的。

3. 讨论升华

讨论升华是论文中最重要的一个部分。一篇好的医学科研论文不应该仅仅是只进行实验结果的罗列，还应在已发现的实验结果和实现现象的基础上，进一步挖掘这些结果和现象所代表的含义（支持或反驳相关领域中现有的理论、对现有理论的修正），指出其理论意义和实际应用价值及对当前医学发展的意义等。这就要求研究者有坚实的基础知识和丰富的专业知识，能够通过文献查阅，发现本研究的长处和短处，同其他研究相比的长处和短处，特别要深入挖掘结果中的差别、研究的意义、未解答的问题及今后的研究方向。

（二）实验结果的研究讨论方式

1. 从表象到本质

分析结果常犯的错误是被表面现象所迷惑，不从多方进行求证而得出错误的结

论，将研究引向错误的方向。例如，用脂筏破坏剂可抑制膜 TNF-α 的杀伤作用，但不能从表面现象得出膜 TNF-α 的杀伤依赖脂筏的结论，因为破坏脂筏可影响许多脂筏依赖性分子的功能，进而影响膜 TNF-α 的功能，与其是否存在于脂筏无关。将膜 TNF-α 定位脂筏的位点突变，果然对膜 TNF-α 杀伤无影响，说明其杀伤与脂筏定位无关。此事说明，分析结果不能只看表面现象，而是要用专业知识进行深层次思考，去伪存真，透过现象看本质，从不同角度求证某一现象的存在，才能得出最终结论。

2. 多方向求证

设计实验是建立在假设的基础上，而实验结果是在给定的条件下客观存在的。换言之，按照假设进行推理并非一定能准确捕获实验结果中的全部信息，还需仔细对项目的研究背景、研究进展以及实验设计的基本知识背景等进行更深入理解，并客观分析实验结果所给予的信息，以免漏掉实验结果中的重要线索。例如，分析肿瘤的生长曲线，一般研究人员仅关注各组间生长速度的比较，但有经验者分析同一批数据，可能更多关注曲线的形状，以判断某些药物对肿瘤的抑制作用是否在激活后才显示出来。

3. 类比分析

可通过将自己的结果与文献中的类似结果或已知理论进行类比分析和推理，使认识从理论上得到升华，从而赋予这些结果或现象重要的意义。例如，研究者在做多肽合成实验时发现，在酸性环境和含巯基还原剂存在的情况下，血红素上的铁离子被还原成亚铁离子并从血红素上脱落，从而失去功能。由此联想到血液中有相当数量的蛋白质带有游离巯基，为什么血红蛋白辅基血红素上的铁离子不被还原而脱落呢？经查文献发现，人体血液呈弱碱性（pH 7.35～7.45），只有酸中毒时，血红素上的铁离子才还原脱落，使血红蛋白失去携氧功能，是酸中毒危害患者生命的机制之一。

4. 注意统计学分析

统计学分析是对结果的科学评价，是得出正确实验结论的前提和保障。因此在实验分析中，尤其要注意统计学分析的意义。例如，在检测某药物对细胞生长增殖功能的影响时，当使用药物处理后，尽管从数值上看细胞的数量是明显降低的，但是两组结果相比 $p>0.05$，即两组数据之间并没有显著差异（图 2—6）。因此，仅通过该实验结果无法证实该药物具有抑制细胞生长的作用。

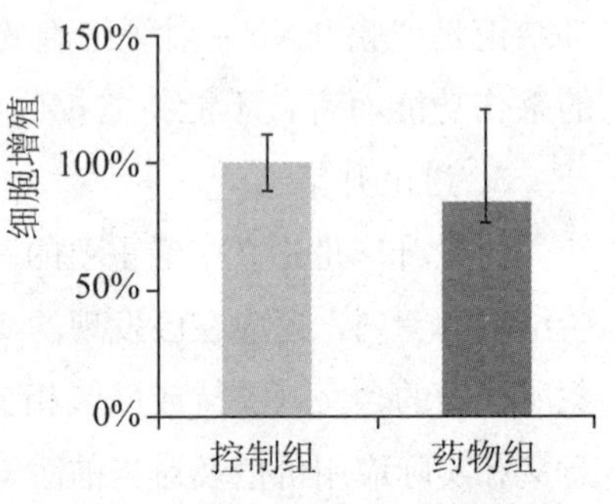

图 2—6　无统计学意义的差异结果

（三）实验结果研究可能出现的问题

通过观察实验结果进行理论分析和解释，是知识创新中更完整、更深刻的理性认识阶段，逻辑整理在此过程中有重要作用。若仅有正确的实验结果，而在理论概括、引申和诠释中犯逻辑错误，未能阐明个别与一般、特殊与普通之间的逻辑关系，则可能获得错误（或不完整）的结论。结果判断中易犯的逻辑错误主要有：

1. 主观意愿主导

在实验研究中，由于主观因素的影响，往往会先入为主地把某些原本次要或无关的因素认为是主要或唯一的相关因素。例如，对被银环蛇咬伤中毒出现呼吸麻痹和休克的患者进行综合性抢救治疗时，使用人工呼吸机维持通气量，结合输血、补液、升压等抗休克措施，再经某种新药胃灌治疗。若患者抢救成功，则认为是该种新药的疗效。这种判断是缺乏科学性的，抢救成功实际上是综合治疗的结果。银环蛇毒致呼吸麻痹的作用是可逆的，若患者未死于窒息和休克，有可能自发恢复，并不能认定是新药的疗效。

2. 以偏概全

仅通过少数出现的实验结果和现象，忽视其他不一致或相反现象而轻易作出结论，或将在特定客观条件下得出的结论扩大引申到更大范围，都可能会导致错误的结论。例如，在离体组织培养情况下观察到幼小动物的神经细胞出现有丝分裂的现象，并不能由此推论出“人体内大脑皮质锥体细胞也可分裂增殖”这一结论。更不能依据某些不可靠的现象进行联想推演。

3. 以先后顺序判断因果

事物间的因果联系是科学归纳推理的必要条件，先后顺序也的确是因果联系的一个重要特点，但片面依据先后次序而建立因果联系，过分夸大“先因后果”这一特征，就可能得出错误的结论。在临床上，医生和患者常将疾病好转与痊愈完全归功于药物治疗，实际上某些疾病的自然恢复率很高。如患者有上呼吸道感染、高热，医生给予抗生素或某些抗感染药物治疗，数日内患者痊愈。实际上，上呼吸道感染具有一定自愈性，并非完全因抗生素或抗感染药物起作用，不能因药物治疗在先就认定为是药物治疗使患者痊愈。

4. 视“同时”为“相关”

将同时存在的现象简单地判定为相互依存，具有内在联系，由此也会导致错误的判断。例如，在热带森林沼泽地区同时流行疟疾和大脑炎，两者合并感染的可能性很大，但这种同时性也仅是一种外在联系而并非相关性，不能认定患者得疟疾便会引发脑炎。

第六节 医学科学研究论文的撰写

将医学科学研究过程中所用到的实验仪器、试剂、方法以及在实验过程中所观测到的实验结果，用科学方法整理、提炼和分析后形成的文字性材料，即是医学科学研究论文。医学科研论文是体现医学科学研究成果的一种重要形式，其所提供的资料和信息可直接在同行间进行推广、交流与讨论，达到促进医学进步的目的。当医学科学研究进展到一定阶段、取得部分研究成果时，就可开始医学科研论文撰写工作，而不是一定要等到整个研究完成后才开始进行论文的撰写。因此，医学科研论文的撰写几乎是伴随着整个科学研究的过程而同步进行的。医学科研论文的撰写大体可分成三个阶段：确定论文核心内容、整理论文素材、初步确定拟投刊物。

一、确定论文核心内容

在医学科学研究项目立项以后，基本上就确定了依托于该研究所形成的论文的核心。但是，由于科学研究的不确定性，在医学研究实际进行的过程中，所观测到的实验结果可能与当初所拟定的假说有所偏差，甚至出现矛盾的情况，需要对最初建立的假说进行修订，因此会出现“假说—理论—新假说—新理论”这样不断反复的情况。随着假说的不断修订和新理论的形成，论文的写作方向也有可能发生改变，因此需要随时根据研究工作的进展情况，确定论文的核心内容，并不断调整、充实和完善。另外，有时候一个医学研究项目很可能由于研究方向较广，研究内容较多，从而产出多篇研究论文。在这种情况下，每篇独立的研究论文可以从不同角度和层面阐述自己论文的研究成果，从而形成多个相对独立的核心内容。

二、整理论文素材

在医学科学研究过程中，由研究者本人参与科学实验、临床观察或调查研究等所获得的一手资料，如实验中的多项数据（包括实验仪器、试剂、方法、观测结果等）、临床资料、调研结果等，都属于医学科研论文素材的直接资料。此外，研究者通过文献查阅、参与学术会议等方式所获得的来自他人的科学研究所积累的相关资料，便属于医学科研论文素材的间接资料。这些来自不同实验研究、不同渠道的资料所体现的信息和含义各不相同，将这些繁杂零乱的相关信息围绕论文的核心内容重新进行分类、归纳和整理，就是论文素材整理的重要工作。而通过整理素材形成的写作提纲，既是对前期研究工作的梳理，更是后期论文写作的基础，具有承前启后的重要作用。此外，通过整理素材，除了要围绕当前在做的项目本身进行完善外，更重要的是通过这一活动，在更广阔而深入的学术背景下对研究本身及其结果进行反思再认识，萌生新的想法，发现新的线索，提炼新的问题，以此作为未来研究工作的新起点。

三、初步确定拟投刊物

论文完成后会面临投稿和出版的问题。若要保证论文被顺利接收，首先要保证论文质量高，即实验方案严谨，实验方法可靠，实验结果准确，研究成果具有科学性和创新性，同时论文结构合理、格式正确，无语法错误。其次，还要了解和熟悉医学专业学术期刊的状况，在投稿时选择合适期刊，避免盲目性和随意性。在选择期刊时，需从以下几方面考虑选择适合自己论文发表的期刊：①稿件的主题是否符合期刊所规定的范围。

不同的医学期刊都有其相对固定的定位，如专门发表血液学研究论文的 *Blood* 等，专门发表神经学科研究论文的 *Neuron* 等，此外还有一些综合性学科的杂志，如 *Nature*、*Science*、*Nature Communications* 等。在选择期刊时需根据论文的研究方向选择合适的期刊。②期刊的读者群和显示度如何。论文发表的主要目的之一是与同行交流，因此期刊的主要读者群体也是在论文投稿时需考虑的重要因素之一。③期刊的学术质量和影响力如何。通常来讲，期刊的影响因子越高，期刊被读者阅读引用的可能性越大，该期刊的潜在学术影响力也越大。④期刊的稿件录用率和倾向性如何。高水平的期刊通常稿源丰富，因而录用率较低。有的期刊只接受约稿发表，不接受编委会约稿以外的投稿。此外，有的期刊对国人十分友好，国人投稿的论文录取率很高，但是有的期刊则更偏重欧美地区的论文。⑤期刊的出版周期和印刷质量如何。不同期刊对于论文发表的时间各不相同。有的期刊从论文投稿到接收最快仅需 1 周，有的期刊从论文投稿到最终接收可能需要约 1 年的时间。此外，期刊中图片的印刷质量也很重要，尤其是稿件中有精细线条和彩色图片时，更需要关注投稿期刊的印刷质量问题。⑥期刊版面费。大多数期刊在发表论文时，会根据论文的版面收取一定的版面费，若含有彩色图片版面，则收费更高。

医学期刊一般都会按照科学、实用、体现特色的原则，设置不同的栏目。常见的栏目分类方式有：按学科门类划分，有基础医学、临床医学、预防医学等栏目；按文体类型划分，有论著、综述、述评等栏目；按研究性质划分，有基础研究、临床研究、实验研究、流行病学研究等栏目。投稿时需根据具体情况选择合适的栏目进行规范撰写和文稿修改。

期刊的学术影响力一般由科学引文索引（Science Citation Index，SCI）每年所发布的《期刊引用报告》（*Journal Citation Report*，*JCR*）进行评价。《期刊引用报告》会公布科学引文索引所收录的每种期刊的发文量、总被引频次、即时因子和影响因子（Impact Factor，IF）。其中，IF 的计算方法是将当年某刊前两年所发表论文的总被引次数除以该刊前两年所发表论文的总数，从而得出每篇论文平均被引次数。理论上，IF 为每篇论文平均被引用的频率多少，可以直观地体现期刊学术影响力的大小，但不能直接与研究水平的高低画等号。

当医学科学研究论文的撰写准备工作完成以后，即可根据研究进度的安排，进入论文的正式撰写。关于医学科学研究论文的撰写方法，将在第五章进行详细介绍。

（杨春华　米　佳）

第三章　医学科学研究的类型

医学科学研究是研究人体生理、病理、健康和疾病的科学，是探索防病、治病和恢复健康的认识过程。医学科学研究可分为基础医学研究、临床医学研究、预防医学研究等。本章将对这些研究领域逐一进行介绍。

第一节　基础医学研究

基础医学是研究人类生命与疾病本质及其规律的科学。基础医学的知识引导临床医学。基础医学研究内容既有微观的，亦有宏观的，研究方法和研究技术丰富多样。只有了解和掌握相关的研究技术和手段，才能更好地解决基础医学领域的科学问题。

基础医学研究方法按照研究的设计类型可分为观察性研究、实验性研究和理论性研究，这些研究还衍生的一些设计方法。研究的目的不同，使用的研究方法亦不同。

一、分子生物学研究

分子生物学是从分子水平揭示核酸、蛋白质等生物大分子的形态、结构、功能及其相互作用关系的科学，意味着人类由被动地适应自然到主动地改造和重组自然。

（一）核酸的提取及纯化

细胞内的核酸有两大类，即核糖核酸（ribonucleic acid，RNA）和脱氧核糖核酸（deoxyribonucleic acid，DNA）。核酸提取与纯化中的关键是保持核酸的完整性，但要做到这一点比较困难，原因在于细胞内存在活性很高的核酸酶，以及某些化学因素（如pH）、物理因素（如高温、张力等）都会导致核酸降解。核酸提取纯化的方法有很多，常采用氯仿提取法、苯酚提取法、苯酚氯仿混合提取法、羟基磷灰石柱层析法、氯化铯密度梯度离心法、碱变性提取法等提取DNA，采用异硫氰酸胍/酚法、异硫氰酸胍/氯化铯超速离心法和去污剂/酚/氯仿法等提取RNA。由于在环境中广泛存在RNA酶且其十分稳定，因此RNA的提取必须十分谨慎，避免RNA降解，同时应根据实验需要以及细胞性质采用合适的提取纯化方法，以利于后续实验开展。

（二）DNA 扩增和测序技术

1. 聚合酶链式反应

聚合酶链式反应（polymerase chain reaction，PCR）是一种体外 DNA 复制形式。它是通过控制温度，使 DNA 不断处于高温变性、低温退火和适温延伸，并通过这种反复循环，获取体外快速扩增特异性 DNA 片段。随着技术的进步，目前已经开发出多种 PCR 技术。

（1）反转录 PCR（reverse transcrpition-polymerase chain reaction，RT-PCR）是一种以 RNA 为模板，通过反转录酶将其反转录为 cDNA，再以 cDNA 为模板进行目的片段扩增。作为模板的 RNA 可以是总 RNA、mRNA 或体外转录的 RNA 产物。RT-PCR 的灵敏度极高，可用于极微量的 RNA 样品分析。

（2）实时荧光定量 PCR（real-time quantitative polymerase chain reaction）是指在 PCR 反应体系中加入荧光基团，利用荧光信号积累实时监测整个 PCR 进程，通过内参或外参法对待测样品中的特定 DNA 序列进行定量分析的方法。检测方法主要有两种：一是 SYBR Green 法，原理是 SYBR Green 荧光染料能够特异性地掺入双链 DNA，因而能发射荧光信号；二是 TaqMan 探针法，探针含有报告基团，PCR 扩增时，Taq 酶将探针酶切降解，使报告荧光基团和淬灭荧光基团分离，从而发出荧光进行检测。

（3）原位 PCR（in situ PCR）是在细胞（或组织）切片中进行的聚合酶链反应，具有定位功能。将标记好的核苷酸或引物加到 PCR 反应液中，随着扩增，标记物直接掺入 PCR 产物中，然后用放射自显影、免疫化学或荧光检测技术对靶核酸分子进行定位及检测。

（4）降落 PCR（touchdown PCR）这种技术主要用于 PCR 条件的优化。原理是首先在较高的温度下扩增，提高特异性；再通过逐级降低退火温度，扩增目的基因。这样虽然会增加部分非特异性扩增，但高温退火条件下特异的扩增产物已达到数量优势，对非特异性扩增产生强烈的竞争抑制，从而提高 PCR 的特异性和效率。目前这一技术已经大量地进入临床应用。

除了上述的 PCR 技术之外，还有巢式 PCR（Nested PCR）、免疫 PCR（immuno PCR）、多重 PCR（multiplex PCR）、反向 PCR（reverse PCR）、不对称 PCR（asymmetric PCR）等多种 PCR 技术。这些技术可以根据研究目的及材料设备条件的不同而进行选择运用。

2. DNA 自动测序技术

DNA 自动测序技术测定 DNA 碱基序列是研究基因结构和功能的基础。从 1977 年第一代 Sanger DNA 测序技术（Sanger 法）问世以来，测序技术已取得了飞速发展，已从第一代测序技术发展到第四代测序技术，从第一代到第三代乃至第四代，测序读长趋势从长到短，再从短到长。第一代测序技术准确性高达 99.999%，测序读取长度可达 1000bp，但是其测序成本高、通量低，严重影响了其大规模的应用。通过改进后，出现了第二代测序技术，在降低成本的同时，大幅提高了测序速度及准确性，例如以 Roche 公司 454 技术、illumina 公司 Solexa、Hiseq 技术和 ABI 公司 Solid 技术等为代表的二代测序技术。近年来出现了以 PacBio 公司 SMRT 和 Oxford Nanopore Technologies 公司开发的纳米孔单分子测序技术为代表的第三代测序技术，与前两代技术相比，最大的特点就是单分子测序，测序过程无需进行 PCR 扩增，有效避免因 PCR 扩增偏向性而导致的系统错误。

DNA 自动测序技术的快速发展使得测序的精准度和可测片段的长度均有极大地提高，借此可以鉴定新的 cDNA 克隆、基因是否突变以及基因的多态性等，无论对基础研究或是临床研究均有重要帮助。

（三）核酸杂交技术

核酸杂交技术是用于检测特定 DNA 或 RNA 分子序列即靶序列的技术，主要涉及基因鉴定、酶切图谱制作、基因突变分析以及疾病诊断等方面。

1. DNA 印迹杂交（Southern blot）

Southren blot 用于检测 DNA，其原理是将单链 DNA 点样于硝酸纤维素膜或尼龙膜上，与之同源互补的核酸片段在合适的条件下经退火或杂交形成同种或异种双链分子。主要用于特定核酸片段的定位、定性或定量检测，以判断基因的同源性。

2. RNA 印迹杂交（Northern blot）

与 Southern 印迹相对应，这是一种将琼脂糖凝胶中的 RNA 转印至纤维膜上，然后通过与 Southern 印迹相似的步骤，鉴定特异 RNA 分子的含量及大小。

3. 原位杂交

原位杂交是指在组织切片或细胞形态条件下，用已知序列核酸作为探针进行原位杂交、显影和分析，不需要提取核酸，对组织或细胞中低含量的靶序列也具有极高的敏感性，可用于 DNA 或 RNA 分析。荧光原位杂交，是用荧光素直接标记探针，杂交反应后用荧光显微镜观察荧光，进行结果分析。利用该技术进行染色体 DNA 分析，可用于生物学研究的许多领域以及临床细胞遗传学研究。

除了上述常用的几种核酸杂交技术，还有斑点杂交、狭缝印迹以及夹心杂交等，都可根据实验目的、材料性质而选择运用。

二、细胞生物学研究

细胞生物学（Cell biology）是从不同层次研究细胞的结构、功能和各种生命规律的一门科学。下面从细胞生物学的学科特点及研究内容出发介绍细胞生物学相关实验技术。

（一）显微观察技术

观察细胞形态结构最常用的仪器就是各种类型的显微镜，因此掌握各种显微镜的使用技术是进行细胞生物学实验的最基本的技术。

常用的光学显微镜有普通光学显微镜、相差显微镜、荧光显微镜、共聚焦显微镜等。使用显微镜观察生物组织或细胞时，一般需要将观察物固定，常用的固定液有甲醇、甲醛、乙醇、醋酸、丙酮、苦味酸、重铬酸钾等；常用的混合固定液有 Bouin、Carnoy、Zenker固定液等。如果固定的是细胞，经染色后方可在显微镜下观察；若用荧光染料标记的样本，则通过荧光显微镜进行观察。常用的 DNA 荧光染料有联脒基苯吲哚（DAPI），碘化丙啶（propidium iodide，PI），Hoechst33258、33342 等；RNA 染料有噻唑橙、吖啶橙等；免疫荧光标记最常用的染料有异硫氰酸荧光素（fluorescein isothiocyanate，FITC）、藻红蛋白（PE）以及 Alexa Fluor 系列染料等。若固定的为生物组织，则还需石蜡或树脂等包埋剂包埋（embed），切片（section）后观察。常用的组织切片染液有苏木精（hematoxylin）和伊红（eosin），简称 HE 染色，还有更简单的 Giemsa 染色。

普通光学显微镜无法显示被观察物体的三维结构图像，而共聚焦激光扫描显微镜采用单色激光光源，对样品焦平面进行扫描，即可产生二维图像，相当于样品的光学横切面，通过改变焦平面即可得到一系列二维图像，图像信息经计算机系统进行叠加处理，可获得观察物的完整三维图像。共聚焦激光扫描显微镜多用于亚细胞结构与组分的定位和动态变化的研究。

为了看清和研究细胞内部结构，我们还需用倍数更大、分辨率更高的透射电子显微镜（transmission electron microscope，TEM）或扫描电子显微镜（Scanning electron microscope，SEM）等。透射电子显微镜可用来揭示被观察标本的二维结构的细微结构，例如细胞器的亚显微结构或超微结构。其电镜观察样本一般要经以下几个程序：取材、固定、脱水、渗透、包埋与聚合、切片、染色等。固定液通常为 2.5%戊二醛和锇酸，包埋剂常用环氧树脂，样品切片要求较高，厚度要求 50～100nm，再以醋酸双氧铀和柠檬酸铅染色。扫描电子显微镜主要是利用二次电子信号成像技术直接观察标本表面的三维结构。其原理是扫描电镜的电子束照射标本后产生二次电子成像，而二次电子产生的多少与样品的表面形貌以及标本的不同元素成分有关。SEM 的操作程序包括取材、固定、导电处理、脱水、临界点干燥以及镀膜等步骤。

随着计算机辅助技术、成像技术在显微镜技术中的应用，近年来又出现了纳米显微技术，其中包括扫描探针显微镜（scanning probe microscope，SPM）及原子力显微镜（atomic force microscope，AFM），这些可以直接观察和操纵单个原子，研究其化学与生物化学特性及作用过程。

（二）细胞培养技术

细胞培养是指细胞或组织在体外的生长与维持。细胞培养全程都需在无菌环境（超净工作台或生物安全柜）中进行，一切与细胞接触的培养基、试剂、器皿等也需灭菌。为了维持细胞的生长与增殖，适合的培养基十分重要。目前可供选择的基础培养基种类很多，常用的有 Eagle、RPMI-1640、DMEM、F12 等。为了细胞生长良好，还需添加一些天然的生物成分，其中最主要的是牛血清，因为它含有各种生长因子，可以促使细胞的贴壁和增殖。

为了某项特殊实验，有时需要进行原代培养（primary culture），即直接从动物或人体内取得细胞或组织进行首次培养。一般说来，来源于人体或动物的正常细胞，在体外的维持不超过30代，而来源于恶性肿瘤的细胞往往可在体外无限增殖。随着代数增加，细胞会发生分化而与来源细胞不同，因此，为了保持其原来特性，可将细胞长期冻存于液氮中。

（三）细胞增殖、分化与死亡研究技术

细胞增殖（proliferation）研究技术方法很多，主要包括间接观察DNA合成量和直接检测细胞代谢活性两种，前者主要采用^{3}H-TdR掺入法，后者主要为MTT实验、CCK-8实验、WST-1实验、集落形成试验（colony forming test）等。

细胞分化（Cell differentiation）是指细胞由未成熟至成熟，由多潜能向单一功能的渐进过程。从分化的角度看，癌细胞是一种分化异常的细胞，因此诱导分化被认为是肿瘤治疗的途径之一。目前已发现诸多的肿瘤细胞分化诱导物，例如环磷酸腺苷（AMP）及其衍生物、维甲酸、二甲基亚砜（DMSO）、神经营养因子（neurotrophic factor，NTF）甚至As_2O_3等，都具有一定的诱导肿瘤细胞分化的作用。

细胞死亡（cell death）是指细胞生命现象的终结。细胞死亡通常分两种形式，即细胞坏死（necrosis）和细胞凋亡（apoptosis）。一般认为细胞坏死是病理性死亡，而凋亡属于生理性死亡，是细胞为适应机体整体需要，并遵循自身的程序而凋零的过程，从本质上说是一种程序性细胞死亡（programmed cell death，PCD）。细胞凋亡的研究方法很多，最简单与直接观察细胞凋亡的方法是在光镜和电镜下观察细胞凋亡的形态，此外还有DNA ladder法、缺口末端标记法（terminal deoxynucleotidyl transferase mediated nick end labeling，TUNEL）、彗星电泳法（comet assay）以及流式细胞技术（flow cytometry，FCM）。

（四）细胞组分的分离技术

细胞由细胞膜、细胞核，以及各种细胞器如线粒体、溶酶体、高尔基体、微粒体等所构成，出于不同的实验目的，有时需要分离与显示不同类型的细胞以及它们的构成组分。其分离主要是根据各种组分大小、密度以及组成成分。通过差速离心（differential centrifugation）、密度梯度离心（density gradient centrifugation）、流式细胞技术（flow cytometry）、免疫磁珠（immunomagnetic beads）等方法可以分离不同的细胞组分，可根据不同的实验目的选择使用不同的方法。

（五）细胞工程技术

细胞工程（cell engineering）是将细胞生物学知识与生物工程学技术相结合而形成的一门新的学科领域。它主要通过细胞融合或拆分，核质交换或核移植，染色体或基因移植，再经由细胞培养和筛选，按照人们预先的设计，产生新的细胞，并最终用于生物工程、医疗实践，或进行更深层次的研究与开发。

例如，单克隆抗体技术常以小鼠的B淋巴细胞与骨髓瘤细胞杂交，既可无限繁殖，又可产生针对单一抗原决定簇的抗体的杂交瘤（hybridoma）。将这种杂交瘤移植于小鼠腹腔则可产生大量的腹水，从腹水中便可源源不断地提取所需要的单克隆抗体（monoclonal antibody）。

（六）细胞治疗

细胞治疗（cell therapy）是将体外培养的具有正常功能的细胞植入患者体内，或直接导入病变部位，代偿丢失或病变的细胞，以恢复已丧失功能的一种生物治疗方法。从理论上说，若采用基因工程技术将所培养的细胞进行体外修饰，然后再将其导入体内，则治疗的效果会更加良好。例如，将血管内皮生长因子（vascular endothelial growth factor）基因导入心肌干细胞，然后注入心肌梗死部位，则可以加速心肌细胞以及血管的再生。

组织工程技术是让培养的细胞按一定的支架增殖而形成三维结构的复合体，然后植入机体受损部位，恢复器官、组织的功能或部分功能的一种组织替代技术，并构成再生医学的重要基础，具有广阔的应用前景。

三、蛋白质功能研究

（一）电泳技术

电泳技术包括SDS-PAGE技术、双向凝胶电泳技术（two dimensional gel electrophoresis，2-DE）、差异凝胶电泳（DIGE）和毛细管电泳（capillary electrophoresis，CE）。近年来，MALDI-TOF技术（matrix-assisted laser desorption ionization-time-of-flight spectrometry）的应用，提高了蛋白分离鉴定的准确率。其原理是当蛋白质解析成多肽后，经激光爆破成为带有单种电荷离子化的多肽，不同质量/电荷比值多肽离子飞行时间不同，从而达到分离鉴定的目的，并可以测定蛋白分子量。

（二）免疫印迹

免疫印迹又称western blotting，是一种蛋白质转移技术，即将经SDS-PAGE分离后的蛋白质再转移至硝酸纤维纸或尼龙膜上，当抗体与膜上的蛋白条带结合后，即可用酶联的二抗或生物素标记或胶体金标记的二抗等进行作用，最后以发色底物显色。免疫印迹技术主要用来检测样品中的特异性蛋白质，同时，还可以进行半定量分析。同样，利用免疫学原理进行蛋白质相对分子量分析的方法还有免疫沉淀（immunoprecipitation）技术，是一种利用特异性抗体从细胞裂解物中分离目的蛋白质的方法。

（三）层析法

层析法也称色谱分析（chromatography），原理是蛋白质溶液（流动相）流经一个固态物质（固定相）时，由于蛋白质颗粒大小、电荷性质、净电荷数量以及亲和力的不同而呈有差别地流经固体相，最终将它们一一分开。层析法种类很多，最常用的是柱层析（column chromatography）、离子交换层析（ion exchange chromatography，IEC）和凝胶过滤层析（gel filtration chromatography，GFC）。

（四）蛋白质鉴定技术

目前常用的蛋白质鉴定技术主要是质谱（mass spectrometry，MS）技术，通过测定样品离子质荷比对蛋白质进行定性和定量研究。定量蛋白质学研究方法又可分为无标记（label free）定量蛋白组分析，同位素标记（iTRAQ/TMT）定量蛋白组学分析和SILAC（stable isotope labeling with amino acids in cell culture）定量蛋白组分析。另外，还可以进行蛋白质翻译后修饰的研究，包括磷酸化、乙酰化及糖基化蛋白组学的鉴定和分析。常用的质谱鉴定方法为液质联用方法，即LC-MS/MS，样本经蛋白酶裂解形成肽段后，经液相分离，进行一级质谱分析；随后根据质谱仪器特性及参数设置，进行二级质谱分析，碎裂离子根据荷质比不同进行鉴定，通过PD软件搜库分析，获得鉴定蛋白质的信息及定量信息。

（五）蛋白质结构分析和序列测定技术

蛋白质由氨基酸组成，氨基酸的排列是形成蛋白质的结构基础，但蛋白质是以独特的三维构象（three-dimensional conformation）形式存在的。这种结构的共同特征为多肽链的折叠（folding）。蛋白质的这些结构是与其特殊功能相联系的，尤其与独立的折叠单位，即结构域（domain）有密切关系，对蛋白质结构分析具有重要意义。常见的技术包括X射线衍射和核磁共振分光学技术。

（六）酵母双杂交技术

双杂交系统（two-hybrid system）是研究细胞内蛋白质相互作用的一项十分重要的技术，其主要原理是利用基因活化蛋白（gene activator protein）的调变性。这类蛋白可以与特异的DNA序列结合，又可激活基因的转录，并且这些活性还可由两个独立的蛋白质结构域来完成。在该系统中采用酵母细胞作为宿主菌株，故又称为酵母双杂交技术（yeast two-hybrid）。迄今双杂交技术已广泛用于细胞间信号转导、细胞代谢、细胞活动、细胞凋亡等方面的研究。

（七）荧光共振能量转移技术（fluorescence resonance energy tansfer，FRET）

其基本原理是两个荧光发色基团靠得足够近（小于10nm），处于激活状态的供体基团能够将本身的荧光传递到受体上，激活受体发射荧光。这种方法相当于一种“分子尺”，在免疫分析、生物大分子相互作用领域，尤其是在蛋白质—蛋白质相互作用领域有着广泛的应用。用荧光基团对研究的蛋白质进行标记，通过激发荧光供体释放能量，传递并激活受体，通过检测荧光来判断两种蛋白质之间是否存在相互作用。

（八）表面等离子共振技术（surface plasmon resonance，SPR）

该技术是目前一种新型的研究蛋白质之间直接相互作用的手段。SPR是一种敏感的表面分析技术，其主要原理是分子吸附在重金属表面上会引起介电常数发生变化，通过检测这种信号变化来分析两种物质之间是否存在相互作用。主要方法是通过将一种蛋白固定在金属膜上，含有另一种蛋白的溶液从芯片表面流过，如果两种蛋白质之间发生相互作用而结合，通过检测信号变化即可分析两种蛋白之间的结合能力。这种技术可以实时快捷地检测蛋白质与蛋白质之间、DNA与蛋白质之间、抗原—抗体、受体—配体以及药物—蛋白质之间的相互作用，并能分析计算出它们之间的结合能力或亲和常数，在生命科学、医药研究及药物筛选等领域具有广泛的应用。

四、组学研究

（一）基因组学实验技术

人类细胞的基因组包含核基因组（nuclear genome）和线粒体基因组（mitochondrial genome）。绘制所有基因的遗传图谱、物理图谱、转录图谱、分析核苷酸序列、进行基因定位以及功能分析，是基因组学的主要任务。目前基因组学已经衍生出很多相关分支，如药物基因组学、环境基因组学、肿瘤基因组学、免疫基因组学、中医症候基因组学等。

遗传连锁图（genetic linkage map），即以具有遗传多态性的标记为位标，以遗传学距离(genetic distance)为图距，将遗传重组所得到的基因线性排列在染色体上。它通过计算连锁的遗传标志之间的重组频率，从而可确定它们之间的相对距离，通常以分辨率厘摩（centi-morgan，cM）来表示，cM即每次减数分裂的重复频率为1%。当前多用单核苷酸多态性（single nucleotide polymorphism，SNP）分析来作图。

物理图谱是利用各种限制性内切酶将染色体切成片段，然后根据重叠序列确定各片段之间的连接顺序。各酶切位点之间的距离用碱基对表示（Kb或Mb），可计算出两个酶切位点之间的绝对距离。物理图谱的构建是基因组研究中重要的组成成分之一。

转录图是用表达序列标签（expressed sequence tag，EST）作为标记所制作的基因图，EST是通过从DNA文库中随机挑取克隆进行测序所获得的cDNA序列，长约300～500bp。迄今已揭示人基因组的EST达180万条以上。

（二）转录组学实验技术

转录组学（transcriptomics）是一门在整体水平上研究细胞中基因转录情况及转录调控规律的学科，是从RNA水平研究基因表达情况，揭示特定生物学过程中的分子机理。转录组是指一个活细胞所能转录出来的所有mRNA的总和，也称表达谱，是研究细胞表型和功能的一个重要手段。目前，转录组学研究技术主要包括两种：有抑制差减杂交技术、基于杂交技术的微阵列（microarray）技术、基因表达系列分析技术、大规模平行标签测序技术以及基于高通量测序技术的转录组测序技术。

（三）蛋白质组学实验技术

蛋白质组学（proteomics）是研究细胞、组织或生物体蛋白质组成及其变化规律的科学，揭示了基因活性的动态表达。目前，定量蛋白质组学在鉴定疾病相关蛋白，阐明疾病发病机制，发现新的早期诊断标志物及药物治疗靶点等领域发挥了越来越大的作用。

1. 蛋白质芯片

蛋白质芯片（protein chip）技术是基因芯片技术的延续与深入，主要致力于研究蛋白质功能、蛋白质在细胞中的作用以及健康与患病生物个体间的差异分析等。功能蛋白微阵列（functional protein microarray）分析是当前蛋白质组研究的关键，将蛋白质或多肽共价连接到固相支持物（如玻璃）上，使蛋白质分布均匀、背景一致，然后进行有机物包被。随后进行点样，点完样的载片通过蛋白质之间的相互作用可以和荧光标记的特异结合物结合，然后洗脱未反应的成分，此时检测灵敏度可达皮摩尔水平。蛋白质芯片的结果检测可以用酶标反应、荧光标记的抗体反应，但更多的是用质谱法检测。

2. 比较蛋白质组学研究技术（comparative proteomics）

也称差异蛋白质组学（differential proteomics），主要任务是比较健康与患病生物个体、细胞或组织中蛋白质的改变和这种改变的意义。研究内容涉及蛋白质的鉴定、修饰，包括乙酰化、磷酸化和糖基化，以及蛋白质功能的确定等。临床疾病研究中通常采用比较蛋白质组学方法，对正常组织及病变组织中蛋白质的种类和数量进行对比分析，发现与疾病相关的特异性蛋白，作为疾病早期诊断、治疗和预后的生物标志物，或是寻找有效的药物治疗靶标。目前，此研究领域已成为蛋白质组研究的重点和热点。

3. 生物信息学

生物信息学是20世纪80年代末产生的一门新型交叉学科，涉及数学、计算机、物理学和生物学等多门学科。研究重点是对生物学实验数据进行处理分析，如从研究核酸和蛋白质序列出发，分析序列中所包含的结构和功能等信息。生物信息学发展的基础是数据库的建立。随着测序技术和蛋白质谱技术的快速发展，生命科学研究进入了“后基因组学时代”，即以海量的多元组学数据为特征的大数据时代。基因组学、转录组学、蛋白质组学及代谢组学等平台的建设，促进了多组学信息库的丰富和发展，使科研工作者可以从生命的不同水平探索和解析病理状态下各种调控因子的改变。为阐明疾病的致病机制，寻找疾病的生物标志物、药物治疗靶点等提供了重要的途径和手段。在生物数据大爆发的时代，更需要利用生物信息学的分析方法，从海量的组学数据中，获得有效的生物学信息，从而推动科研和医疗的快速发展。

4. 代谢组学（metabolomics）

代谢组学是继基因组学和蛋白质组学之后发展起来的研究基因和蛋白调控的下游产物的一门科学。这些代谢产物一般是相对分子量在100k以内的小分子物质，对于维持机体正常功能和生长发育具有重要作用。通过代谢组学对生物体内所有代谢物进行定量分析，探找代谢物与疾病产生的内在关系。因代谢产物处于生命活动的调控终端，因而代谢组学研究与其他组学相比更接近于表型研究。代谢组学研究可以展示细胞、组织或器官的生理生化状态，协助阐明基因或蛋白的功能，揭示机体的代谢网络，有助于系统地认识生物体。色谱、质谱及核磁共振等技术及其组合已被广泛应用于代谢组学研究中，结合多元统计学分析，为寻找与疾病相关的代谢标志物及疾病的诊治提供科学依据。

五、表观遗传学研究

表观遗传学（epigenetics）是研究没有细胞核 DNA 序列改变的可遗传基因功能可逆改变的科学，如 DNA 的甲基化、组蛋白修饰、染色质重塑和非编码 RNA 调控等。基因表达调控既受控于 DNA 序列，又受制于表观遗传学信息。表观遗传学使人们对基因组的认识增加了一个新视角：对于基因组而言，不仅是基因序列包含遗传信息，基因位点的修饰也记载了遗传信息。

表观遗传学对“中心法则”有两方面的重要补充：哪些因素决定了基因的正常转录和翻译，核酸并不是存储遗传信息的唯一载体。表观遗传学研究内容主要包括两方面：一是基因选择性转录表达调控，包括 DNA 甲基化、组蛋白共价修饰、染色质重塑及基因印记等；二是基因转录后调控，包括基因组中 microRNA、反义 RNA 及内含子等。尤其是对 DNA 甲基化的研究，某些抑癌基因局部甲基化水平异常升高，在肿瘤的发生和发展过程中起到了不容忽视的作用。表观遗传学研究发现转录因子的修饰与肿瘤发生发展密切相关，检测关键基因的表观修饰情况，可进行肿瘤诊断。同时，表观遗传学改变在本质上具有可逆性，又为肿瘤的防治提供了新的策略和途径。因此，表观遗传学对人类生长发育、肿瘤发生以及遗传病的发病机制及其防治具有不可估量的作用和广阔的前景。

六、干细胞与再生医学研究

（一）干细胞研究

干细胞（stem cells）是一类在一定条件下可自我更新（self-renew），又可向某一胚层方向分化的增殖性细胞，因此不仅是研究细胞增殖、分化的好材料，更为人类再生医学（regenerative medicine）创造了必要的前提。近几年来，干细胞在再造器官和组织方面取得显著进展，目前实验研究成功构建出器官和组织所采用的技术主要有三种：

1. 利用自体器官或组织，通过去细胞过程，形成支架，然后将种子细胞种植。目前实验研究采取此项技术，已经成功实现了心脏、肺脏、肝脏和膀胱的再造。

2. 应用囊胚互补技术，将外源多潜能干细胞分化发育形成器官。目前实验研究采取此项技术，已经成功实现了胰腺和肾脏的再造。

3. 采用生物工程技术，结合外源多潜能干细胞，再造器官或组织。目前实验研究已经成功实现了气管、毛发和成骨细胞的再造。

干细胞培养的一般程序与一般细胞相同，最关键的技术问题是如何保持它们的无限繁殖特性以及如何调控它们的定向分化。

（二）再生医学研究

再生医学是由生命科学、材料科学、工程学计算机技术等多学科交融发展起来的一门新兴科学，是人类医学发展的一次飞跃。所谓再生医学，是指利用生物学、工程学的理论方法，构建新的组织与器官，促进机体自我修复与再生，替代受损组织和器官的医学技术。再生医学的核心和终极目标就是通过修复或再生各种组织和器官，解决因疾病、创伤、衰老或遗传因素造成的组织器官缺损和功能障碍。

七、系统生物学研究

根据胡德的定义，系统生物学是研究一个生物系统中所有组成成分（基因、mRNA、蛋白质等）的构成，以及在特定条件下这些组成成分间的相互关系的科学。系统生物学有别于基因组学、蛋白质组学等各种“组学”，不仅仅关注个别的基因和蛋白质，而且研究所有基因、蛋白、代谢物等所有组分之间的相互关系。基本工作流程包括四个阶段：①了解和确定某一生物系统的所有组分，描绘系统的结构，包括基因相互作用网络和代谢网络途径，以及细胞内和细胞间的作用机理，建立一个初步的系统模型；②系统地改变被研究对象的内部组成成分（如基因突变）或外部生长条件，观测系统组分或结构所发生的相应变化，包括基因表达、蛋白质表达和相互作用、代谢途径等变化，并对相关信息进行整合；③通过实验得到的数据与根据模型预测的情况进行比较，并对初始模型进行修订；④根据修正后的模型的预测，实施新的设定，产生新的系统状态，重复实验第二、三步，不断地通过实验数据对模型进行修正和精炼。系统生物学的最终目标就是获得一个理想的模型，使其理论预测能够解释生物系统的复杂现象，进而推出生命系统更有普遍意义的本质规律。系统生物学涉及生命科学、信息科学、数学、计算机科学等各种学科，在生物信息基础上建立物理、数学模型，最终通过建立模型与实验相结合的研究手段阐明生命现象的本质规律。

八、动物学研究

分子生物学、细胞生物学以及近年来发展起来的基因组学和蛋白质组学等在研究各种生命现象，包括正常生理过程、疾病发生机制，以及开创新的生物研究领域有着很大优越性，但在真实反映人体的各种生理和病理现象与过程方面，非动物实验莫属。使用动物替代人类进行各种实验和临床观察，如各种物理、化学、生物学因素对人体细胞、组织、器官、系统功能的影响、毒性作用，包括致畸、致癌、致突变作用、药物动力学观察、药品毒品鉴定、外科实践及手术效果等。因此，动物实验（animal experimentation）是从事医学科学研究不可或缺的重要工具。

根据医学科研的需要，应选择对实验目的敏感的动物，并达到一定的样本数，一般的实验都要用10只以上的动物；接着根据实验需要建立人类疾病模型。近年来，结合基因打靶技术已建立起500多种人类疾病的小鼠模型，包括心血管疾病、糖尿病、神经退行性疾病、癌症等的小鼠模型，为人类疾病发病机制研究以及寻找基因药物提供了极好的平台。

九、基因编辑研究

CRISPR（Clustered regularly interspaced short palindromic repeats）技术是一种基因编辑技术。CRISPR是细菌基因组上散在的重复序列，在细菌后天免疫防御系统中发挥重要作用。在噬菌体侵染细菌时，来自噬菌体的外源遗传物质整合到细菌CRISPR位点，这些整合的外源遗传物质被转录成短的CRISPR RNA（CRISPR-derived RNA，crRNA）。crRNA与tracrRNA（trans-activating RNA）通过碱基互补配对结合形成双链RNA，这个双链RNA导向靶基因并指导Cas9蛋白切断双链DNA。CRISPR/Cas9系统在原核生物中广泛存在，是细菌为应对病毒攻击而产生的一种获得性免疫防御机制。对CRISPR-Cas9系统的研究开始于20世纪80年代，Yoshizumi于1987年首次在大肠杆菌K12中发现短回文序列；1993年，Mojuca发现这种短回文序列存在于90%的古细菌和40%真细菌中，并将其命名为CRISPR；随后又发现其发挥免疫防御功能。随着研究发展，CRISPR-Cas发挥免疫功能的分子机制得到阐明。2012年，Doudna和Charpentier对酿脓链球菌的CRISPR-Cas9系统进行改造，使其具备了基因修饰的功能。2013年，张峰团队首次利用改造的CRISPR-Cas9系统分别在人类和小鼠细胞中完成了基因组定点编辑。

CRISPR靶向特异性是由两部分决定，一部分是RNA嵌合体与靶DNA之间的碱基配对；另一部分是Cas9蛋白和一个短DNA序列的特异结合，这个短DNA序列称为PAM（protospacer adjacent motif），通常位于靶DNA的3’末端。crRNA与Cas9结合，Cas9核酸酶的构象发生改变，使DNA更加容易结合。Cas9/crRNA能够识别PAM位点并导致DNA解旋，对其进行降解。如果crRNA与靶DNA不互补，Cas9将会被释放出来，重新寻找PAM位点。在利用CRISPR/Cas9进行基因编辑的过程中，通常将tracrRNA和crRNA融合成一条sgRNA，因此现在常用的CRISPR/Cas9系统只含有Cas9核酸酶和gRNA两部分，利用此系统可方便快捷地对任意基因进行敲除、敲入、定点突变等编辑。

肿瘤、遗传病等疾病一直是医学界的难题，CRISPR技术的出现无疑推动了利用基因治疗攻克这些疾病的进程。2016年，科研人员在杜氏肌营养不良症的小鼠模型中利用该技术敲除有缺陷的基因，成功治愈了小鼠的杜氏肌营养不良症，为此病的患者带来了希望。

十、数据处理分析

研究资料的整理与分析一般是研究工作最后一个阶段的内容，将在研究实施过程中收集到的资料、信息通过研究方案中既定的方法、技术予以处理、分析，以明确拟研究的参数或检验事先的假设。

研究获得的数据资料分为定量资料、定性资料两大类，依据资料特征与研究目的选择相应的统计分析方法，可以准确地呈现数据中的规律，并通过组间比较推断来自不同总体之间的资料是否具有某种关系。

定量资料的统计描述方法有统计表、统计图、统计指标。定量资料的统计学推断包括区间估计和假设检验两个方面。①如果变量满足正态分布，则可以通过点值估计、区间估计的方法了解分布参数所在位置。②不同分组之间进行结局变量的对比，结局变量服从正态分布时选用 t 检验、Z 检验或方差分析，结局变量不服从正态分布时可选用基于秩次的非参数检验，最常用的是秩和检验。③如果研究者关心的是两个或两个以上变量的关系，且这些变量是等级变量或定量变量，则需要用到相关分析、回归分析。

定性资料的统计描述也是借助统计表、统计图、统计指标这三个手段。定性资料的统计推断主要是根据结局变量的类别不同来区分：①如果结局变量是二分类或无序分类，一般用 x^2 检验。②如果结局变量是有序分类变量，对于研究者关心各组的等级水平孰高孰低，就需用秩和检验；对于研究者仅关心各类别结局的分布模式有无异同，就采用 x^2 检验。③如果研究两个有序分类变量的关联关系，则可以用秩相关分析、一致性分析等方法；如果研究两个二分类变量或两个无序分类变量的关联关系，可以用关联分析，关联强度用列联系数（contingency coefficient）来体现。有时分组变量是有序的而结局变量是二分类的，例如 3 个不同吸烟剂量高、中、低暴露下肺癌发病率的研究，需用趋势 x^2 检验。

常用的数据分析软件有 SAS、SPSS、Stata statistic、Minitab、Epi info 等。数据管理软件一般具备简单的数据分析功能，可满足描述性统计的需要。数据分析软件也具有一定的数据管理功能。在实际工作中，只要熟练掌握一种数据管理软件和数据分析软件，即可满足绝大多数研究数据的管理与分析需要。

第二节　临床医学研究

一、临床医学研究的定义

临床医学研究是指医疗卫生机构开展的涉及人的药品（含试验药物）、医疗器械（含体外诊断试剂），以及人体医学科学的研究等。临床医学研究以人类疾病的诊断、治疗和病因为主要研究内容，以患者为主要研究对象，以医疗单位和医学研究机构为主要研究基地，通常是由医学专业人员实施药物、医疗器械的研究。但是研究的结果评定则需要临床医学、临床流行病学、统计学、医学科研管理学等多学科人员共同参与、组织、实施。

二、临床医学研究遵循的原则

人体临床研究的基本原则，包括伦理性原则、科学性原则与各国现行法律法规。

（一）伦理原则

为了确保药物的疗效和安全性，任何一种新药在被广泛应用到临床之前，必须在人体（患者或健康志愿者）开展临床试验。因此，必须遵循伦理道德，把保护受试者的权益、保障受试者的安全作为首要原则。国际上具有普遍性指导意义的是《赫尔辛基宣言》，其核心内容是公正、尊重人格，力求使受试者最大程度受益和尽可能地避免伤害。1978年，美国国家保护生物医学和行为研究人类受试者委员会发表了《贝尔蒙报告》，明确提出了人体研究的三个基本伦理原则：对受试者尊重、不伤害/有利和公正。

（二）科学原则

为了保证临床研究结果真实、准确、可靠，任何以人体为研究对象的临床试验必须遵循科学性原则。

（三）法律法规原则

法律法规是为了保障临床试验在人体实施时对受试者个体有法律和法规的保护。中国的相关法规有《中华人民共和国科学技术进步法》《中华人民共和国执业医师法》《中华人民共和国药品管理法》《医疗机构管理条例》《加强医疗卫生行风建设"九不准"》等。此外，涉及药物临床试验研究还有《药物临床试验质量管理规范》，用以保证试验过程规范，结果科学可靠。我国还有《中华人民共和国药品管理法实施条例》《药品注册管理办法》《药物临床试验机构资格认定办法（试行）》《药物研究监督管理办法（试行）》等，以及若干技术指导原则、指南等药物临床试验的法律法规。涉及医疗器械临床研究有《医疗器械监督管理条例》《医疗器械临床评价技术指导原则》等。

三、临床医学研究的科学设计

（一）药物临床试验设计

药物临床试验（Clinical trial）是在人体（患者或健康人）进行的药物系统性、研究性的试验。药品作为特殊的"商品"，各国对其均有严格的特殊管理法律、法规。国际通用的药物临床试验分为Ⅰ、Ⅱ、Ⅲ、Ⅳ期4个阶段，每期试验都不能颠倒次序。未曾在人体使用的新药，在国家批准临床应用（上市）前，必须进行Ⅰ、Ⅱ、Ⅲ期临床试验；批准上市后，可进行Ⅳ期临床试验。这种临床试验分期研究，采取分级、分阶段循序渐进的方法进行，是为了把试验研究对人体的损害降到最低，及时发现药物对人类的不良反应或严重不良反应，在早期终止试验或修正研究方法。

1. Ⅰ期临床试验

这一阶段将新药第一次用于人体来研究新药的性质，进行初步的临床药理学及人体安全性评价试验，观察人体对于新药的耐受程度和药代动力学，为制订给药方案提供依据。药代动力学的研究是Ⅰ期临床试验的重要内容，需要医学、药学等特殊的专业技术人员完成此项研究。新药首次用于人体的Ⅰ期临床试验的安全性尤其重要，首次应用的新药的药物剂量、给药方法和途径及药物本身的特殊性等，在临床研究进行前应慎之又慎地考虑。

2.Ⅱ期临床试验

这一阶段将药物用于少数患者志愿者，重新评价药物的药代动力学及吸收排泄情况，即新药治疗作用的临床初步评价阶段，一般采用随机盲法对照试验。目的是初步评价新药对目标适应证患者的有效性和安全性，同时也为Ⅲ期临床试验研究方案的设计和给药剂量方案的确定提供依据。

3.Ⅲ期临床试验

这一阶段将新药更大范围地应用于患者志愿者，并实施多中心临床试验，进一步确定新药的有效性和安全性，即新药治疗作用的确证阶段。此阶段一般采用具有足够样本量的随机化盲法对照试验。目的是在确证新药的治疗效果和安全性的基础上，评价新药的利益与风险，为药物注册提供依据。

4.Ⅳ期临床试验

新药上市后的临床研究（post-marketing study），是新药上市后申请人进行的应用研究阶段。有些国家、地区法规要求新药上市后，在一定的年限内，需要向本国的卫生药监管理部门提供新药临床应用的疗效和不良反应情况，评价新药在普通或者特殊人群中使用的利益与风险关系，以及改进给药剂量等。

5.0期试验

近年来提出了0期临床试验，希望能将新近研发的药物从实验室快速进入临床，尽早排除无效药物，减少药物的开发时间和资金投入。0期临床试验实际是药物的微剂量临床试验，是在短时间内（一周）对少数受试志愿者（通常少于15人）进行微剂量的药物分子给药，以分析药物在人体内的吸收、分布代谢和排泄数据。美国食品药品监督管理局和欧洲药物管理局将微剂量定义为预期药理剂量的百分之一或100微克，取其中较小者。微剂量试验并不能提供药物的安全性、毒理学和有效性数据，所以尚不能完全取代传统的Ⅰ期试验。

（二）药物临床试验方案的设计原则

制订完善的试验方案是临床试验的重要任务之一。整个临床试验涉及的相关问题都将写入试验方案当中，必须包括描述试验的背景、理论基础和目的，包括试验设计、方法和组织，包括统计学考虑、试验执行和完成的条件。所有参与临床试验的受试者、研究者、申办者等均以该试验方案为研究核心完成试验。任何的临床试验（Ⅰ～Ⅳ期），无论研究的对象是少的人群、还是大规模的临床试验，无话是健康人、还是患者，均需按照临床试验方案进行。

试验方案包括以下内容：

（1）试验题目；

（2）试验目的，试验背景，临床前研究中有临床意义的发现和与该试验有关的临床试验结果、已知对人体的可能危险与受益，以及试验药物存在人种差异的可能；

（3）申办者的名称和地址，进行试验的场所，研究者的姓名、资格和地址；

（4）试验设计的类型，随机化分组方法及设盲的水平；

（5）受试者的入选标准、排除标准和剔除标准，选择受试者的步骤，受试者分配的方法；

（6）根据统计学原理计算要达到试验预期目的所需的病例数；

（7）试验用药品的剂型、剂量、给药途径、给药方法、给药次数疗程和有关合并用药的规定，以及对包装和标签的说明；

（8）拟进行临床和实验室检查的项目测定的次数和药代动力学分析等；

（9）试验用药品的登记与使用记录递送、分发方式及储藏条件；

（10）临床观察、随访和保证受试者依从性的措施；

（11）中止临床试验的标准，结束临床试验的规定；

（12）疗效评定标准，包括评定参数的方法、观察时间、记录与分析；

（13）受试者的编码、随机数字表及 CRF 的保存手续；

（14）不良事件的记录要求和严重不良事件的报告方法、处理措施、随访的方式、时间和转归；

（15）试验用药品编码的建立和保存，揭盲方法和紧急情况下破盲的规定；

（16）统计分析计划，统计分析数据集的定义和选择；

（17）数据管理和数据可溯源性的规定；

（18）临床试验的质量控制与质量保证；

（19）试验相关的伦理学；

（20）临床试验预期的进度和完成日期；

（21）试验结束后的随访和医疗措施；

（22）各方承担的职责及其他有关规定；

（23）参考文献。

（三）试验设计的相关重要问题

临床试验的研究对象是人，而人体是复杂的，特别是Ⅱ期以上的临床试验，由于涉及的研究区域广，季节与天气的变化，各地受试人员的差异，研究者的临床水平和经验等不尽相同，同时试验周期往往又比较长等，会造成收集研究资料或得出研究结果的错误。为了避免这些错误，临床试验设计时应遵循统计学的原则，将会影响研究结果的原则问题纳入试验方案。

1. 随机化是指临床试验中的受试者有同等的机会，分配到试验组或对照组，避免受试者分组时可能导致的偏倚。这种分组不受研究者或受试者主观意愿的影响，可以保障各研究组影响因素分布趋于相同或相似。

2. 设立对照组，对照组与试验组的非试验因素应尽量保持一致。临床试验中常用的对照方法有阳性对照，或安慰剂对照。阳性对照是采用现有公认的、并且已知有较好疗效的同类药物作对照。安慰剂是一种无药理作用的物质，无试验药物的成分，但其外观、大小、颜色、剂型、形状、口味等与试验药完全一致，不能被研究者或受试者识别，可避免研究者和受试者对于试验产生心理偏倚，有助于分析试验药物疗效、不良反应的真实性。

3. 确定样本量是指人体临床试验中观察受试对象的数量。样本量并不是越大越好，要根据研究目的，确保样本量能保证试验的统计检验，能发现试验组间差异和关联结果。样本量的估算包括试验设计的类型、主要指标的性质、意义的差值、检验统计量、检验假设Ⅰ、Ⅱ类错误的概率等。

4. 盲法是避免临床试验结果出现主观偏倚的措施之一，分为双盲、单盲和非盲。双盲指受试者和研究者均不清楚受试者的分组情况；单盲指受试者不清楚自己的分组情况，但研究者却清楚；非盲即不设盲。试验条件许可应尽可能采用双盲试验，双盲不可行则优先考虑单盲试验。盲法原则应自始至终地贯穿于整个试验之中。

5. 多中心试验指多个单位（中心）的研究者合作，按同一个试验方案同时进行的临床试验。试验前对人员进行统一培训，试验过程要有监控措施。为避免在不同的实验室出现较大差异的检验结果，要求使用“中心实验室”统一进行检验。甚至有些结果的分析也需要用统一的“盲法”进行，以避免多因素对研究结果的干扰。

（四）医疗器械临床研究

医疗器械涉及制作器械的材料、理化、工艺等相关的复杂问题，所以在临床研究中要求临床评价的深度和广度、需要的数据类型和数据量应与产品的设计、关键技术、预期用途和风险程度相适应，也应与非临床研究的水平和程度相适应。临床评价应对产品的适用范围（如适用人群、适用部位、与人体接触方式、适应证、使用环境等）、使用方法、禁忌证、防范措施、警告等临床使用信息进行确认。注册申请人通过临床评价应得出以下结论：在正常使用条件下，产品可达到预期性能；与预期受益相比较，产品的风险可接受；产品的性能和安全性均可得到适当的证据支持。特别强调的是医疗器械所有利益相关方都有责任维护医疗器械的安全，包括卫生保健机构、临床医生、患者和生产商。

四、临床医学研究的组织实施与管理

（一）研究的组织实施

1. 完成试验设计、方案、药品及相关文件的准备

不同期别、类别、品种的试验方案涉及的各种临床试验的主要文件，包括病例报告表（Case report form，CRF）、知情同意书，试验的标准操作规程等，其设计、印刷或制订均应在试验开始前完成。药品按照试验设计包装。

2. 完成纸质 CRF 或电子（eCRF）的设计

国际协调会议（CH）对临床病历及病例报告表（CRF）的定义是：一种印刷的、可视的或者是电子版的文件，用于记录试验方案要求的每位受试者的所有信息。病历是临床试验数据采集记录的第一手资料，对临床试验数据采集记录的管理要求是及时、准确、完整、规范、真实。目前，越来越多的发达国家采纳电子 CRF（eCRF），使数据处理和统计的效率大大提高。

3. CRF 填写的要求

CRF 中的数据来自原始记录，并与原始记录一致。只有经授权的研究者才能将数据填入 CRF，并在每页签字确认。CRF 应采用试验编码代替受试者姓名。

4. CRF 的更正

只有经授权的研究者才能在 CRF 上更正，不允许监察员或申办者在 CRF 上更正。研究者的任何更正应当使原记录清晰可见并旁注解释，不能涂改原记录。

5. CRF 的审核

CRF 的审核由监察员完成，确认其填写正确、完整，任何更正后的数据与原始记录一致，并且原始记录没有任何修改。

6. CRF 的保存

CRF 由研究者、申办者各自保存一份。按照我国 GCP 的要求，CRF 至少保存至临床试验结束后 5 年。

7. 电子 CRF（eCRF）

获得授权的研究者根据原始记录或患者就诊病历填写 eCRF。eCRF 的审核由监察员完成，更改由获得授权的研究者完成。eCRF 与纸质 CRF 一同由研究者保存。

（二）选择资质合适的研究者

每一项临床试验都有一位研究总负责人，其他人员在其指导和协调之下进行工作，这位研究者称为主要研究者。主要研究者应具备的条件：在医疗机构中具有相应专业技术职务任职和行医资格，具有试验方案中所要求的专业知识和经验，对临床试验方法具有丰富经验或者能得到本单位有经验的研究者在学术上的指导，熟悉申办者所提供的与临床试验有关的资料与文献，有权支配参与该项试验的人员和使用该项试验所需的设备，有能力入选足够数量的受试者，有充分的时间参加临床试验。

（三）明确申办者的职责

申办者是发起一项临床试验，并对该试验的启动、管理、财务和监察负责的企业公司、代理研究机构或组织等。它在临床试验中的职责主要体现在以下几个方面：

1. 临床试验开始前申请选择临床试验医疗机构和主要研究者，提供研究者手册，提供试验药物，制订试验方案。

2. 临床试验进行中监察或稽查临床试验。

3. 临床试验结束后，申办者负责向国家卫生健康委员会及药监管理部门递交试验的总结报告，保存临床试验资料至试验药物被批准上市后5年。

（四）临床试验的参与人员培训

临床试验参与的人员包括受试者、研究者、申办者等，研究团队不仅应包括临床医学、药理学、药学、生物学、生物统计学等专业人员，还应包括管理和文档管理等人员。专业技术性试验要求研究团队经常性地参加培训，接受监督检查，试验行为规范化等。

（五）标准操作规程的制订

标准操作规程（Standard operating procedure，SOP）是为有效地实施和完成某一临床试验中每项工作所拟定的标准和详细的书面规程。制订SOP的目的在于实施，因此SOP在试验中不宜随便修改。参与临床试验的所有人员必须熟悉SOP，经过培训后方可上岗。SOP的内容应符合我国药物临床试验管理规范（Good clinical practice，GCP）、其他法律法规及药物研究技术指导原则，符合国际通用的准则和指导原则，符合本专业、本领域的科学性原则。所有类型的SOP应采用统一的格式进行规范，便于查阅检索和管理。

（六）试验的管理

1. GCP法规实施管理对于临床试验的管理

实施GCP的理念是全球各国的共识。20世纪60年代震惊世界的“反应停”药物导致产生“海豹肢畸形”事件后，1970年美国制定并公布了全球第一部药物临床试验管理规范——《药物临床试验技术指导手册——完善和良好的对照试验》。

GCP实施强调的是临床试验全过程的质量管理，包括相关临床试验的设计、组织、实施、监察、稽查、记录、分析和报告的规范标准。这些标准保证了试验结果的准确、可靠，使受试者的权利、整体性和隐私权受到保护。在我国，国家卫生科技、药物监管部门负责监督医疗单位必须进行合乎GCP规范的临床试验，促使我国药物临床试验研究逐步达到国际新药研发的统一标准。

2. 临床试验对实验室的要求

临床试验对于实验室的要求包括质量要求、法规要求、检测能力要求、能满足各类设计试验的特殊要求等，以保证实验室数据真实、可靠、可用。提高实验室的国际可信度，拥有良好的实验室管理体系和资质，有助于取得申办者/药厂对实验室检测能力的信任。

五、临床试验中的实验室研究

（一）一般的实验室研究

一般的实验室研究也就是指基本的人体体液常规检测。主要包括：临床血液学检验、临床体液检验、临床化学检验、临床免疫学检验等内容，其检测结果是临床试验结果的重要依据之一。

治疗药物监测（therapeutic drug monitoring，TDM）是临床药代动力学的一项重要内容，其工作可概括为：测定血液中的药物浓度，观察临床药效，根据药代动力学原理调整给药方案，使临床用药更加安全有效。

（二）临床药物基因组学/蛋白质/代谢组学研究

随着科技的进步，已经发现基因、蛋白质、代谢组的表达是有差异的，这是影响疾病治疗和药物效应个体差异的重要因素之一。这些不同的表达直接影响人体药物的吸收、分布、代谢、排泄等药代动力学过程。

1. 药物基因组学

药物基因组学研究从已知基因入手，通过对与药物起效、活化、排泄等过程相关的候选基因进行研究，来鉴定基因序列的变异，阐明在药物反应个体差异中起作用的、最终可能成为有功能意义的候选蛋白及其相关基因与基因家族，以及导致药物反应多态性的常见基因多态性。主要研究方法如下：

（1）选定要研究的可能与某个或多个药物疗效相关的候选基因或基因群；

（2）在临床前和临床试验中对药物疗效与该基因或基因群多态性的关系进行研究分析；

（3）完成人群中该基因或基因群多态性分布的统计学资料分析，指导临床合理用药；

（4）对疾病相关基因及其产物进行分类并与流行病学调研分析相结合，可为临床诊断、疾病防治提供重要线索；

（5）研究疾病易感基因与环境的相互作用。

药物基因组的研究不仅与药物在人体内药效学和毒理学研究相关，也与药物在体内的吸收、分布、运转、代谢和消除的动态变化规律相关。其中，药物代谢酶、药物转运蛋白、药物通路、药物靶点分子、致病基因的基因多态性都会直接或间接地影响个体对药物的反应，所以拓宽了药物基因组学的研究领域。

2. 药物蛋白质组学

药物蛋白质组学是指在临床前研究发现的新药、作用靶点、药物作用模式、毒理学研究等，在临床研究中进一步探索相关疾病特异性蛋白，并作为患者选择药物有效性的依据和临床试验的标志物。

主要研究内容是在疾病的预防、早期诊断和治疗等方面推进基础医学与临床医学的结合，包括：①临床样品储存与处理；②建立新方法，如蛋白质芯片、生物质谱、纳米技术等；③生物信息学工具的开发；④从临床组织样本发现和确认生物标记物；⑤以临床组织样本研究信号转导通路；⑥从临床组织样本发现和确认新的药物作用靶点；⑦将蛋白质组学技术用于新药研发过程包括指导新药的筛选、优化以及药物的临床前研究；⑧将蛋白质组学技术用于预后监控、治疗效果评价、药物毒性及药效学临床评价；⑨以蛋白质组学的研究思路开展临床试验；⑩以蛋白质组学的研究思路开展个体化治疗研究。

近年来，蛋白质组学技术在研究细胞的增殖分化、异常转化、肿瘤形成等方面进行了有力的探索，涉及白血病、乳腺癌、结肠癌、肺癌、神经细胞瘤等，鉴定了一批肿瘤相关蛋白，为肿瘤的早期诊断、药靶的发现、疗效判断和预后提供了重要依据。

（三）临床药代动力学

药物代谢动力学（pharmacokinetics）简称药代动力学，是定量研究药物（包括外来化学物质）在生物体内变化的规律，是研究药物在机体内吸收、分布、代谢和排泄规律的科学。它揭示了机体对药物的处置过程以及这些处置对药物疗效和毒性的影响，对新药的研发、指导临床安全、合理用药具有十分重要的意义。药代动力学研究内容还包括人体与药物间的相互作用，统称药物体内过程。

1. 药代动力学实验设计

（1）设计的一般考虑：受试者年龄、性别、体质、重量、健康状况、饮食、环境、遗传因素、昼夜规律、药物相互作用等因素都会影响药物的体内过程，在设计实验和确定受试者入组时，应尽量排除可能引起结果明显不同的对象参加试验。

（2）受试者例数：一般要求每个剂量组 8～12 例，生物等效性研究为 18～24 例。

（3）药物剂量与途径：根据Ⅰ期临床耐受性试验的结果，并参考动物药效学、药代动力学及毒理学试验的结果，以及经讨论后确定的拟在Ⅱ期临床试验时采用的治疗剂量推算。一般采用临床应用该类药物的最大剂量为本试验的最大剂量。同一受试者只能接受一个剂量试验，不得参加剂量递增和累积试验。

（4）试验条件：所有受试者必须在相同的试验条件下进行试验。对试验期间的食物类型、体力活动的程度和强度等能明显影响药物吸收过程的因素应严格控制，禁服茶、咖啡及其他含咖啡和醇类饮料，并禁止吸烟。

（5）生物标本及采集：包括采集血液、尿液、粪便及可能排泄途径的样品。完整的血药浓度—时间曲线，应至少包括药物的吸收相（2～3 个采样点）、分布相（3 个采样点）、消除相（3～5 个采样点）等，一般不少于 11～12 个采样点。采样时间应有 3～5 个消除半衰期，或采样持续到血药浓度为 Cm 的 1/10～1/20；尿液、粪液应按时间段定时收集。可参考动物的药物动力学试验结果。

（6）药代动力学参数的估算和评价：使用被认可的药代动力学软件，如 WinNonlin 等，选择科学合理的数据处理及统计方法，计算得到主要药代动力学参数，包括 AUC、$T_{1/2}$、Cmax、Tmax、Vd、Kel、TBCL 等。

2. 药代动力学参数计算及其临床意义

（1）峰浓度（Cmax）和达峰时间（Tmax）：指血管外给药后药物在血液中的最高浓度值及其出现的时间，分别代表药物吸收的程度和速度，一般采用药时曲线上的实测值。临床应用的控释、缓释、速释和透皮吸收贴剂通过控制药物释放达到控制 Cmax 和 Tmax，从而产生理想的治疗效果。

（2）半衰期（half life，$T_{1/2}$）：半衰期指药物在体内消除半量所需要的时间，其计算公式为$T_{1/2}=0.693/Kel$（Kel 为消除速率常数）。

$T_{1/2}$的临床意义：①反映药物自体内消除（生物转化和排泄）的快慢程度，一次用药后经过 4～6 个 $T_{1/2}$，体内药量消除 93.5%～98.4%；②按 $T_{1/2}$的长短不同可分为短效（1～4 小时）、中效(4～8 小时)、长效（8～24 小时）和超长效（>24 小时），是临床确定给药次数和间隔的重要依据之一；③反映消除器官的功能（肝脏的生物转化和肾的排泄），可通过测定患者的肝肾功能调整临床给药方案。

（3）血药浓度—时间曲线下面积（area under the curve，AUC）。血药浓度对时间作图后所得的曲线下面积，可用梯形法和样条函数法计算。该参数是计算生物利用度和其他动力学参数的重要基础。

（4）生物利用度（bioavailability，F）。生物利用度是指药物经血管外给药后，药物被吸收进入血液循环的速度和相对量。它是评价药物吸收程度的重要指标，包括绝对生物利用度和相对生物利用度，可分别用下公式表示：

绝对生物利用度：$F=\frac{AUC（血管外）}{AUC（静脉）}\times\frac{Dose（静脉）}{Dose（血管外）}\times100\%$；

相对生物利用度：$F=\frac{AUC（被试制剂）}{AUC（参比制剂）}\times\frac{Dose（参比制剂）}{Dose（被试制剂）}\times100\%$。

（5）表观分布容积（apparent volume of distribution，Vd）。表观分布容积是假定药物均匀地分布在各组织和体液中，其浓度与血浆中相同时所占有的体液体积，其单位为 L 或 L/kg。该参数本身不代表真实的容积，因此无直接的生理学意义，主要反映药物在体内分布的广泛程度和与组织的结合程度。公式表示如下：

$$Vd=\frac{Dose}{AUC\times Ke}。$$

（6）体内总清除率（total body clearance，TBCL）。指单位时间内，从体内清除的药物的表观分布容积数，其单位为 L/h 或 L/（h·kg），是肝清除率、肾清除率和其他消除途径清除率的总和。公式表示如下：

$$Cltotal=\frac{F\times Dose}{AUC}。$$

3. 常用血药浓度测定方法

对于生物样品中微量药物的定量分析，目前常用的有以下几种方法：

（1）光学法

紫外-可见吸收光谱法（ultraviolet-visible absorption spectrometry，UV-VIS）和荧光发射光谱法（fluorescence emission spectrophotometry，FL），适用于检测有紫外吸收或荧光特性的化合物，但抗干扰能力弱、检测灵敏度不高。

（2）色谱法

薄层色谱法（thin layer chromatography，TLC）、高效液相色谱法（high performance liquid chromatography，HPLC）、气相色谱法（gas chromatography，GC）、气相色谱-质谱联用法（gas chromatography-mass spectrometry，GC-MS）和液相色谱-质谱联用法（liquid chromatography-mass spectrometry，LC-MS）等，这些方法适用于绝大多数药物的分析测定。

（3）免疫学方法

放射免疫分析法（radio immunoassay，RIA）、酶免疫分析法（enzyme immunoassay，EIA）、荧光免疫分析法（fluorescence immunoassay，FIA）等，这些方法多用于蛋白质多肽类药物检测。

（4）放射性同位素标记法（radioisotopic method）

目前常用的同位素标记有^{3}H、^{14}C、^{125}I，这些方法主要用于药物在体内的分布和排泄研究，阐明药物在体内的去向。

（5）微生物学法（micro biological analysis）

主要用于抗生素类药物的测定。

在上述的几种分析方法中，生物样品的分析一般首选色谱法，如 HPLC、GC 或 LC-MS、GC-MS 法。这类方法一般都能适应临床药代动力学研究的需要，约 90%的药物浓度测定可以用色谱法来完成。

六、临床医学研究的数据管理与处理

临床医学研究数据管理的主要目标是及时获取正确、有效的数据，使之符合统计分析与报告的要求。

（一）临床医学研究的数据来源与采集

临床医学研究中的数据主要来自受试者医疗病历文件，包括主诉、生命体征、体格检查、不良事件、实验室检查、特殊检查等。

1. 受试者主诉指受试者主动向研究医师告知的内容和就诊最主要的原因，是对原发疾病或服药后的自身感受的说明。

2. 生命体征和体格检查及记录，由具有相应资质的临床医生，按照试验方案的要求完成。在随诊时记录阳性体征的变化，并签字确认。在原始记录或就诊病历上详细记录阳性体征出现的时间、部位、大小、性质，对于重要的阴性体征也需要详细记录。

3. 不良事件（adverse event，AE）是指研究中（如用药后）出现的任何不良症状、异常体征及异常化验结果。不良事件的记录由具有资质的临床医生完成。

4. 严重不良事件（serious adverse event，SAE）是指导致死亡，危及生命，需要住院治疗或延长住院时间，导致永久或显著的残疾或功能丧失，导致先天畸形或出生缺陷。临床研究中从试验开始到试验结束，发生的任何严重不良事件，应立即对受试者采取医疗措施，并及时在 24 小时内报告药品监督管理部门、卫生行政部门、申办者和伦理委员会。必要时修改试验方案，甚至终止试验。

5. 特殊检查在不同专业会有不同专业特点的检查，如心脏冠状动脉性疾病有时需要行冠状动脉血管造影检查，胃肠道疾病需要行胃镜或肠镜检查等，这些检查结果将作为重要的药物疗效与安全性的评价指标。

6. 临床医学研究的实验室检查应在具有资质或经过认证的实验室进行。每项检查应开具检查单，注明试验名称、申办者、研究者，受试者姓名及入组号、性别、年龄、检查项目、采集时间及送检时间。实验室检查应在规定时间内完成，报告由具有资质的人员签发。

7. 临床研究的数据由具有相应资质的人员与原始记录核实、记录并签字。研究医师在收到各类数据报告后，需核对受试者姓名、性别、年龄、检查时间、检查内容等信息，仔细阅读报告内容后，应在报告上签字及时间确认。

（二）数据的管理与处理

目前，临床试验的数据管理模式大多基于病例报告表（case report form，CRF）的数据采集。电子化数据采集与数据管理系统（electronic data capture，EDC）平台的开发和应用，将提高临床试验数据采集的准确性、缩短数据采集和管理时间，从而缩短研究进程和减少研究成本。

随着互联网和计算机技术的应用和普及，越来越多的临床研究采用电子数据采集技术，使得医学研究数据可以及时录入，实时审核，及时发现和纠正数据错误，优于纸质CRF。电子CRF的设计是临床试验电子数据采集系统的核心和关键，已成为新药临床试验中被认可的标准数据载体。我国临床研究监管部门也鼓励采用电子数据采集技术，但同时要求电子数据的采集、分析、交换、提交等环节必须满足一定的基本要求并符合操作规范。

近年来，随着研究的发展，大数据在临床医学研究中发挥着越来越大的作用，传统的统计学分析方法是通过对样本的分析，然后推断整体的趋势和规律，发现不同因素之间的因果关系，根据经验和实际情况进行有人参与的数据分析。大数据是以大量数据，甚至所有数据为基础计算分析，找出各个因素之间的相关关系（不是因果关系）和数据之间的规律。理论上大数据分析更精准，也可以弥补传统误差的缺陷，但是大数据分析会严重受到数据源的影响，准确度未必会高很多，也不一定能发现更多新规律。

临床试验最终是要解决临床诊断、治疗、预防疾病的问题。临床研究医师根据试验方案、试验目的对试验数据的临床意义进行解读和判定，对药物的安全性和有效性进行评价，从而更好地指导临床用药和治疗方案的确定。

第三节　预防医学研究

预防医学是以人群为对象，分析健康与疾病在人群中的分布，研究不同环境因素对人体健康的影响及疾病发生、发展和流行的规律；探讨改善和利用环境因素、改变不良行为生活方式、减少危险因素、合理利用卫生资源的策略与措施，以达到预防疾病、促进健康的目的。

一、预防医学研究方法的概述

预防医学中分设三级预防：一级预防（primary prevention）亦称病因预防，是针对致病因素采取的预防措施，使健康人免受致病因素的危害。其目的是防止疾病发生，对疾病发生的生理、心理和社会等有关因素加以综合研究，提出增进健康的预防措施。一级预防的内容主要包括改善环境措施和增进健康措施两方面；二级预防（secondary prevention）也就是临床前期预防，即在疾病的临床前期及时采取早期发现、早期诊断、早期治疗的“三早”预防措施；三级预防（tertiary prevention）即临床预防，对已患病的病人采取及时的、有效的治疗措施，防止病情恶化，预防并发症，防止病残，使之早日康复。

（一）宏观与微观相结合的研究方法

宏观思维研究方法是预防医学研究的基本方法。这些研究方法具有严格的设计、测量和评价标准，重点体现在观察和分析密切联系；对纳入样本的代表性、可比性以及对采集信息真实性有严格要求。

近年来，随着分子生物学技术的发展，核酸技术、蛋白质技术、酶学技术和生物芯片技术等已经被广泛应用于人体生物标本的检测，特别是慢性非传染性疾病的检测。分子流行病学是在人群流行病学研究中应用分子生物学理论与技术，从分子基因水平来探讨遗传危险因素与疾病发生的关系，阐述遗传与环境对疾病发生的作用及两者间的作用等。分子流行病学使流行病学传统的宏观研究与微观研究有机结合起来。例如对2型糖尿病易感基因的研究。随着全基因组关联研究（genome-wide association study，GWAS）技术的推出，目前已有40多个与2型糖尿病相关的位点被鉴定出来，但大多数的GWAS是在欧洲裔人群中进行的，而不同种族人群的遗传背景和环境因素存在种族差异。研究显示，中国人群中在CDKN2A/B、CDKAL1、IGF2BP2、NOTCH2和TCF7L2等多个基因区域鉴定出2型糖尿病相关的多态位点，但目前在易感基因研究中只能解释2型糖尿病约10%的遗传变异，具有遗传易感性的个体在如肥胖、高脂饮食、体力活动不足等环境因素的作用下，更易发生2型糖尿病。

（二）定量研究与定性研究相结合的研究方法

定量研究（quantitative research）也称为量化研究，是事物某方面量的规律性的科学研究，是将问题与现象用数量来表示，进而去分析和解释。定量研究设计的方法主要有观察法、调查法和实验法。

定性研究（qualitative research）也称为质的研究，一般认为定性研究是研究者本人，在自然情境下采用多种资料收集方法对社会现象进行整体性探究。研究者使用归纳法分析资料和形成理论，通过与研究对象的互动理解其行为意义和对事物的看法，然后在这一基础上建立假设和理论。

如在一项对上海市生态环境的调查中，研究者既需要了解每个家庭一个月的平均用水量，也需要了解家庭成员用水的观念，前者就可以使用定量的方法进行抽样调查，后者则可以采用定性研究的方法进行个人访谈、参与型或非参与型观察。

二、现况调查

（一）现况调查的概念

现况调查是研究特定时间与空间内人群中的有关变量与疾病或健康状况的关系。开展现况调查能掌握人群中疾病或健康的状态及分布特点，通常有以下几个方面的作用：

1. 探索和建立病因假设。一种新的疾病或健康状况变化时，其“病因”的探索必须从现况调查开始，从“事件”的分布入手，依据分布的一致性和差异性，进行逻辑推论并提出病因的假设。

2. 为拟定健康促进对策提供依据。一个地区的健康状况和相关问题的数据和信息可以通过现况调查获得，在分析中进一步找出重点问题、重点人群和应对方法即可提出较科学的对策和方案。

3. 开展二级疾病预防，早期诊断、早期治疗可以明显减轻疾病的危害。利用现况调查，在人群中开展大规模的疾病筛检，是早期发现患者的有效方法。

4. 评价防治工作效果。在大规模防治工作开展的前后作现况调查，根据患病率差别的比较，可以评价该防治措施的效果。

5. 开展主动性疾病监测。疾病监测是各级疾病控制中心的重要工作内容，除常规的监测内容外，对于一些重要的疾病和健康问题应当有针对性地收集资料，以便监测。

（二）现况调查的种类

1. 普查

普查是指对特定时间、特定范围人群的全面调查。特定时间应该较短，可以是1～2天或1～2周，大规模普查不宜超过2～3个月。如对社区40岁以上女性人群开展宫颈癌的普查，对矿工进行尘肺筛检，对石棉工进行石棉肺、肺癌的筛检。这种以发现某病的全部现患患者，特别是临床前期患者为目标的调查又被称为筛检。此外，当疾病发生暴发或流行时，通过普查可获得疾病分布更为完整的信息，有利于了解疾病流行的全貌。如某单位发生甲型流感疫情，对该单位进行普查可以掌握该单位全部的疾病病例，甚至包括轻型病例、隐型病例等。

2. 抽样调查

抽样调查是指调查某人群中一部分有代表性的样本人群，根据这种调查结果可估计出该人群某病的患病率或某些特征的情况。这是以小窥大、以样本估计总体的调查方法。

常用的抽样调查方法有四种：单纯随机抽样，指随机地从研究人群中抽取样本。这是最简单的随机抽样方法，可以使研究人群的每一个个体都有同等的机会被抽取出来。系统抽样，也称为机械抽样，是每隔一定数量单位（比例）按照一定顺序机械抽取样本的方法。其抽样的起点也必须是完全随机的。分层抽样，指先将欲调查的总体按不同特征，例如年龄、性别和疾病严重性等分成不同层次，然后在各层中做随机抽样。整群抽样，指从被调查的总体抽出有代表性的小群体（如城市的街道、某些住宅或某些特殊人群），然后对这些抽出群体的全部个体进行调查的方法。

（三）现况调查设计内容及研究步骤

1. 调查对象的选择

研究对象以研究目的而定。如果进行一般普查，研究设计比较简单，将对象人群全部纳入即可；如果进行抽样调查，设计就相对复杂，要求被纳入的对象具有被研究人群的代表性。从理论上讲，研究对象的代表性与研究质量相关，因此，研究对象的代表性越高越好。

2. 抽样调查的样本估计

样本大小主要取决于两个因素：①预期现患率或阳性率。阳性率或现患率高则样本数可少，否则需较大样本；②对调查结果精确性的要求。调查设计时，要求精确性越高，即容许误差越小，则样本越大，相反则小。

可以 $N=t_{\alpha}^{2}pq/d^{2}$ 公式计算样本大小。式中 N 为样本大小，p 为预期现患率或阳性率，$q=1-p$，t_{α} 为自由度无限大时的 t 值，$t_{0.05}=1.96\approx 2$，d 为容许误差，样本现患率或阳性率与总体的差异。

3. 调查方式和内容

现场调查的方式主要包括表格查询、口头询问、现场查看和样本检测等，应当根据调查的目的选用。

（1）资料查询：一些调查研究所需要的人口资料、疾病（健康事件）资料、环境暴露资料等可以通过资料检索、查询获得。

（2）询问：询问是现况调查非常重要的采集信息步骤，方式包括座谈访问、面对面问答和电话访问。询问对象包括患者、患者家属、同事、邻居、单位负责人等。

（3）查看现场：根据不同的健康问题，在调查中要有重点地查看相关环境状况，如饮食、饮用水、居住和劳动的条件，有关传播媒介与鼠类的孳生，家畜、家禽的饲养管理情况，以及危害物品暴露场所等情况。

（4）样本检验：根据调查目的，采集对象的生物样本（如血液、尿液、粪便等）和相关环境样本（如食品、水、空气、树叶、泥土等），进行检验和实验室分析。

调查内容与调查目的和调查对象紧密相关。调查内容是否正确、科学，决定了调查的成功与否。在设计调查内容时应当结合广泛的文献检索、研究小组讨论和专家咨询，设置的内容既要全面，又要精简扼要。调查内容主要包括诊断标准问题和调查表问题。

诊断标准一般采用国内外公认的标准（金标准）进行确定，如果还没有标准，也可采用同行协定标准。调查表一般包括三个部分：一般特征部分，疾病或健康相关特征部分，流行病学调查部分。

4. 资料的整理分析

现况调查数据的整理分析是非常重要的工作步骤，涉及以下内容：

（1）检查与核对原始资料。对资料的准确性、完整性进行检查，对于缺失的资料要及时填补、修正。

（2）分组归类。按设计所定的标准，将资料齐全的调查对象资料进行分组归类，记录相关数据，可采用 Excel 和 Epi Info 等软件进行数据录入和分组。

（3）“三间分布”描述。根据录入数据和分组情况，制作统计图表，将原始资料分组进行比较。根据调查指标的特点，可采用 t 检验、F 检验、x^2 检验等方法进行统计学分析；如果要进行多因素相关的统计分析，可采用 logistic 回归分析。

三、疾病筛检

（一）疾病筛检的概念

疾病筛检是指通过快速的筛检试验和相关的检测措施，在人群中发现和检出患者或感染者（或有疾病倾向者）。筛检试验阳性者必须进一步确诊。疾病筛检是公共卫生健康促进项目中被广泛应用的流行病学方法。

（二）疾病筛检设计内容及步骤

根据筛检具体的任务、目的、内容和对象不同可设计不同种类的筛检方法。

1. 人群筛检

人群筛检是指用一定筛检方法对人群进行筛检，找出其中患该病可能性较大的人，然后对其进一步诊断及治疗。如先用尿糖测定筛检出可疑糖尿病患者，再血糖测定以确诊。

2. 多级筛检

在人群筛检中，同时应用多种筛检方法进行筛检，可以同时筛检多种疾病。

3. 定期健康检查或目标筛检

对有某种暴露的人群（如铅作业工人）、高危人群、某一单位、某种职业人群定期进行健康检查，以早期发现患者，及时给予治疗。

4. 病例搜索或机会性筛检

筛检的对象局限于其他原因而找临床医师或卫生医师诊治或咨询的人，即临床医师或卫生医师对来诊者加用其他筛检方法，以发现与主诉无关的疾病。

筛检试验应选用高灵敏度、高特异性的筛选试验，并取得行政机构和卫生机构的支持；选择患病率较高的地区和人群进行疾病筛检，对筛检对象进行广泛的宣传教育。为保证筛检质量，必须开展工作人员培训，制定统一标准，对筛检结果进行整理、分析，报告疾病阳性率、早期患者检出率、受治率等。

四、生态学研究

生态学研究是以群体为观察和分析单位，描述不同人群中某因素暴露情况与疾病的频率，分析该因素与疾病关系的描述性研究方法。它与其他研究的区别是不以个体为观察和分析单位。

生态学研究的用途与现况研究近似，其主要的优点是：①可利用常规资料和现成资料，节省人力、物力和时间。②有些病因研究目前只能用生态学研究的方法，如空气污染与疾病的关系。③适于群体干预措施评价。④在研究初期可快速提供方向性信息。但由于无法控制混杂因素，收集信息多属于宏观数据，不能获得深入、细致的内容等，生态学研究的结果需要与进一步的描述性研究和分析性研究结果进行综合对比。

五、空间流行病学

空间流行病学是一门描述、定量和解释疾病在地理上分布变化的学科，是流行病学、生物学、气象学、地质学、土壤学、生物信息技术、环境卫生学等的交叉学科。

空间流行病学适于环境暴露与疾病（健康事件）的现象及规律研究。由于引入了地理信息系统（GIS）、遥感技术（RS）、全球定位系统（GPS）和贝叶斯模型的 MCMC 等新技术，使对相关问题的研究更加准确和深入。例如，在进行血吸虫病的流行规律研究时，空间流行病学资料整合病原学、生态学和社会学等多种因素，会使研究更加直观和生动。空间流行病学研究存在空间相关性偏倚、生态学偏倚、社会—经济混杂偏倚等问题，因此在实施空间流行病学研究时应仔细考虑这些偏倚问题，对研究结果慎重解释。

六、病例对照研究

（一）病例对照研究的特征

1. 定义

病例对照研究（case-control study）是选定患有某病的患者（病例组）与未患该病的人群（对照组），分别调查两组过去暴露于某个（或某些）危险因素的情况和程度，以判断某暴露危险因素与某病有无关联及其关联的程度大小的。

病例对照研究属于回顾性研究，是分析流行病学研究方法之一。这一方法主要有两个作用：其一是用于探索疾病的病因和危险因素；其二是在描述流行病学工作基础上，对形成的病因假设进行初步检验。

2. 特点

病例对照研究有以下 4 个基本特点：

（1）属于观察性研究方法。研究者不给被研究对象任何干预，也不会主动控制研究因素的变化，而只是客观地收集研究对象的过去暴露情况，这是分析流行病学的共有特点。

（2）研究中设立严格的对照。对照组是由未患所研究疾病的人组成，供病例组进行比较。

（3）观察方向是由果及因，其研究方向是回顾性的。在研究疾病与暴露因素的先后关系时，是先有结果，再根据结果的分布特征推论病因。

（4）不能确定暴露因素与疾病的因果关系。由于回顾性观察的限制，疾病和暴露因子之间只限于统计学上的关联，没有时间先后关联。因此，只能推测判断暴露与疾病是否有关联，而不能明确因果关系。

3. 用途

（1）广泛探索疾病的可疑危险因素。如在冠心病的病因研究中，可广泛地从机体内外诸多因素中筛选可疑的危险因素，包括家族遗传史、饮食、吸烟、饮酒、职业史、经济情况和居住地区等。

（2）初步检验病因假说。经过描述性研究形成的病因假说，可以利用精心设计的病例对照研究加以检验。例如，对吸烟是肺癌的病因假说，可通过对病例组（肺癌）与对照组（非肺癌），调查他们过去吸烟量、吸烟年限、吸烟方式、吸烟种类等有关吸烟的暴露情况，以验证吸烟与肺癌有关联的假说。

（3）为队列研究提供明确的病因线索。利用病例对照研究提供的或初步检验的病因假设的结果，可进一步进行队列研究，验证病因假说。

（二）病例对照研究的设计步骤及内容

1. 明确研究目的

明确病例对照研究是为了检验某病因假设，还是为了广泛探索可疑危险因素。例如，研究者只验证居住环境对结核病的影响，则纳入研究的危险（暴露）因素只有居住环境，其他影响因素可考虑作为匹配项目指标。

2. 病例对照研究的分类

（1）病例与对照不匹配

在设计所规定的病例和对照人群中，分别抽取一定数量对象，不要求对照组与病例组在某些分布特征方面类似。

（2）病例与对照匹配

匹配就是要求对照组在某些因素或特征上与病例组保持一致，目的是进行两组比较时排除匹配因素的干扰，是一种限制手段。例如，以年龄为匹配因素，在分析比较两组资料时，可免除由于年龄差异而引起发病率高低的影响，因而可以更清楚地说明其他因素与疾病的关系。

3. 研究对象的选择

（1）病例的选择

病例的代表性是研究质量控制的重要指标之一。所以病例组样本应当具有代表性，包括不同病程、不同严重程度和不同分布特征的病例。但是，在实际工作中，由于条件的限制，绝大多数研究纳入的病例在代表性方面都是相对的、有限的。如只是某个地区的病例、某个年龄段的病例、某种损伤程度的病例、无夹杂症病例，或某种职业人群中的病例。

病例选择必须遵守以下原则：

①病例应有明确的诊断标准。尽量采用国际通用或国内统一的诊断标准，此外，还要有研究样本的纳入标准和排除标准，以保证纳入病例明确、可靠。

②尽量选用新病例。新病例回忆的数据相对可靠，而且临床指标和环境暴露指标较易获得且可靠。

③避免选用有夹杂病或死亡病例。一般不选用病情复杂或具有明显综合征的病例，因为这种样本疾病效应多样、结果分析复杂，使研究难度更高，甚至导致结果偏倚。

④所选的病例要有一定的代表性。根据研究设计的目标人群和源人群，尽量选取源人群在一定时期内发现的全部病例或随机抽样病例，以便能有效推论结果。

（2）对照的选择

虽然病例的来源已经基本决定了对照的来源，但在实际研究工作中对照的选择往往比病例的选择更困难。因此，对照组样本的纳入质量更能影响和决定整个研究的质量和水平。对照最好选自与病例来源相同的人群（源人群），用相同的诊断方法确认为不患所研究疾病的人，包括健康人和其他患者。

4. 样本含量

病例对照研究适用于少发疾病的病因研究，往往从医疗机构和社区中选取全部病例，所以一般不考虑抽样问题。如在不匹配、成组匹配或某些个体匹配中，选择病例与对照需要抽取样本时，其抽样方法可用单纯随机抽样、系统抽样方法。

（1）样本含量影响因素

样本含量大小主要取决于研究因素的暴露强度、研究因素与疾病的关联强度（预测值或参考值）和研究者对研究质量的水平要求。主要涉及以下 4 个参数：①欲研究因素在对照人群中的估计暴露率（P_0）；②估计该因素与暴露的比值比（OR）；③第一类错误的概率 α 或准确度（1-α）；④第二类错误的概率 β 或把握度（1-β）。

（2）样本含量计算方法

样本含量的计算有多种方法，包括公式法、查表法和计算机软件分析，这些方法的计算原理相同，均涉及 P_0、OR、α 和 β 值。

①成组匹配样本估计

在病例组与对照组人数相等，但不匹配时，可用下列公式计算样本含量：

$$n=\frac{(Z_\alpha\sqrt{2\overline{pq}}+Z_\beta\sqrt{p_0q_0+p_1q_1})^2}{(P_1-P_0)^2}。$$

②病例组与对照组人数不相等样本估计

当病例组与对照组人数不相等时，病例与对照组例数之比为1∶c。当c为0.5时，表明对照组的例数比病例组少；当c为1.5时，表明对照组的例数多于病例组。此时病例组的样本量的公式为：

$$n=\frac{(Z_{\alpha}\sqrt{(1+1/C)\ \overline{pq}}+Z_{\beta}\sqrt{p_0q_0/C+p_1q_1})^2}{(P_1-P_0)^2}。$$

5.资料整理和分析

检查资料是否齐全和可靠，做必要的补充或修正，然后整理、归纳、列表。比较病例组和对照组有无统计学显著意义，以判断所调查因素与疾病有无关联；计算比值比及其可信限，判断关联的强度。流行病学资料的整理分析的程序及方法要求符合统计学的要求，重点落实在暴露因素的效应估计和关联作用。

（1）一般整理、分析步骤

①检查、核对调查资料，方法同现况调查。

②整理资料，方法同现况调查。

③分析暴露因素与疾病的关联。首先用x^2检验分析病例组与对照组的暴露率有无明显差异，然后计算RR（当研究疾病的发病率非常低时，RR值与OR值近似）或OR，求暴露因素与患病的联系强度，以及RR（或OR）的95%可信限。

④分析并控制混杂因素：若怀疑存在混杂因素（confounding factors）时，则应按混杂因素进行分层分析（stratified analysis）或进行多因素回归分析。

（2）分层分析、多因素分析、多因素效应分析问题

在针对多因性疾病和多影响（危险）因素研究时，分析内容不但涉及多种暴露因素与疾病的关联问题，还涉及因素间的相互作用问题，内容相对复杂，必须深入分析多因素与疾病的关联作用。分析一般采用分层的方法进行暴露率的比较，并获得危险度的估计。但如果研究的暴露因素多，此方法就会非常烦琐，因此可以利用计算机软件进行多因素相关分析，如利用logistic回归模型进行单因素和多因素分析。在模型选择时，非配对资料选用非条件logistic回归模型，配对资料选用条件资料logistic回归模型。对参与logistic回归的变量进行归类和量化处理（变量赋值），然后采用单因素logistic回归筛选具有统计学意义的因素，再对筛选所得因素进行多因素logistic回归分析，对显示具有统计学意义的变量进行综合分析。

交互作用（interaction）是指两个或多个因素相互依赖发生作用产生的一种效应。若交互作用存在时，当两个或两个以上的因子共同作用于某一事件时，其效应大于或小于两因子或多因子单独作用的效应。交互作用是由效应修饰所致，是需要观察和描述的特征，与混杂作用不同。

效应修饰（effect modification）是指一种效应的测量值随第三个（除暴露和疾病外

的）变量而改变，这第三个变量被称为效应修饰因子（modification factor or modifier）。效应修饰是效应修饰因子对暴露因子作用的影响，是一种客观的效应。

回归模型是评价交互作用的常用方法。其中采用相加模型评价时可用直线回归法，采用相乘模型评价时可采用 logistic 回归、cox 模型、对数直线模型等。

七、队列研究

（一）队列研究的定义及特征

1. 定义

队列研究（cohort study）是指将特定人群按暴露和未暴露于某因素（危险因素、致病因素或保护因素）分为两组，然后追踪观察一定时间后，比较两组发病或死亡的结果，从而判断暴露因素与疾病的关联及关联强度的一种研究方法。

根据人群进入队列的时间不同，队列可分为两种形式：一种叫固定队列，是指人群都在一固定时间或某个短期之内进入队列，并对他们随访观察，直至观察期终止，不再加入新成员；另一种叫动态队列，即在某时期确定的队列后，原有的队列成员可以不断退出，新的观察对象亦可随时加入。

2. 特点

（1）暴露因素不是人为给予而是客观存在的，研究者不主动控制研究因素，这点与流行病学实验研究不同。

（2）设置了对照组即非暴露组。与描述流行病学不同，队列研究设计了有可比性的对照进行研究，其与暴露组有良好的可比性。

（3）由因及果地进行病因推论。在探索暴露因素与疾病发生先后的关系上，先确定其危险因素，再纵向观察其发生结果，这一点与流行病学实验是一致的。

（4）能计算发病率或死亡率，从而求出危险程度，即相对危险度（relative risk，RR）和归因危险度（attributable risk，AR）。

3. 用途

（1）检验病因假设。经过病例对照研究初步检验的病因假设，可用队列研究进一步检验。

（2）评价治疗和预防的效果。队列研究的暴露组可以暴露于某一自发选择的有治疗或预防作用的因素下，与非暴露组比较，可以评价其保护因素的预防效果。

（3）描述疾病的自然史。疾病自然史是指疾病自然发生、发展的全过程，包括起病到痊愈或死亡。

4. 分类

按研究对象进入队列研究的时间可分为 3 种类型：

（1）前瞻性队列研究（prospective cohort study）：研究对象的两组样本来自同一群体，同期进行追踪观察。此类研究的论证强度较高。

（2）历史性队列研究（historical cohort study）：根据过去已有记载的资料作出队列组成及分组，研究时结果已经产生，可不再观察。

（3）双向性队列研究（ambispective cohort study）：既要应用历史队列的结果，又要继续（从现在开始）随访至将来，这种研究称双向性队列研究。

（二）队列研究的设计内容及研究步骤

1. 确定研究目的

队列研究的目的通常是进一步验证经病例对照研究初步检验的病因假设和评价某项防治措施的效果。

2. 拟定研究计划

研究计划包括确定研究因素、研究现场和研究人群的来源、样本大小、调查内容、时间及调查分析方法、可能发生的偏倚及其控制方法、调查员的培训、器材的准备、预期结果等。

3. 样本大小

队列研究因观察时间较长，难免发生失访。因此，在估计样本量时，预先估计可能出现的失访率，以扩大样本量，防止在后期因数量不足而影响结果分析。通常以10%估计失访率，故需增加10%的实际样本量。样本量计算公式同病例对照研究样本含量公式，也可用查表法。

4. 研究对象的选择

（1）暴露组的选择

暴露组必须处于所研究的暴露因素之中，并对所研究因素有较高的暴露率、特殊的暴露史或某种特殊职业暴露。例如，研究联苯胺的致癌作用，选择染料工人为暴露组；研究放射线与白血病关系，选择接受放射治疗的人群为暴露组。所选研究对象人群应流动性小、稳定、依从性好。所研究的结果应当有可测定的效应变量和方便的测定方法。如果结果是疾病，应当有较高的发病率或死亡率。

（2）非暴露组的选择

非暴露组（对照组）的基本要求是有尽可能高的可比性，除了所研究的因素外，非暴露组与暴露组的主要特征及可能的混杂因素，如年龄、性别、地区、民族、文化水平等应一致，并进行两组均衡性检验，做到齐同对比。

5. 追踪观察

追踪观察涉及登记暴露因素及其暴露程度，观察两组的发病日期、诊断日期，用国内或国际统一诊断标准核实诊断；如果死亡，也要核实死亡诊断、死亡日期、地点和死因；登记人口迁移、外出、返回及出生等情况；追踪结局不仅限于发病和死亡，还可以同时收集各种化验结果和多种结果资料，如血清抗体的滴度、血脂、尿糖等。在收集资料时，研究者易带主观性，因此，最好用单盲或双盲法追踪。

6. 资料的整理分析

将调查资料认真核对整理，计算以下指标：人年数、发病率（死亡率）及其两组统计学差异、相对危险性（RR）、归因危险性（AR）、人群归因危险性（population attributable risk，PAR）及标化死亡比（standardized mortality ratio，SMR）等。

（1）人年的计算队列研究

计算发病率或死亡率的分母有两种方法。一是若研究对象比较固定，观察期间无明显变化，则可用暴露人群或非暴露人群数作分母；二是如研究对象不太固定，由于加入或退出队列时间不同和失访或死亡发生，使统计人数不断变化，则分母须用暴露人年，由此计算的发病率也叫发病密度（incidence density）。

（2）相对危险度

它是反映暴露与发病（死亡）关联强度的指标。计算RR之前一般按是否暴露和是否发病将队列研究资料整理成表，然后代入公式计算：RR＝暴露组的发病率（或死亡率）/非暴露组发病率（或死亡率）＝$[a/(a+b)] \div [c/(c+d)]$。求出的RR是估价暴露与疾病关联的一个点的估计值，是一个样本值。若用以估计此值的总体范围，应考虑到抽样误差，故用区间估计，以便按一定可信度（通常为95％）来估计总体数值。

（3）归因危险度

它又称为特异危险度或超额危险度。AR＝暴露组发病率（或死亡率）－非暴露组发病率（或死亡率）＝$a/(a+b)-c/(c+d)$。AR表明暴露于某危险因素的人群与未暴露于某危险因素的人群发病（或死亡）危险相差的绝对值，即危险特异地归因于某暴露因素的程度。RR与AR同为估计危险度的指标，彼此关系密切。

（4）人群归因危险度

人群归因危险度又称人群特异危险度，PAR＝全人群发病率或死亡率－非暴露者发病率或死亡率。假设全人群肺癌死亡率为0.0005，非暴露者肺癌死亡率0.000176，则PAR＝0.0005－0.000176＝0.000324，说明人群中因吸烟所致的肺癌死亡率为0.0324％。

八、流行病学实验

流行病学实验（epidemiological experiment），也称实验流行病学（experimental epidemiology），是一种以人群为对象，进行人为干预性研究的方法，所以又称干预试验（intervention trial）。在病因研究和防治方法评价中是必不可少的方法。

（一）实验研究的定义及特征

1. 定义

流行病学实验是将选定的人群随机分为实验组和对照组，对实验组人为地施加或减少某种处理因素，然后比较两组人群的结果，从而判断处理因素的必要性。

2. 特点

流行病学实验与描述性研究和分析性研究不同，主要有3个特点。

(1) 实验法。人为的干预措施，如某种治疗新药物、新方法或预防措施的临床实验研究；在病因研究中，人为去除或施加某个因素等。

(2) 有严格的平行对照组。试验组和对照组是按照严格的随机分组方法进行。

(3) 涉及伦理问题和失访问题。由于实验对象是人，实验对象的选择及实验方法的选择都要有严格的条件限制；由于要进行人为干预，对象的依从性直接影响研究结果的质量。

3. 种类

根据不同研究目的和研究对象，实验流行病学可分为临床试验和现场试验，根据具体用途又可分为治疗试验、预防性试验、病因验证试验和卫生保健措施评价试验等种类。

(1) 临床试验 (clinical trial)

以患者为研究对象，以临床治疗措施为研究内容，采用随机分组的原则进行分组，对试验组加以治疗措施，以对照组作对比观察，用客观、严谨的方法分析评价新型的临床救治方法和药物效果。

(2) 现场试验 (field trial)

现场试验又称干预试验，是在现场（社区、学校、家庭等）以个体或群体为研究单位，以未患（正常人群）所研究疾病的人群或高危人群为主要研究对象，按照随机化原则，将研究对象随机分为试验组和对照组。给试验组施加干预措施，同时随访一段时间并比较两组人群效应上的差异，从而判断或评价干预措施的效果。

现场试验主要是针对群体性疾病进行的控制研究，研究者关心的是疾病的预防效果，而不是疾病的后果。如，在母亲HBsAg阳性者的婴儿中进行预防乙型肝炎疫苗注射就能得到高效率的预防结果。

（二）流行病学实验的设计内容及研究步骤

1. 确定实验目的

实验研究的目的必须明确，进行设计时必须明确是考核防治效果还是验证病因、危险因素和确认流行因素。

2. 选择实验现场

选择实验现场必须遵守以下原则：

(1) 稳定性。实验现场人口相对稳定，流动性小，并要有足够的数量。

(2) 发病率高。实验研究的疾病在该地区有较高且稳定的发病率；

(3) 具有易感性。如评价疫苗的免疫学效果时，应选择近期内未发生该疾病流行的地区。

(4) 卫生资源和条件较好。实验地区必须有较好的医疗卫生条件。

(5) 具有良好的现场平台。实验地区必须具有（单位）领导重视，群众愿意接受，有较好的协作条件。

3. 选择研究对象和样本量

选择的研究对象要有代表性、易感性，并且持续性和依从性较好。对于高发病率疾病研究，选择预期发病率较高的人群，如评价疫苗的预防效果，应选择在疾病高发区人群中进行。

实验性研究的样本量，也决定于以下4个因素：①某病在一般人群中发生率大小，小者需要样本量大，反之则小；②实验组、对照组比较数值差异的大小，差异小则样本量大，反之则小；③检验的显著性水平α、β大小，α、β定得越小，需样本量越大，反之则小；④单侧或双侧检验。

4. 随机分组

研究对象的样本量确定之后，下一步是用随机分配（random allocation）方法将研究对象分配到实验组与对照组。通常选用的方法有掷硬币、查随机数字表、从计算器取出随机数，也可用区组随机和分层随机分配方法。研究对象分组后，实验组接受干预措施，如预防或治疗措施，对照组给予安慰剂或某种标准处理。

5. 确定观察期限及随访方法

观察期长短是由所研究疾病发病率高低及其潜伏期长短而决定的。发病率低、潜伏期长的疾病，观察随访时间要长。一般传染病要观察一个流行季节。随访次数和随访间隔时间，视疾病潜伏期长短和随访期长短而定。

6. 资料收集与分析

对于收集的完整原始资料，要用正确的统计分析方法处理，以得出正确的结论。分析中一般要计算以下指标：

有效率＝（治疗有效例数/治疗的总例数）×100%；

治愈率＝（治愈人数/治疗人数）×100%；

n年生存率＝（n年存活的病例数/随访满n年的病例数）×100%；

保护率＝[对照组发病（死亡）率—实验组发病（死亡）率]/对照组发病（死亡）率×100%；

效果指数＝对照组发病（死亡）率/实验组发病（死亡）率×100%。

此外，还可计算病死率、抗体阳转率、抗体几何平均滴度及实施前后的病情变化等。

对慢性非传染性疾病干预和健康促进效果进行评价时，相关内容和指标非常丰富，包括知识、态度、行为、生存质量、社会效益和经济效益等。引入的变量涉及控烟、合理膳食、体育运动、生理功能、心理功能、社会功能、疾病症状（或体征）干预投入、产出效果、生长发育、生育率、健康寿命、病痛（或残疾）失业率、居住条件、空气质量、DNA、免疫缺陷等。

随着自然科学和社会科学的发展以及多种学科交叉、渗透、融合，使预防医学的研究方法更加先进科学，扩大了人们的视野，认识到健康与疾病不仅是一个医学问题，也是社会问题。全社会都应该参与到疾病的预防及促进健康措施的活动中。各种高科技、高精准分析技术的使用，大大提高了预防医学对疾病的预测和监控，增强了应对疾病和危害的能力。

第四节 转化医学研究

一、转化医学的兴起

20世纪下半叶以来，信息科学和生物学等相关学科迅猛发展，生物医学也取得了革命性的进步，涌现出了肿瘤分子靶向治疗、免疫治疗及基因治疗，干细胞等新技术，一些严重危害人类生命和健康的疾病得到了有效控制。各种药物的成功研发，新的医疗器械及治疗技术的引入，大大延长了人类平均寿命。现在人类疾病病谱发生了根本性的改变，从而产生了生物—心理—社会的医学模式，对于疾病的治疗也越来越重视预防性以及个体化精准医疗。随着生命科学的发展，人类基因组计划的完成，医学研究进入基因时代，一些生命活动的本质正在被揭示，为疾病机制的阐明和攻克提供了理论依据。目前，世界各国都非常重视且不断加大在基础科学研究领域的经费投入。基础研究领域蓬勃发展，产生了丰硕的理论研究成果，但随之出现的问题是科研成果与临床应用并不对应，基础研究成果向临床转化的效率很低，基础研究和临床研究之间严重脱节，临床科学问题的解决速度远远落后于基础研究的步伐。如何将基础研究积累的大量成果更有效地与药物研发及临床医学实践相结合，将科研成果快速有效地转化为临床实践中能够应用的理论、技术、方法和药物已成为目前迫切需要解决的问题，由此催生了新的医学研究领域——转化医学。其目的是在基础研究与临床医学实践之间架起桥梁，把基础研究获得的理论成果快速应用到临床医学实践，服务于临床，解决临床的问题。

转化医学（translational medicine）倡导以患者为中心，以重大疾病为研究重点，从临床工作中发现并提出科学问题，由基础科研人员开展相关的基础研究，再将研究成果转化为临床应用，临床实践人员收集临床数据反馈给基础研究人员，最终解决临床实际问题。总之，转化医学是以临床为核心的循环，将更有力地带动基础与临床之间的互动。转化医学作为一种新概念和新的研究模式一被提出，就引起了临床医学、基础医学、预防医学以及生物制药界的极大关注，其发展非常快，已经成为推动生命医学基础研究和解决临床实际问题的不竭动力。

二、转化医学的研究内容

“转化医学”名词最早出现在20世纪90年代，当时发现BRCA1及其他肿瘤相关基因可作为肿瘤早期诊断及治疗的标志物而运用到医学上，从而诞生了这样一个崭新的概念。1996年，*Lancet*首先使用了“转化医学”这个新名词，但是转化医学在当时并未受到关注，直到2000年转化医学这一概念才得到发展，并开始引起人们的重视。

转化医学是一门多学科交叉的新型医学科学。从狭义上来说，转化医学是医学研究的一个分支，试图在基础研究与临床之间建立更直接的联系，畅通基础研究和临床应用之间的渠道，缩短从实验室到临床的过程。转化医学实际上是指将基础研究的成果进行临床转化，强调从基础实验室到临床的连接，这通常被称为“从实验台到病床旁”（from bench to bedside，B2B），是把基础研究获得的科研成果快速有效地转化为临床治疗的新技术、新方法。此外，从广义上来说，转化医学主要是指从患者出发，开发应用新的技术，着重关注患者的早期检查，进行疾病的早期评估及对患者的个体化治疗。

总而言之，转化医学是一门综合性的学科，宗旨是以患者为中心，利用包括现代分子生物学及基因组测序技术在内的方法将实验室研究成果转化为临床应用；同时，通过临床观察和分析来帮助实验人员更好地认识人体和疾病，优化实验设计，促进基础研究的发展，最终实现整体医疗水平的提高，帮助患者解决健康问题。

（一）分子标志物的鉴定和应用

基于各种组学方法筛选出用于早期诊断、预测、判断疗效和评估预后的生物标志物及药物靶标。分子标志物的确立，可为探索新的药物和治疗方法提供依据，缩短药物研究从开发到实际应用的时间，提高研究成果的转化效率。一些分子标志物的开发，将对疾病的预防、诊断及治疗发挥指导作用。

据统计，我国约70%的残疾患者是由出生缺陷所致。目前，我国每年新增出生缺陷儿总数高达90万例，约占出生人口总数的5.6%，已成为威胁人口健康的严重问题。其中，20%～25%的婴儿出生缺陷和发育相关疾病与基因组紊乱相关。高分辨、高通量的全基因组微阵列的比较基因组杂交芯片（CGH微阵列）和单核苷酸芯片（SNP微阵列）等相关技术为检测婴儿出生缺陷和发育有关疾病的早期诊断提供了一个有力的平台，将检测效率提高了10倍，并且可以运用有效的产前诊断方法控制有缺陷的婴儿出生。目前，部分高校及研究机构正在研发适合我国人群的高分辨率的全基因组微阵列芯片，企盼检测出婴儿出生缺陷和发育的相关疾病。

肿瘤相关标志物的鉴定也是当前研究的热点。极光激酶Aurora-A是Aurora激酶家族的重要成员，参与中心体成熟、有丝分裂启动、纺锤体双极形成等过程的调控。作为调控细胞有丝分裂的关键激酶，Aurora-A还与人类恶性肿瘤的发生、发展密切相关。在急性髓系白血病和许多部位的实体瘤，如乳腺癌、肝癌、食管癌、肺癌、胰腺癌、卵巢癌及膀胱癌中，均发现Aurora-A的基因扩增、突变或蛋白高表达。有研究表明，Aurora-A是一种潜在的癌基因，其过表达是导致肿瘤发生的原因之一。基于Aurora激酶在肿瘤发生、发展中所起的核心作用，随着新近对该激酶活性位点晶体结构的阐明，一些抗癌药物的知名生产商开始致力于小分子抑制剂的设计与研究，以抑制癌变中Aurora激酶的过度活性，包括VX-680、Hesperadin、ZM447439、AKI、MLN8054和AZD1152等。该类抑制剂通过阻止细胞正常分裂并诱导凋亡对肿瘤细胞产生长效抗癌作用。Aurora激酶小分子抑制剂的靶向治疗以其选择性强、毒力低的优势已试用于实体肿瘤，如非小细胞性肺癌、大肠癌的临床治疗，并显示出此新靶点的疗效优势，部分已处于临床前期和Ⅰ、Ⅱ期临床实验阶段。

（二）疾病治疗效果和预后的评估与预测

因为遗传背景、环境等因素的差别，罹患同种疾病的患者对同种治疗方法或同种药物的效果可能表现出较大的差异。由于转化医学的目标之一就是发现和鉴定与疾病相关的生物标志物，因此，在分子生物学研究的基础上，我们可利用评估有效的生物标志物，进行患者药物敏感性和预后的检测，选择敏感的药物和适当的剂量，对症下药，以提高治疗效果和改善疾病预后，阐明疾病的病因和发展机制，以循证医学为基本原则开展临床实际医疗工作。

（三）基于分子分型的个体化治疗

恶性肿瘤、糖尿病、心脑血管病等慢性病都是多病因导致的疾病，其发病机制非常复杂，因此，"单一的药物或诊治方法适用所有患者"（one size fits all）的医疗时代已经过去。在以患者的遗传背景和疾病基本特征的基础上进行个体化的分子分型，并在此基础上实施个体化治疗是当代医学的目标和未来的发展方向。转化医学研究产生了分子医学（molecular medicine）和个体化医学（personalized medicine），针对基因与疾病的有关难题，科学家们正在尝试制作针对个人的基因卡片。当个体来到医院诊病时，医生就可以根据卡片中的基因信息提供个性化的诊断和治疗。例如，患者携带某个疾病的基因时，医生就会为其提供个性化的医疗方案，从而使其得到有效的治疗，避免误诊、误治。

"一针致聋"的预防是转化医学在个体化治疗中的应用实例。在我国，有相当比例的耳聋是由于链霉素等氨基糖苷类抗生素的使用不当引起的。研究结果证明，这类患者的线粒体基因突变，从而对此类药物敏感度较正常人高，由此造成某些儿童"一针致聋"。现在通过基因检测技术，用一根头发或者一滴血液，就可以检测出是否有此类基因的变异，变异者就不能使用该类抗生素，从而预防耳聋的发生。类似的例子还包括西妥昔单抗的药物敏感性检查。西妥昔单抗可用于对以伊立替康为基础的化疗方案耐药的转移性直肠癌的治疗。随着西妥昔单抗的不断推广，人们逐渐发现其在部分病例中的治疗效果并不理想。研究发现，西妥昔单抗的治疗效果与K-ras基因状态密切相关。西妥昔单抗仅对部分K-ras野生型有效，而对K-ras突变型无效。当K-ras基因突变后，可以通过旁路激活细胞内信号转导，从而使西妥昔单抗的抗癌活性丧失。随着研究的不断深入，还发现K-ras基因野生型的结直肠癌患者如果出现RRAF、PI3K的突变或PTEN的缺失，也不能从抗EGFR的治疗中获益。所以对于结肠直肠癌患者，如果进行多基因检测分析，对不同基因型的患者采用不同的治疗方案，可以达到更好的治疗效果。

转化医学从最初概念的提出到现在虽然才20多年，但其发展极其迅速，并引起了广泛的关注与重视，特别是在现阶段医学研究遇到许多困境的情况下，转化医学将新的曙光带给了临床和基础研究。转化医学的研究走的是来自临床、服务临床的路线，目的是更好地为临床服务。转化医学是多学科交叉发展，特别是各种组学，如基因组学和蛋白质组学以及生物信息学向纵深发展的产物。这些组学所得到的庞大的数据库，结合分子生物学所得数据，可筛选各种标志物，用于疾病预测、诊断、预后评估、治疗和新药的开发。

三、转化医学的发展现状及未来趋势

医学上许多研究成果的应用实质上可以说都是转化医学的成果，众多实验发现的临床应用也都是转化性研究的贡献。目前，转化医学研究已成为医学研究最前沿领域之一。各主要的核心期刊纷纷开辟了转化医学专栏，目前已有3本国际性专业杂志，即 *Science Translational Medicine*、*J Translational Medicine*、*Translational Research*。

2003年，美国国立卫生研究院（NIH）明确指出转化医学对医疗发展的重要性并制定了路线图，并于2006年设立了临床与转化科学基金（CTSA项目）。2009年 *sciences* 杂志推出转化医学子刊 *Science Translational Medicine*。2011年，国际转化医学学会成立，来自中国、澳大利亚、美国、英国、印度等国的专家在北京召开了国际转化医学学会（ISTM）成立大会，大会推选中国科学家为学会主席。国际转化医学学会成立后，有望把国际转化医学工作带入一个有组织的、合作有序的快速发展阶段。转化医学已成为生命科学研究领域的战略共识，每年国际上都投入大量的资金和物力进行转化医学的研究，2012年仅美国这一个国家在转化医学上的投资就已经超过了5亿美元。2013年，美国医学科学院对CTSA项目的成果和进展进行了评估，提出了在已经知道该做什么的情况下，如何做得更好的问题。

转化医学在我国处于起步阶段，已经被逐渐重视。2002年，中科院上海生命科学研究院和上海交通大学医学院合作建立了生物医学转化研究平台；2006年5月，上海交通大学与全球著名的医药企业阿斯利康公司建立合作，成立了阿斯利康中国创新中心；2009年，中南大学转化医学研究中心在湘雅医院成立；2010年9月，协和转化医学中心成立；2011年4月，唐仲英基金会资助1亿元建设上海交通大学医学院转化医学研究院。目前全国已成立了130多家临床与转化医学中心，旨在建立国家级转化医学协作平台，重点突破在肿瘤、心血管疾病、神经系统疾病、糖尿病等代谢系统疾病中的诸多重大转化研究问题。但是，我国的转化医学领域还没有把关注重点放在建立转化医学教育机制和综合功能架构上来，也没有明确规划出基础研究、临床验证、疾病预防等多个环节的转化研究路线图，更为重要的是，转化医学领域的领军人才和专业化团队的培养仍缺乏行之有效的思路。

虽然转化医学概念提出仅仅20多年，但在为人类健康做出重大贡献的科研成果中，无不体现着转化医学的思想。对经典的转化医学案例的剖析，将有助于我们加深对转化医学理念的理解。

（一）白血病是严重危害人类健康的疾病之一

20世纪60年代以前，白血病缺乏有效的治疗方法。对于某些急性白血病如急性早幼粒细胞白血病（acute promyelocytic leukemia，APL），化疗可加重和促进出血，导致患者早期死亡。20世纪70年代后期，我国科学家成功运用“诱导分化”探索出治疗白血病的新突破。研究者从文献上获悉维甲酸类化合物（retinoic acids）在体外可诱导类APL白血病的细胞株分化。科学家们在体外对全反式维A酸（all-trans retinoic acid，ATRA）进行研究，证明了它对HL-60和APL细胞都有明显的诱导分化作用。之后，他们把该研究成果推向临床并取得了可喜的结果。

20世纪90年代，科学家们用As_2O_3治疗复发APL，CR率达85%以上。他们的研究发现，在高浓度下，As_2O_3通过激活线粒体介导的内源凋亡途径诱导凋亡；在低浓度下，As_2O_3能促进APL细胞分化。该成果在*Blood*上发表后，引起国际同行的高度关注，*Science*为此发表专题讨论。进一步的研究证实，ATRA可作用于RARa，而As_2O_3作用于PML，两者通过不同的途径实现促进凋亡和诱导分化的双重作用。为了明确ATRA与As_2O_3联用能否进一步提高对APL的疗效，中国科学家们与国外实验室合作，在动物体内外的实验以及临床研究中证实了这一设想。这是典型的转化医学成功的典范，先由临床发现问题，再由基础研究得到一定的结论，反馈指导临床，最终使患者获益。

（二）肿瘤免疫治疗，希望可期

树突状细胞（DC）和细胞因子诱导的杀伤细胞（CK）在人体免疫中起重要作用。DC为抗原递呈细胞，CIK在抗肿瘤的过程中可诱导肿瘤细胞凋亡。肿瘤患者一般存在功能性的DC缺乏，并且肿瘤细胞会对抗肿瘤的免疫效应细胞发生抵抗导致过继免疫治疗疗效不佳。DC与CIK细胞通过共培养可降低CIK细胞群中的免疫抑制T细胞，从而达到削弱Treg对抗肿瘤免疫细胞的抑制作用。CIK细胞和DC共培养能显著增加树突状细胞和共刺激分子递呈抗原的特异性，促进树突状细胞IL-12的分泌和CIK细胞的细胞毒性，而IL12摄取阻断则会减弱CIK细胞的细胞毒性。DC可促进CIK细胞高表达CD28和CD40及其配体，这对介导dc-cik细胞的细胞毒活性有重要意义。依据这些原理，有些肿瘤医院对接受过化疗的患者进行自体免疫细胞治疗，取得了一定的疗效，这是肿瘤治疗的一个很好的辅助治疗方法。

程序性死亡因子1（programmed death-1，PD1）及其配体（programmed death ligand，PDL）属于B7家族的共刺激因子，介导免疫反应的负性调节。PDL1蛋白分子在正常组织中几乎不表达，但普遍存在于人肺癌、卵巢癌、结肠癌等多种肿瘤细胞表面。肿瘤细胞表面的PDL1能诱导肿瘤特异性CTL凋亡，从而抑制机体对肿瘤的免疫应答。

而在淋巴器官内，抗原呈递细胞表面的PDL1与初始T淋巴细胞相互作用，诱导T淋巴细胞的无能。因此，PDL1是参与肿瘤免疫逃逸的重要分子。在免疫治疗中，通过阻断pd-1/pdl1来抑制肿瘤的免疫逃逸，提高初始T细胞的激活能力和CTL的杀伤活力，从而提高其对抗原物质的免疫应答，为肿瘤的辅助治疗提供了一个新的思路。

转化医学，作为一个新兴的多学科、多领域交叉的医学亚分类，其发展与成熟必将最终推动医学科学的进步。这需要经过长时间的积累，也需要与多个学科融合，互相取长补短、互相完善，才能将转化医学的作用最大限度地发挥出来。事实上，转化医学的发展面临着诸多的挑战，主要来自学术、工业及政府等多个方面。

学术层面上，20世纪末生物医学的迅猛发展，出现了真正的分子医学革命，临床对临床转化的研究提出了前所未有的强烈需求。人类基因组测序完成后，当人们为新技术战胜疾病的光明前景而欢欣鼓舞时，科学家们又面临着两大严峻问题。首先是大规模、高通量的各种新型检测、分析设备产生了海量的数据，但是面对这么强大的数据库，研究人员并不能合理地进行准确评估；其次是，现有的基础研究通常停留在采用常规技术来证明与人类病理生理相关的问题，从而导致成果的获得及转化速度极为缓慢。这两方面出现的严重摩擦，导致实验室的研究成果难于进入临床应用。

工业层面上，制药公司倾向于采用成熟的、陈旧的传统工艺，经常以保守的观点对待新技术及挑战。典型的例子就是采用从动物到人的传统评估模型，这是最经典的产品评估方法。但是，众所周知，动物模型并不能完全反映人体的各种反应，从而会出现临床实验与动物实验的巨大差别。同时，新药的研发花费很大，企业的后备基金有限，而且只有少数的大企业拥有自己的研发部门，可参与这种风险投资。除了资金投资问题外，在资金落实之前如何验证各种有效数据，包括药物成分的合成分析、毒性试验知识产权的获得等都是制药公司面临的巨大问题。

政府层面上，国际机构以及一些政策、法规、伦理道德相关的团体对国家政府部门提出了更高的要求，如呼吁出台新的调控政策法规，该问题在一些药物的联用方案以及生物标志物的鉴定领域表现得尤为突出。重要的是，当前在医学领域出现的过调现象导致了医学成果的转化缓慢，如新药开发的速度缓慢，使制药公司成本上升，而这些成本最终将由社会支付。在一些国家中，医药成本的提高将使人民得不到应有的医疗保障。

转化医学的发展需要一个连续的过程，从一种概念的提出到临床试验，最终成为一种新的技术或药物的发明。这个复杂、多维、相互联系的过程需要具备不同的技能，这些技能涉及学术、工业以及政府各个层次。任何一个解决方法都应该从深刻地认识我们当前转化医学领域存在的问题开始，用全面的、创新的眼光处理变化多端的问题。

四、转化医学面临的问题

当今时代的生命科学、基础医学与临床医学及药物研发都在快速地发展，其任务繁重，它们之间特有的屏障呈现出扩大的趋势；随着近几年来人类基因组项目的完成和后基因组时代的快速发展，以及转化医学向临床医学的各方面渗透，人类正迈向新的医学时代。同时，在最先进的高分辨率、高通量条件下的全基因组相关分析，微阵列基因芯片技术以及其他各种先进组学的支撑下，在实验室进行基础研究所获得的结果有希望快速转化为实践，为临床实际工作提供新方法和手段。

目前，基础科学研究与实际临床应用之间存在明显脱节的现象。在 20 世纪 70 年代，随着社会经济的发展和医学知识的不断丰富，特别是分子生物学和细胞生物学的迅速发展，科研活动逐渐自成体系，形成了专门的研究机构。科学家有了更多的自主权决定自己的研究方向，并建立了一整套独特的实验室工作方法，逐步将对疾病的研究推向深入；同时也使基础研究逐渐与临床分离，导致临床医生只是直接利用基础研究得到的成果，对实验室工作方法不了解，较少参加研究活动。目前从事医学科学研究的大都是理学博士（Ph. D.），临床医生仅是少数，而具有 PhD 及医学博士（M. D.）双重知识背景的学者就更为罕见了，而这样的人才正是转化医学领域所迫切需要的。此外，基础研究与临床的分离实际上是医学科学向纵深发展的结果，导致出现了科研领域人力、物力的投入与问题解决之间的不对应，投入大而产出少，大量的资金背后获得的仅是众多的研究论文，离实际应用还有很长的距离。

转化医学面临着许多难题，例如在肿瘤治疗研究中，分子机制方面的研究获得了极大的进展，美国近 40 年来动用 2000 多亿美元的科研经费和大量的人力用于肿瘤的研究，发表了超过 100 万篇与肿瘤相关的研究论文。然而大批高质量研究论文虽不断涌现，并未成功实现应用性成果转化，提高广大肿瘤患者的长期生存率。在干细胞研究领域，尽管我国每年发表大量科研论文，但临床上至今没有成熟的干细胞分离、提纯和扩增平台，也没有制定统一的操作规范和疗效评价标准。目前，除了白血病的治疗可采用骨髓移植法外，临床上尚无其他用细胞治疗作为常规手段的疾病治疗方法。

基础研究和医学实践分离的局面使大量的资源被浪费，并且不能高效率地解决临床问题。所以如何以患者的实际需求为风向标开展医学基础研究，才是转化医学的最本质目标。

基础医学科学研究积累了大量的基因组学、蛋白质组学等各种组学的数据，我们需要对这大量的数据进行解析。假如不能有效利用这些数据，就失去了前期研究的意义。如何将海量数据的分析结果转化为解决实际临床问题的有用资源，是亟待解决的难题。医学、生命科学及信息科学等各领域科学家的有效合作才是破解这个难题的关键。综上所述，现在的科学研究方向已经从微观走向宏观，系统生物学的时代即将到来，对从根本上改变医学研究的模式提出了更大的需求。

（朱艳萍）

第四章 医学科研课题设计、申报与实施

科研是科学研究的简称，是以科学的方法与观点探索未知事物，从而发展相关学科理论和技术的认识活动。医学科研的任务主要是发现医学中的未知事物和未知过程，揭示医学中已知事物的未知规律，并探索已知规律的应用。医学科研课题通过提出假说、设计技术路线和实验方案、验证假说，促进医学科学的发展，更好地帮助人类防治疾病和增进身心健康。本章内容将就医学科研课题的设计、申报和实施逐一进行介绍。

第一节 医学科研课题的种类和来源

选题是科学研究的第一步，决定了研究的价值和水平。了解申请科研课题的渠道是进行科学选题的前提条件，尤其是对资助渠道的重点资助范围、资助对象、资助强度的把握，有助于成功获得项目申请；另外，对申请人条件的具体要求、申请课题的程序及管理办法等的了解也是关系基金申请成败的重要因素。科研选题要充分考虑我国国情和特有的资源优势，选择好研究领域和方向，尽量选择在医药卫生领域有重要意义或迫切需要解决的关键问题，同时要转变观念，拓宽思路和知识面，注重多学科交叉，注意科研新技术、新方法的应用，提高解决问题的能力，并运用正确科学的思维方法指导自己进行科研设计，增强科研创新性。

一、医学科研课题的种类

（一）按研究的性质分类

1. 医学基础研究

基础研究是以探索未知事物和未知过程、认识自然现象、揭示客观规律为主要目的的科学活动。医学基础研究是以发现人类自然规律和发展医学科学理论为目标的创造性研究，其成果一般为普遍的原则、理论、定律。如中医药基础研究是在中医药理论指导下运用现代科学技术手段，对中医理论体系进行理论与实验研究，以阐明其科学内涵，提高中医药学术水平，促进中医药学术发展为目标。医学基础研究主要分为纯基础研究

和应用基础研究。

（1）纯基础研究

纯基础研究是以现代自然科学理论为基础，认识生命和疾病的现象，探索生命和疾病的本质，揭示健康与疾病相互转化的规律，从而增加新的医学科学知识。如在中医研究中，对藏象、经络实质的研究即为纯基础研究。

（2）应用基础研究

应用基础研究包括认识人体生理、病理变化，探索疾病的病因、发病机制及病程转化，通过基础研究工作，为建立有效的疾病预防、诊断、治疗、康复方法等提供理论依据。例如中医学领域应用基础研究的重点涵盖病因、证候、治法、方剂配伍规律等基础理论研究。

2. 医学应用研究

医学应用研究是将医学理论发展到应用领域的研究形式，医学及中医药临床研究属于应用研究范畴，其研究目的比较明确，研究周期较短。主要是为解决临床实践中各种问题进行的科学及技术领域的系统性研究。例如疾病的预防、诊断、治疗、康复的新方法与新技术的研究，新药、新生物制品的筛选，重大疾病的治疗方案等。中医临床研究的重点是利用中医药的优势和特色，研究常见病、多发病、疑难病、重大疾病等创新性的用药方法、治疗方案和诊疗设备等。

3. 医学实验发展（开发）研究

开发研究是指从事生产的技术改造、技术改进、工艺革新、产品更新等科学研发活动，是科学知识转化为生产力的主要环节。开发研究是对基础研究和应用研究成果的应用，是为了推广新材料、新产品、新设计、新流程和新方法进行的系统性创造活动，是对现有疾病预防、诊断、治疗、康复等方法技术进行的优化改进，是对新的诊疗技术和方法进行的开发、引进与应用。例如核磁共振成像技术、断层造影术、超声波技术等在临床诊断中的应用，计算机分析技术在疾病诊断和治疗中的应用，新型高科技复合材料的开发、引进及在临床医学中的应用，新药、新生物制品、新医疗器械、新技术、新材料、新方法的研制开发和试验，应用生物技术对医用微生物、动物、药用植物进行属性改良，特殊用途的医用转基因微生物、动植物和遗传操作及培育。

4. 软科学研究

软科学的主要研究对象是知识和信息，是指应用软科学理论、方法和技术，针对社会科学及自然科学中的综合性问题，经过系统的研究，制订出方案，常以咨询报告、战略、策略、计划方案、科学论著等形式表达成果，如中医药事业发展战略研究。

（二）按研究的时间点分类

1. 回顾性研究

回顾性研究是从以往的临床工作积累的病例资料中，追溯从开始到其后某个时间或到研究时为止的某一段时间内的每一个研究样本的情况，并对其进行整理分析，从中总结经验，找出规律，用于指导临床实践。回顾性研究是一种由“果”至“因”的回溯过去的科学研究方法，如对著名老中医临床经验的回顾性整理研究。

2. 前瞻性研究

前瞻性研究是根据选题和设计方案开展的，选定明确的研究对象，预先设定研究方式和条件，制订合理的观测指标，严格记录研究过程，利用这些条件，对研究追踪获得的资料数据进行分析、判断，最后在原定的计划和时间内做出评估，把符合原设计的所有病例和影响因素都进行统计学处理，最后得出结论。其特点是研究目的明确，研究计划周密，观察指标合理可信，并严格按实验设计要求收集资料，进行归纳，统计分析后得出结论。如采用随机对照方法进行的新药物、新诊断方法、新治疗方案的研究，是目前中医药研究中常用的前瞻性研究方法。

（三）按研究的方法分类

1. 实验研究

实验研究是研究者能够人为给予干预措施的研究，是在典型的环境中或特定的条件下进行的一种探索性活动，通过实验手段取得科学资料的研究方法。其特征是为了明确科学目的，突破自然条件的限制，完全在人工控制的条件下观察客观事物，搜集可靠资料，并进行分析、综合、演绎、归纳、判断、推理，获得理性认识。研究目的是揭示某种事物或某种现象的本质，阐明某种事物的运动规律或机理。实验研究课题需要在实验环境中进行，屏除外界因素的干扰，从而获得比较可靠的科学数据，如病理学、生理学、药理学和部分临床医学方面以及各种新技术的应用等研究。

2. 调查研究

调查研究是利用调查研究的方法和手段发现本质特征和基本规律的科学研究方法。为了弄清某些疾病在某个时期的发生、发展和转归状况，用调查方法对被调查研究的对象进行询问和现场调查，搜集可靠资料，进行统计分析研究，从而发现本质特征和基本规律。调查研究的类型有：根据获得资料的时间分为经常性调查和阶段性调查，根据调查对象的范围分为普通调查、典型调查、抽样调查，根据调查目的分为居民健康状况调查、流行病学调查、卫生学调查、临床随访调查，根据收集资料的方式分为现场测试法、填表法、采访法和通信法等。调查研究涉及流行病学、非流行病学、地方病、职业病、环境与健康、临床病例分析等方面的课题。

3. 经验体会

经验体会是中医药临床科研比较独特的研究方法，往往是在自己或他人临床经验的基础上，对某问题产生新的认识，再进一步收集材料，进行规律性总结。特别是在对著名老中医的临床经验整理和继承方面，经验体会有其独特的优势。这类性质课题的研究结果一般以述评、商榷、建议等形式发表科研论文。

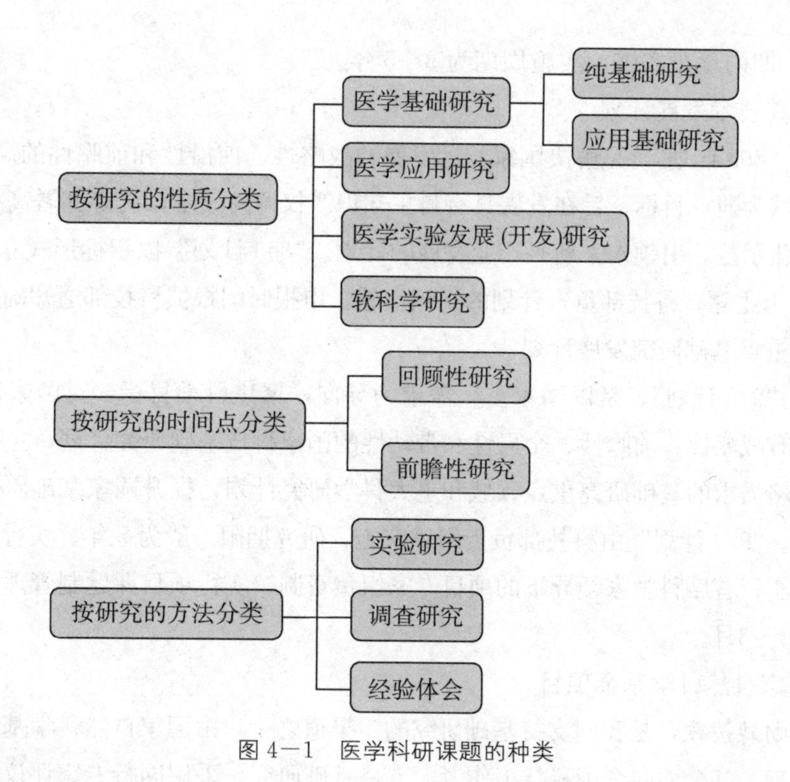

图 4—1 医学科研课题的种类

二、医学科研课题的来源

（一）纵向课题

1. 国家级课题

国家级课题是指国家政府部门资助的重大科研课题，包括国家重点基础研究发展计划（973 计划）、国家高技术研究发展计划（863 计划）、国家科技支撑计划、国家科技重大专项、国家自然科学基金以及来源于科技部等行业部门的项目。

(1) 国家科技部项目

由国家财政拨款，按研究领域和层次组织项目，是国家指令性招标科研项目。该类项目针对国家亟待解决的重大问题，具有极强的方向性。投资大，要求高，务必形成标志性或原创性成果。攻关项目一般分为项目、课题、专题三级，主要为以下几种项目：

①国家科技支撑计划

又称为“支撑计划”，是我国综合性的科技计划，以重大工艺技术及产业共性技术研究开发与应用示范为重点，结合重大工程建设、重大装备开发及重大工艺技术的研究与开发，加强集成创新和引进消化吸收再创新，重点解决综合性、跨行业、跨地区的重大技术问题。着力突破技术瓶颈，提升产业竞争力，为我国经济社会协调发展提供支撑。

由科技部负责支撑计划的组织实施，每 5 年招标一次，一般在国家每个“五年计划”的最后一年，由科技部提出下个“五年计划”的科技攻关内容并进行项目招标，在

“五年计划”期内逐步实施。实施周期为3～5年。

②国家高技术发展计划

又称为“863计划”，是解决国家长远发展的战略性、前沿性和前瞻性的高技术问题，以有限的领域为研究目标，旨在发展具有自主知识产权的高技术，统筹部署高技术的集成应用和产业化示范，引领未来新兴产业发展的计划。“863计划”以招标形式立项，共有8个领域、20个主题。科技部负责计划的组织实施，申报时间根据科技部通知确定。

③国家重点基础研究发展计划

又称为“973计划”，是以国家重大需求为导向，聚焦科学目标，对国家发展和科学技术进步具有战略性、前瞻性、全局性和带动性的国家科技基础研究计划，主要支持面向国家重大战略需求的基础研究重点领域和重大科学研究计划，提升国家基础研究创新能力和研究水平。“973计划”由科技部负责组织实施，研究期限一般为5年。实行“2＋3”的管理模式，实行首席科学家领导下的项目专家组负责制，实行项目课题制管理，申报时间一般为每年1～3月。

（2）国家自然科学基金项目

由国家财政拨款，是我国支持基础研究的主渠道之一，由国家自然科学基金委员会负责实施与管理。基金面向全国科技工作者，支持基础研究。采用同行专家评议和学科评审组评议两级评审制度。国家自然科学基金申报时间是每年1～3月，包括面上项目、重点项目、重大项目、重大研究计划项目、联合基金项目、国际（地区）合作研究项目、青年科学基金项目、创新研究群体项目、国家杰出青年科学基金项目、海外及港澳学者合作研究基金项目等。下面重点介绍青年科学基金和面上项目。

①青年科学基金

青年科学基金是国家自然科学基金人才项目的重要类型，是支持青年开展基础研究工作，培育基础研究后继人才的项目。青年科学基金项目申请人应具备以下条件：具有从事基础研究的经历；具有高级专业技术职务（职称）或者具有博士学位，或者有2名与其研究领域相同，具有高级专业技术职务（职称）的科学技术人员推荐；申请人当年1月1日未满35周岁，其中女性申请人年龄限制为未满40周岁。符合上述条件的在职攻读博士研究生学位的人员，经过导师同意可以通过其受聘单位申请，但在职攻读硕士研究生学位的人员不得申请。

②面上项目

面上项目是国家自然科学基金研究项目的主要部分，是国家自然科学基金资助项目数最多、学科覆盖面最广的项目资助类型，支持从事基础研究的科学技术人员在基金资助范围内自主选题，开展创新性的科学研究，申请人应具备以下条件：具有承担基础研究课题或者其他从事基础研究的经历；具有高级专业技术职务（职称）或者具有博士学位，或者有2名与其研究领域相同，具有高级专业技术职务（职称）的科学技术人员推荐。正在攻读研究生学位人员不得申请面上项目，但在职攻读研究生学位人员经过导师同意可以通过其受聘单位申请。

2. 政府管理部门科研基金（部、省科技厅项目）

部委级科研项目是指国务院直属的政府管理部门制定的各类科研课题，主要有卫健委科技项目、国家中医药管理局科技项目、国家新药研究基金等。

省科技厅项目是面向本省经济和社会发展需要，以重大工艺技术及产业共性技术研究开发、应用为重点，集成创新，重点解决涉及全局性、跨行业、跨地区的重大技术问题，提升产业竞争力，为本省经济社会协调发展提供支撑的课题。包括对本省科技进步和新兴产业发展有重要影响，对经济社会可持续发展有积极作用的科技支撑计划。用于资助在基础学科领域内、在理论创新和学术进步方面有利于提升本省科技发展水平的应用基础研究计划，围绕本省科技、经济、社会发展中的重大改革与发展问题，开展区域发展战略、重点产业、行业的技术政策的超前研究，对政府决策有重大作用和影响的软科学研究计划；资助在学术上已取得国内同行公认的创新性成绩，所从事的研究工作对科学技术发展和国民经济建设具有重要意义的青年科技基金项目。

3. 局级项目

局级项目是指各省政府主管部门的科研项目，如省卫健委、省中医药管理局、省教育厅、地方科技局等厅（局）级项目。省卫健委科技项目是资助本省行政区域内的医疗卫生、预防保健、医药院校及科研机构等单位，针对疾病预防、诊断、治疗、护理、康复、保健等方面的研究课题；省中医药管理局科技项目是根据本省中医药事业发展规划，围绕中医药学术发展及科技进步中重大问题而设立的；省教育厅科技项目是面向全省高等院校，着眼于提高高校科研整体水平的自然科学类项目和人文社会科学类项目；地方科技局项目是指在本市、县、区科技计划中安排的科学技术研究开发活动。

4. 单位科研基金

单位科研基金是各院校、科研院所、医院根据本单位的实际情况自行设立的研究课题，一般可反映本单位的科研特色和优势，是为了解决本单位发展中的关键问题，也有是为了填补空白或加强某个学科而设立。单位科研基金可以为承担国家课题做好基础性研究工作，在促进单位科技人才的培养和专业、学科建设等方面发挥着积极作用。

（二）横向课题

横向课题，又称为委托课题，是指社会生产部门或单位为了解决在医疗、科研、生产与管理实际过程中遇到的具体理论难题或技术难题提出来的，通过委托科研单位、高等学校或个人进行研究，以期促进自身生产水平提高的课题，也可以是科研单位、高等学校或个人与生产企业联合起来进行的横向联合课题。

（三）其他基金

霍英东教育基金会高等院校青年教师基金，是由香港著名实业家霍英东先生与教育部合作成立的，旨在鼓励中国高等院校青年教师脱颖而出和出国留学青年回国任教，对从事科学研究和在教学与科研中取得优异成绩的青年教师进行资助和奖励。该基金会设立的高等院校青年教师基金备受我国高等教育界瞩目，其主要资助35岁以下青年科技人才的基础性、应用基础性和哲学研究。

个人自选课题，即研究者自己确定的研究课题，一般是指由研究人员个人独立或小组合作承担的课题。个人根据自身长期的医学实践经验、业务专长、工作特点，发现某些有较好研究价值的课题，依靠自己已有的条件或者借用有关方面的力量开展科学研究，可以作为国家课题或横向课题的预备性研究。

另外还包括为促进医学事业发展，加强科研工作深入发展而设立的吴阶平医学基金、默沙东基金、世界卫生组织基金等多种基金项目。

第二节　医学科研课题申请书的撰写

课题申请书的撰写是整个课题申请程序中最为关键的一个步骤，也是参与科研竞争的媒介，更是择优获得资助的关键。申请书是表达申请者思想的主要形式，申请书的撰写质量是课题申报的关键，撰写申请书是申请人学术水平的重要表现之一。申请者必须按照申请书的各项要求认真仔细地填写。一份好的申请书要充分表达出研究项目的必要性、先进性、可行性，反映出申请者的学术水平、科研作风、科研创新能力以及综合分析能力。课题申请书是集体智慧的结晶，课题组成员应从自己的专业出发，根据个人在课题中承担的任务，提出周密而科学的设计，经课题组讨论后，最后由课题负责人整理，执笔成文。撰写申请书前要认真阅读填表说明，按要求进行填写。申请书的填写要文笔流畅，内容实际，思路清晰，突出特色，有创新点；外观要整洁，装订成册。

一、申请书的格式

由于科研项目资助渠道的要求不同，申请书的格式也不完全相同，但是一般内容是基本相同的，包括简表（个人信息、项目基本信息、项目组主要参与者）、立项依据、研究目标、研究内容（技术路线、关键点、可行性）、特色与创新、经费申请等。下面以国家自然科学基金面上项目申请书为例进行介绍。

二、申请书的撰写

（一）申请书的封面

1. 资助类别

国家自然科学基金面上项目。

2. 项目名称

项目名称是课题内容的高度概括，应简明、具体、新颖、醒目，并能准确反映课题的研究对象、研究方法、研究目标和创新点。项目名称的字数不宜太多，要求准确、精练，能使评议人明了项目的大体信息。选择课题名称时应注意以下几点：①简明。用较少文字反映丰富内涵，一般题目应控制在20～25个字之内；②具体。反映出研究的内容、方法、水平、创新点及独特之处。避免题目过大，内容不具体，如《柴胡和柴胡皂苷促胰腺腺泡酶分泌的细胞信号传导机制》《白血病的诊断》。③新颖。新颖即创新性，所研究的新理论、新技术及新方法等创新之处及特点，应尽可能在题目上体现出来，使人读后留下深刻印象。④醒目。文字精湛传神，引人入胜，使人读后产生要立刻读下去的欲望。项目名称应确切反映研究内容和范围，英文名称应与中文名称一致。

3. 申请者

申请者指本项目的提出者，是课题的总设计者，负责科研工作的安排并从事该项科研的工作。

4. 依托单位

依托单位指课题负责人所在单位。

5. 通信地址

申请者联系地址。

6. 申报日期

按项目招标单提出的申请时间填写。

（二）基本信息

包括申请者信息、依托单位信息、合作单位信息、摘要、关键词。其中，摘要是对申报课题核心内容的具体概述，集中反映课题的核心与精华。摘要一般是评议专家最先阅读的内容，是专家获取项目信息的第一来源，高水平的摘要通常会给专家留下深刻印象。摘要包括主要方法、研究内容、预期结果、理论意义及应用前景（或预期的经济效益）等，要求准确清晰，逻辑严密，言简意赅。摘要字数一般在400字以内，要认真提炼，反复推敲，字斟句酌。关键词不超过5个。注意摘要和关键词的中英文应保持一致。

（三）项目组主要研究人员

主要研究人员是指在项目组内对学术理念、技术路线的制订及对项目的实施完成起主要作用的人员，在该项科研工作中具体承担任务，并有创造性贡献。项目组成员一般有5～9人，重点项目应有更多的人员参加，至少要有一定数量的高级职称人员。人员构成必须从科研项目的实际需要出发，应包含设计指导者、工作的主要操作者、必要的辅助人员，年龄、技术职称、知识结构以及实验技能人员结构要合理搭配，分工明确，工作不互相重复。常被认为无法完成预定任务而被否决的人员构成情况：中高层次人员过多，缺乏具体承担者；低层次人员过多，不能保证技术的可靠性。如某申请书中项目组成员为6

人，其中5人为教授，1人为副教授，虽然成员学术层次很高，但同行专家认为教授不可能全部参加具体工作，课题缺乏具体承担者，故难以完成预定任务而不予资助。

（四）经费申请表

经费包括研究经费、国际合作与交流经费、劳务费、管理费等。申请者要根据课题研究任务的需要，按照经费的开支范围和有关规定，科学、合理、真实地编制课题经费预算。切忌漫天要价，否则会被认为不实事求是，缺乏信誉或对课题的整个过程和方法缺乏了解，对课题准备不充分而被否决。经费预算部分包括6个方面：

1. 科研业务费。包括测试、计算、分析费，国内调研和参加学术会议费，论文印刷、出版费，仪器有偿使用费及水、电、燃气费。

2. 实验材料费。包括原材料、试剂、药品等消耗品购置费，实验用动植物购置和种植、饲养费，标本、样品、模型采集加工、包装运输费。

3. 仪器设备费。申请项目中专用仪器设备的购置、运输、安装费，自制专用仪器设备的材料、配件购置和加工费，大型仪器、较昂贵的仪器和行政办公设备不在其列。

4. 实验室改装费。实验室改装费是改善资助项目研究的实验条件而对实验室进行的简易改装所需费用，不得将实验室扩建、维修等费用列入其中。

5. 协作费。协作费专指外单位协作承担项目的研究在实验工作中开支的实验经费。

6. 项目组织实施费。指按规定受资助单位提取的管理费，主要用于组织实施中开展的评议、验收和其他活动开支的资料费。

经费预算常见的不合理表现：经费额度过高；经费预算项目过于简单或不全面；无计算根据和理由或叙述笼统，或计算错误；经费安排不当，如有的申请书经费预算中仪器设备的费用占申请金额大部分，使评委认为申请者难以完成任务。

（五）申请书正文

1. 立项依据

（1）研究意义

申请者要阐明拟开展研究项目的充足理由以及理论和学术意义，即项目提出的依据、必要性和可行性，或围绕国民经济和社会发展中的重要科技问题，论述其应用前景。申请者应掌握最新的文献资料，熟悉本研究领域的最新进展。

（2）国内外研究状况的分析

对国内外研究状况的了解程度反映了申请者的科研阅历和能力，因此，申请项目前必须对国内外在该领域的研究现状进行广泛深入的调研，论述国内外的研究成果和进展，并提出目前存在的主要问题和研究的难点，结合已有的工作基础，提出解决问题和难点的方法，为确立研究目标奠定充分的基础。

（3）主要参考文献

紧密结合研究内容，列出查阅的文献中对研究课题理论依据有主要影响的参考文献，要以英文文献为主，结合国内最有影响的进展，或同行知名专家的文献。参考文献的书写要规范，主要引用最近3～5年的文献，以表明本课题紧跟最新研究进展。

（4）项目研究内容、目标、拟解决的问题

①研究内容

研究内容要具体、全面、完整和适度，是为实现研究目标而具体要做的工作，应包括课题研究的范围、内容和可供考核的指标。主要填写准备从哪几个方面来研究论证提出的问题，明确从什么角度、什么范围、什么水平进行研究，每个方面选择什么样的可供考核的技术或经济指标。

②研究目标

研究目标是指课题的核心及目标，是要研究解决的问题焦点，是课题完成后具有显示度的指标，一般要与招标指南和选题相吻合。申请者要根据研究的目的、研究周期和可资助的经费额度确定合理可行的研究目标。研究目标包括最终目标和阶段目标，最终目标是指整个课题研究完成后将达到的目标；阶段目标是将研究周期分解成若干阶段，每一阶段拟达到的目标。阶段目标要围绕最终目标来制订。研究目标应为概括性文字，准确的语言描述，有根据的预测。

③拟解决的关键科学问题

在研究过程中对达到预期目标有重要影响的某些研究因素，以及为达到预期目标所必须掌握的关键技术或研究手段，对项目涉及的关键科学技术问题要有恰当表述，并给出拟定的解决方案。

（5）研究方案及可行性分析

研究方案是指研究内容确定后，为完成该内容而对整个研究工作所做的总体设计。要求设计思路科学、清晰，主要方法先进，研究指标特异，技术路线可行，实施措施具体、明确。完整的研究方案必须结合研究内容，写明采用的研究方法，说明选取什么标准的研究对象，研究哪些内容，通过什么方法和指标进行观察，对实验数据如何统计处理，将采取何种技术路线或工艺流程。书写时一般包括以下内容：

①研究对象

要充分考虑研究对象的敏感性、特异性和稳定性，要体现标准化、集中化和代表性；要估计样本量的大小，确保对象齐全；临床试验应说明研究对象选取的标准，即诊断标准、纳入标准、排除标准；明确样本量的例数和分组以及分组的原则，研究的措施和方法，各组治疗方法和疗程、剂量，不良反应控制和记录，依从性控制和评价，终止的条件及执行等。

②动物实验

应说明选取实验动物的种属、品系及来源、性别、体重、月龄及分级分类等；明确动物分组的原则和方法，造模方法和成功标准，实验给药方法、剂量、疗程、反应处置及记录等。

③实验方法

要说明实验名称，具体实验方法的依据，所用仪器名称和厂家、型号、生产日期及稳定性，制剂的厂家、批号、规格、纯度、剂量，实验条件、操作程序和步骤、中间质控标准，实验数据的记录和保存。若采用的是通用的方法，可不必写明详细步骤，但应写明参照的方法，并将出处附列于参考文献；若有改进或使用创新性的研究方法或手段，一定要详细叙述，并注明改进点、改进依据和改动的原因，采用新方法的优势，改进后的效果及标准和评价。

④技术路线

技术路线是指具体研究的技术路线及进行研究的程序和操作步骤。按研究过程依次叙述，每一步骤的关键点要讲清楚，要具有可操作性。可以时间顺序为主线设计技术路线，也可以研究内容为主线设计技术路线，对于步骤明确、连贯、相互关系紧密的技术路线的表述也可采用流程图或示意图，其中要说明可能遇到的问题和解决办法。技术路线的拟定和展示在很大程度上反映出课题申请人的逻辑思维能力。

⑤数据的采集和统计方法

说明观察各项指标及控制可能出现的混杂因素和误差的方法或措施，说明本项研究统计学设计采用了哪几种数据处理方法及标准，所使用的统计工具及软件名称。

⑥可行性分析

研究方案设计初步完成后，对研究条件、研究基础等进行可行性分析，主要从所选方法是否有利于检验假说，课题组人员的科研能力和对相关技术的掌握程度，技术路线是否清晰，研究条件和财力、物力是否具备等方面进行说明。

2. 项目的特色与创新之处

科学研究的核心是创新，没有创新的项目是没有研究价值的，是否有创新性是衡量项目质量的重要标准。要表明本项目与国内外同类研究在选题、设计、方法、技术、路线、成果、应用方面的特色和独创之处。创新点一般为2～4个，对创新性内容的提出必须科学和严谨。原始创新是指填补空白或颠覆传统的理论、新技术、新方法的发明创造；跟踪创新是指在已有基础上的补充和完善，是现有理论对原有技术、方法进行修改后产生的突破性效果。

3. 研究计划及预期研究结果

（1）研究计划

研究计划是根据项目研究方案对研究内容做的分期研究工作进度公示，用于检查考核指标，一般以三个月或半年为一个工作单元安排计划，各工作单元之间应具有连续性，一个工作单元可并列安排不同分题任务。每一工作单元的研究内容应具体、可行，并有明确和客观的进度考核指标，如观察病例数等。申请人要按照项目的实际情况制订可行的研究总进度和年度计划进度。项目一旦获批，相应的管理部门每年会按对应的研究计划检查科研项目的完成情况，以此决定是否继续拨付经费给予资助。

（2）预期研究结果

预期研究结果是指成果的呈现形式和研究目标的体现。不同类型的课题预期研究结果也不同，一般为研究论文、专著、专利、临床治疗方案，新技术方法、新工艺、标准，新药材、药品、材料、器械、仪器设备、产品等。预期成果要与研究目标和研究内容相吻合，客观、实际地进行预测。

4. 研究基础、条件

（1）研究基础

研究基础是指与本项目有关的研究工作积累和已取得的研究工作成绩，特别是为本项目立项而做的前期工作，包括临床基础、必要的预实验、选择实验方法和建立动物模型等，以及发表的相关论文论著、获奖情况。应实事求是地阐述已取得的科研成果与申请项目之间的联系。

（2）研究条件

研究条件是指研究人员的学术水平和科研条件。已具备的基本实验条件和技术条件，包括利用国家重点实验室和部门开放实验室的情况，已有的协作条件，原材料及加工条件，已从其他渠道得到的经费支持等。如果本单位尚缺少某些实验条件，应提出拟解决的途径，提倡利用国家重点实验室和部门重点实验室已有的实验条件。良好的工作条件是完成项目和取得高水平成果的保证，因此应对项目可利用的实验设施进行介绍。

5. 申请人简介及科研水平

（1）申请人简介

简介主要有申请人和项目组主要参与者的学历和研究工作简历，近期已发表的与本项目有关的主要论著目录和获得学术奖励情况，以及在本项目中承担的任务，以反映研究团队的研究能力和技术水平。论著目录要求详细列出所有作者、论著题目、期刊名或出版社名、年、卷（期）、起止页码等；奖励情况也需详细列出全部受奖人员、奖励名称等级、授奖日期等。

（2）申请者正在承担的科研项目

应列出项目的名称及编号、课题来源、起止年月以及负责的内容等，有助于评议专家对申请者的科研能力以及从事本课题研究的时间精力做出综合判断。

（3）已承担的科研项目

应如实反映项目的名称编号、经费来源、起止年月，还要简要阐述项目的完成情况，必要时列出已发表的论文专著，已取得的科研成果和奖励等。以往科研课题中取得的研究成果有助于提升申请者的科研竞争力，可获得优先资助。

6. 经费申请说明

科研经费申请要根据课题研究任务的需要，按照经费开支范围规定，科学、合理、真实地编制。经费开支要有充足理由，数额要包含经费总额、开支项目、拨款计划，对主要开支项目进行说明。

7. 其他附件清单

随纸质申请书一同报送的附件清单，按要求填写。

8. 签字盖章

申请人、项目组主要成员、依托单位及合作研究单位对所申报项目的真实性，保证项目研究的顺利实施和开展工作给予条件支持等进行承诺并签章。有合作单位的科研项目，合作双方应本着“公平、平等、互利”的原则，签署合作协议书，明确工作任务和内容，明确知识产权归属，科研成果效益分成。

填写申请书就像高考答卷一样，必须很好地审题，正确填写好每一项内容，不能答非所问，避免出现漏洞。填写内容应力求完整、精练，力求做到完美无缺。申请者对申请书中的任何一个环节的疏忽都可能导致竞争的失败。在项目申请书上要回答以下四个方面的问题：(1) 想要做什么？即研究的具体内容和研究目标。(2) 为什么要做？即立项依据，研究的目的和意义。(3) 如何去做？即研究路线和具体实施方案。(4) 为什么能做？即研究工作基础和已具备的科研能力和研究工作条件。

第三节　医学科研课题的实施

医学科研课题需经过认真规划，才能在有限的人力、财力和时间内完成课题任务书所预期的目标。对课题进行有效的管理，按期完成任务书各个阶段的考核指标，是科研课题顺利完成的保障。本节将着重介绍医学科研课题的实施。

一、医学科研课题的实施管理

(一) 科研项目管理

单位科技管理部门对本单位所有科研项目进行管理，每年编制并下达本单位年度科研项目计划。科研项目组必须按年度科研计划和实施方案进行科研工作，并接受上级有关部门和单位主管部门的监督，按要求填报年度进度表。发表的科研论文、论著及获得的科研成果应标注资助单位、项目名称及编号。

(二) 科研项目负责人制

项目负责人对项目实施过程、经费使用、项目进度、成果登记和申报、知识产权保护以及项目研究资料的真实性和完整性负责。项目负责人有权对项目成员进行调整，有权在规定的范围内支配经费，有权决定研究成果的署名及排序，有权决定所获奖金的分配。项目负责人一般不得代理或更换。

（三）科研项目经费管理

各类科研项目经费必须划入所在单位财务部门的科技账户，实行专款专用，严格按预算执行，严禁挪用。项目经费使用必须遵守国家有关部门和单位的财务制度，单位财务、审计、科技管理部门有权对项目经费的使用进行审核与监督。

二、医学科研项目的开题报告

开题报告是将科研项目的实施方案或是已经进行的预备实验结果向专家组汇报，获得修改意见，促使研究人员理清研究思路，完善研究实施方案的过程。

（一）开题报告的程序和要求

科研课题获得批准后，项目组应确定开题报告时间，进行开题报告书面材料准备，举行开题报告会，由专家组对开题报告评审并提出修改意见，科研项目组根据修改意见对科研项目实施方案进行修改后，再启动科研项目的实施。

（二）开题报告的主要内容

开题报告包括研究名称、立题背景和依据、目的和意义、文献综述、研究方案和可行性分析、医学统计学方法、完成课题需要的条件、创新点、研究工作进度计划、经费预算等。

三、医学科研课题的实施方案

课题实施方案是科研课题负责人根据申请书制订的科学、规范的实施方案，是课题研究顺利开展的前提和保障。实施方案主要由以下几个部分构成：

（一）课题名称

课题名称与科研项目申请书相同，并且不能更改。

（二）课题提出依据

根据科研项目申请书的基本依据进一步细化，一般包括三个方面：课题提出的背景，研究目的、意义，完成课题的条件分析。

（三）研究目标

研究目标要与科研项目申请书一致。

（四）研究内容

根据科研项目申请书研究内容，结合开题报告的专家意见，对研究内容进一步细化，使其更明确、具体，具有更强的可操作性。

（五）课题研究实施步骤

要明确研究的具体时间和详细步骤，制订每个阶段的起止时间及研究内容，便于课题实施和考核。

（六）预期研究成果

课题预期研究成果包括研究报告、论文、专著、物化成果等。

（七）课题研究组织机构和人员分工

科研课题负责人要明确课题组人员的分工，落实工作任务及时间。

（八）保障措施

保障措施包括课题研究的领导、管理、人员准备、经费来源、实验环境、奖惩制度等。

四、医学科研课题的结题与鉴定

科研课题的最后环节是撰写结题报告，即客观、准确、实事求是地总结课题的研究过程，介绍取得的研究成果及其科学价值和实际意义，围绕研究线索提出后续研究的设想，或展望课题成果对社会经济等可能产生的影响。项目按计划完成研究后，要提交研究工作的原始资料、总结报告、结题（验收）表、经费使用情况、归档证明或科技成果鉴定申请表，经单位科技管理部门审核批准后呈报相关部门。

（一）科研项目结题

1. 结题报告

结题报告也称为研究工作报告或总结，是专门用于科研课题结题验收的实用性报告类文体，是研究者在课题研究结束后对研究过程和结果进行客观、全面、实事求是的总结，也是科研课题结题验收的主要依据。结题报告要根据科研项目申请书和实施方案，将科研过程中所作的工作进行回顾、梳理、归纳、提炼、总结。需要从以下三个方面进行总结：

（1）选题的背景及意义

这一部分要回答“为什么要选择这项课题进行研究”的问题，即项目提出的背景和研究此项课题的理论意义和现实意义。应简明扼要地阐述立项依据及课题的科学价值，包括前期实验基础、理论假设、课题的研究意义和研究前景等。

（2）研究过程

这一部分要回答“如何进行这项课题的研究”的问题，着重阐述研究的理论依据、目标、内容、方法、步骤等。介绍研究的主要过程，主要包括研究目标和研究内容。应具体和明确地介绍研究目的和研究内容，清晰地表明研究所要达到的最终目的和采用的方法、手段，避免空洞或偏离主题。

（3）研究结果和课题成果

这一部分要回答“课题研究取得哪些研究成果”“课题存在哪些问题和今后设想”等问题，也是整个结题报告的主要内容。研究结果应以研究内容为主线进行阐述，并对结果进行客观分析。研究结果一般以图表方式表示，但必须以真实的原始实验数据为基础。课题成果是评价课题研究成败的关键，是衡量课题预期目标是否实现的主要标准之一。主要包括实际成果，如研究论文、科研奖励、专利或人才培养情况；理论成果，如项目产生的新发现、新观点、新认识和新方法等；应用成果，指某些具有应用价值的成果，如新的药物、疫苗和技术等。另外，还应对课题实施过程中存在的主要问题和有待改进的事宜加以说明，并分析出现这些问题的原因和探讨解决这些问题的方法。此外，还应根据项目取得的进展提出今后的工作设想，最后对课题研究成果的应用前景进行展望。

2. 研究技术报告

研究技术报告是指该项科研工作的实施过程中具体的技术方案、技术特征和技术结果，总体性能指标与国内外同类技术的比较、技术难度、技术成熟度，对社会、经济发展和科技进步的推动作用，推广应用情况及条件和前景，课题研究存在的主要问题和下一步的改进方法及今后研究的设想。该部分要包括研究图表，发表的论文、专著，申请的专利、项目推广应用证明。

（二）科技成果鉴定

科技成果鉴定是指有关科技行政管理部门聘请同行专家，按照规定的形式和程序，对列入国家和省、市有关部门科技计划的科技成果进行审查和评价，并得出相应的结论。其目的是正确判别科技成果的质量和水平，促进科技成果的完善和科技水平的提高，加速科技成果的推广应用。

1. 申请鉴定条件

申请科技成果鉴定需满足以下条件：已完成科研计划任务书规定的任务；不存在科技成果完成单位或者人员名次排列等权属方面的争议；技术资料齐全，并符合档案管理部门的要求；具有经国家有关部门认定的科技信息机构出具的查新结论报告。

2. 鉴定申报程序

科研项目组按期完成任务后，由项目负责人根据对该项目作出直接贡献的大小，在明确研究单位和主研人员排序情况下，提出成果鉴定申请。科研课题由科技管理部门指导完成鉴定工作。

3. 申请科技成果鉴定具备的材料

申请科技成果鉴定应具备的材料：科技成果鉴定申请表，科研计划任务书或合同书，研究工作报告（结题报告），研究技术报告（设计工艺图表），国家、省认定的测试单位出具的分析测试报告及重要试验、测试记录，具有科技查新资格的科技信息机构出具的查新报告，质量标准（国家标准、行业标准、经质量技术监督部门备案的企业标准）和标准化审查报告，经济效益分析报告，用户使用情况报告（使用情况证明），环境监测报告，行业主管部门要求出具的其他材料。

4. 成果鉴定工作

科研成果鉴定由科技部或者省、市科技厅以及国务院有关部门的科技成果管理机构负责组织，必要时可以授权省级人民政府有关主管部门组织鉴定，或者委托有关单位主持鉴定。

(1) 鉴定形式

会议鉴定是指由同行专家采用会议形式对科技成果作出评价；函审鉴定是指同行专家通过书面审查有关技术资料对科技成果作出评价；检测鉴定是由专业技术检测机构通过检验、测试性能、指标等方式，对科技成果进行评价。

(2) 鉴定内容

鉴定的主要内容有是否完成计划任务书要求的指标；技术资料是否齐全完整，并符合规定；应用技术成果的创造性、先进性和成熟程度；应用技术成果的应用价值及推广的条件和前景；存在的问题及改进意见。

(3) 鉴定程序

遴选鉴定专家组，召开专家鉴定会，形成鉴定证书；由组织鉴定单位颁发“科学技术成果鉴定证书”；科技成果鉴定完成后归档。

五、科技成果

科技成果是指通过科学研究，经同行专家确认具有学术理论意义或实用价值的创造性结果，包括新理论、新发明、新见解、新药物、新方法、新技术、新器械、新工艺、新产品以及专利、论文和专著等。

国家自然科学基金成果注重理论创新，其论文应在国内外一些重要刊物上发表，并注明由国家自然科学基金委员会资助，对项目形成的成果要关注被EI、SCI、ISTP等检索的情况。

(一) 科技成果登记

单位科技管理部门负责科技成果的结题（验收）、鉴定、成果登记、申报奖励、推广转化等方面的组织管理工作，科研课题负责人负责具体登记工作。科技成果鉴定后，应在3个月内到省级科技成果档案馆进行成果登记。科技成果登记需报送的资料有：科技成果登记表、科技成果鉴定证书、科技成果鉴定申请表及有关技术资料，科技成果登记表电子文档。

(二) 科技成果报奖

凡通过成果鉴定并在规定时间内完成登记的科技成果均有资格申请国家、省、市等各级各类科技成果奖励的种类。科技成果奖励主要有：(1) 国家最高科学技术奖。每年授予人数不超过2名，获奖者必须在当代科学技术前沿取得重大突破或者在科学技术发展中有卓越建树，在科学技术创新、科学技术成果转化和高技术产业化中，创造巨大经济效益或者社会效益。(2) 国家自然科学奖。授予在基础研究和应用基础研究中阐明自然现象、特征和规律，作出重大科学发现者。(3) 国家技术发明奖。授予运用科学技术知识作出产品、工艺、材料等重大技术发明者。(4) 国家科学技术进步奖。授予在应用推广先进科学技术成果，完成重大科学技术工程、计划、项目等方面作出突出贡献者。(5) 中华人民共和国国际科学技术合作奖。授予对中国科学技术事业作出重要贡献的外国人或者外国组织。(6) 部、省级科学技术进步奖。(7) 厅（局）级科学技术进步奖。(8) 社会力量奖。

申请者按规定格式和要求填写科技奖励申报书或推荐书及其附件，并按限额及对项目贡献大小确定项目主要完成人和主要完成单位排序（一般应与鉴定证书一致），经科技管理部门审核，单位签署意见并盖章后统一上报。

（三）科技成果推广转化

科技成果推广转化是单位或科技人员对具有自主知识产权的科技成果所进行的开发应用、推广，发展新产业活动直至形成新产品、新工艺、新材料。成果完成者有推广转化的权利和义务。参与科技成果转化的单位和个人，应当遵循自愿、互利、公平、诚实、信用的原则，维护单位声誉，依法按照合同的约定，享受权益、承担责任。科技成果完成单位与其他单位合作进行科技成果转化的，应当由合同约定该科技成果有关权益的归属。科技成果转化中的对外合作，涉及国家秘密事项的，要依法按照规定的程序事先经过批准。科技成果转化中的知识产权受法律保护，并注意界定职务发明与非职务发明。鼓励科技成果作为无形资产作价入股参与科技成果转化。科技成果持有者可以采用下列方式进行转化：(1) 自行投资实施转化；(2) 向他人转让该项科技成果；(3) 许可他人使用该项科技成果；(4) 以科技成果作为合作条件，与他人共同实施转化；(5) 以科技成果作价投资，折算股份或出资比例。

六、专利申报

专利（patent）通常是指一个国家或地区的专利行政部门对申请人就一项发明创造提出专利申请后，经依法审查合格，向申请人授予的在规定的时间内对该项发明创造享有的专有权。专利是世界上最大的技术信息源，约占世界科技信息量的95%。

（一）专利的类型

依据我国《专利法》，专利包括发明专利、实用新型专利和外观设计专利。

1. 发明专利

根据我国《专利法》第二条的定义，该类专利是指对产品、方法或者其改进所提出的新的技术方案，是《专利法》保护的主要对象。

发明是一项新的技术方案，是利用自然规律解决生产、科研、实验中各种问题的技术方案，一般由若干技术特征组成。发明分为产品发明和方法发明两大类型。产品发明包括所有由人创造出来的物品，方法发明包括所有利用自然规律发明创造的方法。发明专利保护的不仅是产品本身的结构、组成、配方等，还可以保护产品的生产工艺即产品制造方法。

2. 实用新型专利

实用新型专利是指对产品的形状、构造或者其结合所提出的适于实用的新的技术方案。同发明专利一样，实用新型专利保护的也是一个技术方案。但实用新型专利保护的范围较窄，它只保护有一定形状或结构的新产品，不保护方法以及没有固定形状的物质。实用新型的技术方案更注重实用性，其技术水平较发明专利要低。多数国家实用新型专利所保护的都是一些比较简单的、改进性的技术发明。

3. 外观设计专利

外观设计专利指对产品形状、图案或者其结合以及色彩与形状、图案的结合所作出的富有美感并适于工业应用的新设计。

（二）生物医学研究科研中专利申请的重要性

生物医学研究具有高科技、高投入、高风险以及高效益的特点，因此生物医学科研成果的申请尤为重要。对于那些有专利属性和产业化前景的研究结果，如果以论文形式提前发表，就等于主动放弃了法律赋予的权利，将国家投入的资金和研究团队的创造性工作换来的科研成果无偿地奉献给世界。对于单位本身来说，科研成果的专利申请与保护也十分重要。只有这样才能依法享有专利带来的经济效益和社会效益，继续开展新的科研项目，形成良性循环。而对医学科研工作者来说，通过专利申请和授权后的依法公布可以实现自我价值、医学技术信息资源共享，避免重复研究和资源浪费。

（三）专利申请的步骤

1. 确定专利申请的类型

由于三种不同类型专利的保护对象、审批方式、审批程序、保护年限有所不同，因此，专利申请前要有针对性地选择专利申请的类型。专利代理人一般会提供有价值的建议。

2. 职务发明与非职务发明的界定

根据我国《专利法》第六条规定，执行本单位的任务或者主要是利用本单位的物质技术条件所完成的发明创造为职务发明创造。职务发明创造申请专利的权利属于该单位；申请被批准后，该单位为专利权人。非职务发明创造，申请专利的权利属于发明人或者设计人；申请被批准后，该发明人或者设计人为专利权人。

3. 专利申请文件的撰写

（1）说明书

说明书应当对发明专利或者实用新型专利作出清楚、完整的说明，以便所属技术领域的一般技术人员能够按照说明书的描述不通过任何创造性劳动而实现。必要的时候，应当附图。说明书摘要应当简要说明发明或者实用新型专利的技术要点。

（2）权利要求书

权利要求书应当以说明书为依据，清楚、简要地限定专利保护的范围。权利要求书是申请人向国家申请保护其发明创造及划定保护范围的文件，一旦批准就具有法律效力。权利要求书中应体现发明创造的新颖性和创造性，是判断发明创造所要求的保护范围的依据，是发明技术方案申请人的利益所在，因此是专利申请文件的核心。

（3）请求书

请求书记载了发明的名称、发明人或者设计人的姓名、申请人姓名、地址及其他事项。

4. 专利申请与审批

包括专利受理、初步审查、公布审查以及专利授权等。发明专利的申请流程通常是：申请—初步审查—公开—实质审查—授予专利权。实用新型和外观设计的申请流程则为：申请—初步审查—授予专利权。

（四）专利的维护

1. 专利保护期限

发明专利权的保护期限为自申请日起 20 年，实用新型专利权和外观设计专利权的保护期限均为自申请日起 10 年。专利权人应当自被授予专利权的当年开始缴纳年费。

2. 专利权的终止

专利权终止是指专利权因某种法律事实的发生而导致其效力消灭的情况。专利权的终止有两种情况：因保护期限届满而终止，即专利因其保护期限届满而终止其效力；另一种是专利权在保护期限届满前终止，如没有按照规定缴纳年费或专利权人以书面声明放弃其专利权。

（五）专利的转让方式

专利转让是指专利权人即转让方将其发明创造专利的所有权或将持有权移转受让方，受让方支付约定价款，并订立合同。通过专利权转让合同取得专利权的当事人，将是新的合法专利权人，同样也可以与他人订立专利转让合同、专利实施许可合同。专利转让方式分主动许可和被动许可方式两种。主动许可又分为独家许可、独占许可、普通许可，被动许可则包括计划许可和强制许可。

（六）专利的侵权纠纷与处理

1. 专利的侵权行为

专利的侵权行为有专利实施的侵权和对标记的侵权。其中，专利实施的侵权是指未经专利人许可，以生产经营为目的，制造、使用或销售专利产品或者使用其专利方法等。对标记的侵权是指未经专利人许可，在自己的产品、广告宣传和技术合同书上标记专利权人的专利号，伪造或者变造他人的专利证书、专利文件或者专利申请文件也属于此类侵权行为。

2. 侵权应承担的法律责任

假冒专利的，除依法承担民事责任外，由管理专利工作的部门责令改正并予公告，没收违法所得并处违法所得 4 倍以下的罚款；构成犯罪的，依法追究刑事责任。

3. 专利侵权的处理

（1）专利机关的处理

专利机关如知识产权局等收到专利侵权纠纷处理请求材料后，依法进行审查和处理，包括责令侵权人停止对专利的侵权，并赔偿损失和恢复专利权人的信誉等。

（2）诉讼

《中华人民共和国专利法》规定，引起专利纠纷的，由当事人协商解决；不愿协商或者协商不成的，专利权人或者利害关系人可以向人民法院起诉，也可以请求管理专利工作的部门处理。管理专利工作的部门处理时，认定侵权行为成立的，可以责令侵权人立即停止侵权行为，当事人不服的，可以自收到处理通知之日起15日内依照《中华人民共和国行政诉讼法》向人民法院起诉。

七、科技成果推广应用和转化的注意事项

（一）被推广应用和转化的成果应具有科学性和可靠性

被推广应用和转化的科技成果应对医药卫生事业的发展有重要意义，对提高预防、保健、诊断、治疗、康复和优生优育技术水平等有显著的推动作用。另外，被推广的成果应当是近期取得的技术先进、成熟可靠和适用范围较广的项目，并已通过科技成果鉴定，或已获专利权，或获得过政府科技奖励。

（二）遵守相应的法律法规

在推广应用和转化工作中，应当遵守法律，维护国家利益，不得损害社会公共利益。如果科技成果转化关系到国家安全和利益，一旦泄露将会削弱国家的防御和治安能力，影响我国技术在国际上的先进程度、竞争能力和独有性时，应该遵循我国科学技术保密的规定。属于技术出口的，应按照《技术出口项目技术审查暂行规定》等执行。有关技术转让、技术咨询、技术服务、技术培训、技术开发、专利实施许可证贸易、技术入股、创办科技产业等的，应按照《中华人民共和国促进科技成果转化法》《中华人民共和国技术合同法》《中华人民共和国专利法》《关于企业所得税若干优惠政策的通知》等有关法律、法规执行。

（三）增强知识产权保护意识

由于知识产权在国际经济竞争中的重要性，越来越多的国家实施了保护知识产权战略。面对国际上对知识产权保护的重视和我国在经济全球化条件下面临的知识产权形势，我国应该制定知识产权有关的国家战略以保护国家的技术安全，促进国内的自主创新能力和防止国外垄断企业的知识产权滥用。在科学研究中不能只注重科技成果的鉴定、论文发表、申请评奖，而轻视了申请专利，应该把科技人员的思想观念转变到市场经济的轨道上来，按照市场经济规律办事，减少无形资产的流失。在科技成果的推广应用和转化工作中，在自觉维护各方合法权益的同时，要避免和防止侵犯他人知识产权的行为发生。

医学科研课题的实施是将科研想法付诸实践的科学活动，是在相关部门的监督和管理下，按照项目申请书内容，完成预期的课题目标，解决医学领域的相关问题的实践过程，在此过程中产生的基础理论、专利成果等将对推动医学的发展和解决医疗卫生领域的问题提供理论指导和技术支持。

（朱艳萍）

第五章　医学科学研究报告的撰写

第一节　中文医学科研论文的撰写

医学科研论文是医学科研工作者对自己所从事的科研工作及取得的科学研究成果进行的详细报道，是研究者取得科研成果的重要标志，也是进一步获得研究课题资助或科技奖励的重要依据。医学科研工作者只有具备较高水平的论文写作能力，才能对自己工作中所取得的成果进行及时、准确的记录，不断发现和解决问题，进一步提高科研和医疗水平。

医学科研论文有多种分类方式，从论文的资料来源、论述内容、体裁等来看主要有以下几类：论著、文献综述、病例报告或临床报告、述评或编者按、简讯或简报、读者来信及其他。

1988 年 1 月开始实施的《科学技术报告、学位论文和学术论文的编写格式》是中华人民共和国国家标准局颁布的国家标准，此标准统一了科学技术报告、学位论文和学术论文的撰写和编辑格式。标准中对学术论文的定义是：某一学术课题在实验性、理论性或观测性上具有新的科学研究成果或创新见解和知识的科学记录；或是某种已知原理应用于实际中取得新进展的科学总结，用以提供学术会议上宣读、交流或讨论；或在学术刊物上发表；或作其他用途的书面文件。因此，撰写论文是体现研究成果的重要手段，展示临床和研究水平的平台，获得研究经费的重要基础。

一、中文医学科研论文的结构

1976 年，国际医学期刊编辑委员会（International Committee of Medical Journal Editors，ICMJE）在加拿大温哥华举行会议，规范了生物医学期刊的编排格式，被称为“*Uniform Requirements for Manuscripts Submitted to Biomedical Journals*：*Writing and Editing for Biomedical Publication*”。整个条例在 1997 年作了修改，并在此后多次更新，最近一次更新是在 2010 年。该格式目前已经成为国际性医学生物学期刊普遍采纳的格式。我国国家技术监督局参照国际标准于 1992 年颁布了科学技术期刊编排格式的推荐标准 GB/T 3179－92，之后更新为 GB/T 3179－2009。

医学科研论文的结构有文题（Title）、作者（Author）及作者单位（Affiliation）、摘要（Abstract）、关键词（Keywords）、论文主体（Manuscript）、致谢（Acknowledgements）和参考文献（References）等。其中论文主体是文章的主要部分，观察和实验类文章的正文通常（但非必须）有若干部分，分别为引言（Introduction）、方法（Methods）、结果（Results）和讨论（Discussion）。

二、中文医学科研论文的论文文题

论文文题是文章的“标签”，是文章最精华的部分，应以最恰当、最简明的词语直接反映文章的核心内容，吸引编者和读者的注意。

（一）文题特点

论文文题的主要特点是用简明、准确的语言反映文章的创新点或核心内容，从而引起读者的阅读兴趣。拟写文题有以下几种方式：

1. 直接点题式：将论文结论点明，便于读者快速了解论文内容。

2. 介绍研究目的式：只列出研究手段和研究对象，不涉及研究结果，使读者有兴趣继续阅读。

3. 提出问题式：将所关心的研究目标以问题的形式提出，可使文章所研究的内容一目了然。

4. 介绍研究领域式：可将主要关键词直接提出，使文题更醒目、更吸引人、更有趣，但不能带有感情色彩。

（二）撰写文题的要求

撰写文题的要求主要包括两点：首先是格式要求。不同的期刊对文题可能有不同的要求，作者需在写作时查询拟投稿期刊的“作者须知”或“投稿须知”，以免因格式不符而被退回修改。其次为书写要求。文题应力求简明扼要地反映出文章主题，以平实语气描述，不应使用表示谦虚的副词或者带有过多的感情色彩。同时要考虑阅读对象，选择合适内容。文题中应包含研究领域，尽量使用关键词，便于检索系统进行归类。专有名词不宜过多。为便于学术论文进行国际间交流和检索，应配有外文（多用英文）题名。外文题名一般不宜超过10个实词。

三、中文医学科研论文的作者署名和作者单位

（一）作者署名

所谓作者是指选定课题和制订研究方案、直接参加全部或主要研究工作，并作出主要贡献者，以及参与论文撰写并能对内容负责的人。仅参与获得科研基金、收集资料和一般管理者不宜列为作者。其中第一作者（First author）是课题主要观点的拥有者，同时也是科研课题的具体操作者和文章的主要执笔者（特殊情况除外）。通信作者（Corresponding author）是处理投稿和承担答复审稿意见等工作的主导者，是对研究论

文全面负责的责任人和论文知识产权所有者的代表。共同作者（Co-author）是指在研究中起着相同或相似的作用，共同对论文的科学性承担责任。合作研究前应签署相关的协议书，其中应包括对研究成果共享的明确规定，以及研究成果成文后署名和排序的相关原则，以免引起不必要的版权纠纷。外籍作者常见于归国留学人员的论文中。研究论文在国外学习期间得到导师的指导，或与外籍研究人员共同研究，或收集国外临床和科研数据，在国内投稿时，应根据作者的定义，同时署外籍作者名。外籍作者的责任和权利同国内作者，并应附外籍作者本人的授权书，即同意对文章负责。

（二）作者单位

论文署名同时，须列出作者的工作单位、地址、邮政编码等，或依照投稿期刊的“投稿须知”或“作者须知”，提供要求的全部信息，脚注于题名页。写明作者单位和通信方式有助于作者和读者间的进一步交流，同时也能使读者对完成单位的研究条件和资料来源有所了解。

（三）资助的科研基金

凡属基金项目的论文，需在文题末右上角标识“*”号，同时在题名页页脚处注明基金项目名称和编号，并附寄其复印件，便于文献检索和读者了解作者的研究方向和动态。

四、中文医学科研论文的摘要

摘要又称内容提要或文摘，是以提供文献内容梗概为目的，不加评论和补充解释，简明、确切地记述文献重要内容的短文。

（一）摘要的特点

1. 论文中被阅读频率最高的部分，因此需具有独立性和概括性，即不阅读全文就能获得必要的信息。

2. 论文中最重要的部分，便于制作二次文献及收入数据库。

3. 摘要是结构完整的短文，可以独立使用，可以被引用，可以用于工艺推广。

4. 摘要内容应包含与论文同等量的主要信息，供读者确定有无必要阅读全文，也供文摘等二次文献采用。

5. 限于出版篇幅，中文摘要通常要求极其简短，严格控制字数。中华医学会系列期刊的论著需附中、英文摘要，中文摘要字数控制在250字左右，英文摘要应稍详细一些，在400个实词左右。

（二）摘要的格式

摘要的格式应包含目的、方法、结果及结论四部分。各部分冠以相应的标题，并以1～2句成文。

（三）摘要的具体要求

1. 忠实地反映科研论文的实际情况和真实结论，即必须具备真实性和科学性。

2. 必须简洁、明了，力戒空泛。对研究采用的创新方法应鲜明地列出，列出研究所得结果中必要的资料和数据，并有鲜明的结论。

3. 摘要应采用第三人称撰写，不引用文献，不加评论和解释。

4. 用词规范，首次出现的缩略语、代号等应给出全称。

5. 摘要中不用图、表、化学结构式、非公知公用的符号和术语。

6. 学术论文的摘要一般置于题名和作者名之后、正文之前。

五、中文医学科研论文的关键词

（一）概念

论文的关键词是文献标引的一种形式，是直接从论文的标题、摘要或文章其他内容中抽出来的，能反映论文主题概念的词或词组。

（二）关键词类型和来源

关键词主要有两种类型：①叙词，规范词，指收入《汉语主题词表》《医学主题词表》等词表中可用于标引文献主题概念的规范化词或词组；②自由词，新技术、新学科中新产生的，尚未被主题词表收录的名词术语，也可作为关键词标引。关键词可以从文章的题名、摘要、层次标题或文章其他内容中抽取。

（三）关键词的选取要求

一篇论文应选取 3～8 个关键词。

六、中文医学科研论文的引言

（一）引言的概念

引言也称概述、介绍、绪论，是正文开始部分介绍论文背景材料的文字，目的是引导读者进入论文的主题，对读者阅读论文有导读作用，具有纵览论文全局的重要地位。

（二）引言的格式

引言在结构上包括三部分：研究领域的现状，存在的问题或迫切需要解决的问题，解决方法。

（三）引言的内容

其内容主要包括：指出所探讨主题的本质和范围，介绍研究背景和提出问题，阐述研究目的。

七、中文医学科研论文的材料与方法

材料与方法是医学科研论文中论据的主要内容，是阐述论文、引出结论的重要步骤。各期刊可能采用不同方式命名，大多数方法包括以下内容：研究对象、方案设计、干预措施（对研究对象作了何种处理）、干预结果评价（采用何种方法评价处理结果）和资料分析（使用的统计方法）。

（一）撰写的内容

文章中此部分内容应包括以下几个方面：

1. 研究对象

医学科研的研究对象大多数是人和动物，也可以是器官、组织与细胞，也有将药用植物、矿物等列为研究对象的。如研究对象是患者，应说明患者来源，是同一医院资料还是多医疗中心的资料，来自住院还是门诊，同时必须将病例数、性别、年龄、职业、病因、病情等加以介绍。研究内容如与职业有关，应详细说明职业类别及危险因素暴露时限；研究对象年龄跨度大时，平均年龄常不能正确反映发病情况，需增加中年龄，较客观地反映发病情况。研究对象为实验动物时，应明确表述动物的名称、种类、数量、来源、性别、年（月）龄、遗传学及生理学状态特征、微生物控制级别以及饲养条件、膳食或饲料的构成及配制方法。研究对象为微生物或细胞时，应明确描述微生物或细胞的种、型、株、系及其来源，培养条件以及实验室条件。

2. 研究方法的要求

研究方法应符合以下几点要求：①交代动物品种、品系、遗传背景、微生物学质量、体重、性别，并明确等级、有无质量合格证；②必要时应描述饲养情况（如饲料类型、营养水平、照明方式、温度、湿度要求）；③出于伦理要求，应单独交代动物处理方式。对研究试剂和仪器，需交代所用试剂的来源和规格、仪器型号等，既增加文章的可信度，也方便其他研究者重复类似实验。

（三）撰写的具体要求

在撰写时应按照以下原则进行：

1. 分层级描述。

2. 强调方法的可重复性、科学性和严谨性，保证其他研究者能顺利复制实验。

3. 方法中不应包括得到的研究数据，这些内容应在结果中描述。

4. 对研究新诊断方法的论文，要注意交代正常值如何规定，该诊断方法如何具体进行，受试对象是否包括了各类不同患者（病情轻重、有无合并症、诊疗经过等），受试对象及对照者的来源（如不同级别的医院某病患病率及就诊率可能不同）等。

5. 要征得受试者知情同意。

八、中文医学科研论文的结果及讨论

（一）结果

结果是论文的核心部分，是科学研究经过统计学验证得到的发现，是科学研究提出问题的答案。结果部分撰写的具体要求如下：

1. 数据准确

结果中病例数应与入选研究对象时的病例数相同，如有不一，应描述剔除或失访病例数和原因。论文中的数据必须严格、严谨。常有论文在病例数统计时因为疏忽导致前后不一，使读者对文章的真实性产生怀疑。

2. 避免列出与研究课题无关的数据

医学科研过程常是一个系列化的研究过程，其间得出众多研究数据，并从各个不同角度来验证科研假设，研究者需列出与研究论文相关的精简数据和观察指标。

3. 总结归纳

不应将研究过程中所得到的各种原始材料和数据进行简单罗列，需将经过统计学分析的结果用陈述句表达。

4. 适当使用图表

图表可使文字表达简洁明了，防止赘述。文字描述和图表表达的内容避免重复，同时应注意图表表达应符合统计学要求。

5. 经统计学检验的数据，应同时报道 95%可信区间和 p 值，不能只报 p 值。

（二）讨论

讨论是对研究结果进行评价、阐明和推论，用来强调研究的主要发现和结果的重要性，与引言遥相呼应。对得出的结果进行分析，而非重复叙述在引言或结果部分中已详细描述过的数据或其他资料。

九、中文医学科研论文的致谢和声明

（一）致谢

被致谢者主要包括对研究提供技术协作、临床病例、特殊设备（如自制试剂、仪器等）的个人或单位，对研究提供便利条件或研究资金的单位或个人，临床研究中协助诊断或对研究方案提出重要建议者，给予转载引用权（如图片、资料、设想）的个人或单位，在文章的文字处理、图片制作等工作中提供帮助者。

致谢时应将知名专家列入致谢名单中，以扩大文章的影响力，增加发表机会；也应避免出于某种目的，故意忽略在研究中给予大力支持的人员，特别是在课题设计方案、设想上提供帮助者。

（二）声明

声明（Statement）主要用来通告研究项目是否存在利益冲突。需要声明的有以下情况：研究的公正性是否受到提供支持的利益集团的影响；对某些涉及专利、版权转让等问题，以及研究中的医学伦理问题，如关系到文章的法律问题，也需作出明确表态。

十、中文医学科研论文的参考文献

（一）要求

引用的参考文献必须是研究领域中的经典文献，并对该论文中的观点或结论起参考作用。限于篇幅，通常只列出关键性文献。参考文献必须忠实反映作者的真实观点；引用近五年的文献应占50%以上；只引用已经公开出版，且在文中直接引用对论文起点睛作用的主要文献；不引用摘要作为参考文献；研究者未阅读过的文献不能引用。

（二）格式

参考文献的编写应参照GB/T 7714—2015《信息与文献　参考文献著录规则》要求，其规定："顺序编码制"和"著者—出版年制"两种参考文献的著录方法为我国参考文献著录的国家标准。各类文献的著录格式如下：

1. 专著包括以多种载体形式出版的普通图书、古籍、学位论文、会议文集、汇编、多卷书、丛书等。著录格式：主要责任者．题名：其他题名信息［文献类型标识/文献载体标识］．其他责任者．版本项．出版地：出版者，出版年：引文页码．［引用日期］．获取和访问路径．数字对象唯一标识符．

2. 专著中的析出文献著录格式：析出文献主要责任者．析出文献题名［文献类型标识/文献载体标识］．析出文献其他责任者//专著主要责任者．专著题名：其他题名信息．版本项．出版地：出版者，出版年：析出文献的页码．［引用日期］．获取和访问路径．数字对象唯一标识符．

3. 连续出版物著录格式：主要责任者．题名：其他题名信息［文献类型标识/文献载体标识］．年，卷（期）一年，卷（期）．出版地：出版者，出版年．［引用日期］．获取和访问路径．数字对象唯一标识符．

4. 连续出版物中的析出文献著录格式：析出文献主要责任者．析出文献题名［文献类型标识/文献载体标识］．连续出版物题名：其他题名信息，年，卷（期）：页码．［引用日期］．获取和访问路径．数字对象唯一标识符．

5. 专利文献著录格式：专利申请者或所有者．专利题名：专利号［文献类型标识/文献载体标识］．公告日期或公开日期．［引用日期］．获取和访问路径．数字对象唯一标识符．

6. 电子文献著录格式：主要责任者．题名：其他题名信息［文献类型标识/文献载体标识］．出版地：出版者，出版年：引文页码（更新或修改日期）［引用日期］．获取和访问路径．数字对象唯一标识符．

（三）参考文献著录中需要注意的问题

1. 按著者—出版年制组织的参考文献表中的第一个著录项目，如主要责任者、析出文献主要责任者、专利申请者或所有者前不使用任何标识符号。按顺序编码组织的参考文献表中的各篇文献序号用方括号，如［1］、［2］……

2. 文献中使用的标识符号

（1）"."用于题名项、析出文献题名项、其他责任者、析出文献其他责任者、连续出版物的"年卷期或其他标识"项、版本项、出版项、出处项、获取和访问路径以及数字对象唯一标识符前。每一条参考文献的结尾可用"."号。

（2）“：”用于其他题名信息、出版者、引文页码、析出文献的页码前。

（3）“，”用于同一著作方式的责任者、“等”“译”字样、出版年、期刊年卷期标识中的年或卷号前。

（4）“；”用于期刊后续的年卷期标识与页码以及同一责任者的合订题名前。

（5）“//”用于专著中的析出文献的出处项前。

（6）“（ ）”用于期刊年卷期标识中的期号、报纸的版次、电子资源的更新或修改日期以及非公元纪年的出版年。

（7）“[ ]”用于文献序号、文献类型标识、电子资源的引用日期以及自拟的信息。

（8）“/”用于合期的期号间以及文献载体标识前。

（9）“—”用于起讫序号和起讫页码间。

第二节　英文医学科研论文的撰写

英文医学科研论文，主要用于参加国际学术研讨会、在国际学术刊物上发表，共享科研成果，达到学术交流的目的。医学学术论文大多数由 SCI（Science Citation Index，科学引文索引）收录，部分为 EI 收录（EI 部分为中文期刊）。SCI 主要偏重理论性研究，EI 偏工程应用；SCI 的审稿周期长，且国内将其作为晋升职称以及科研能力的主要评判标准。

一篇英文医学科研论文的基本结构常按照“IMR（A）D”格式撰写，即①Introduction（引言）：立项的理由、立题的理论或实践依据、拟创新点、理论与（或）实践意义；②Materials and Methods（材料与方法）：材料是表现文章主题的实物依据，方法是指完成研究主题的手段；③Results（结果）：结果是科研论文的核心部分，科研的成败与否是根据结果来判断的，结论与推论也是由结果导出，结果部分最能体现论文的学术水平和理论、实用价值；④Discussion（讨论）：论文的精华部分，是对引言所提出的问题的回答，是将研究结果表象的感性认识升华为本质的理性认识。

一、英文医学科研论文的文题

（一）文题的基本要求

英文医学科研论文的文题要求：

1. 准确

文题的表达一定要准确，用词具有专业性，能准确反映研究领域和论文的主要内容。

2. 简洁

文题应该简明扼要，尽量不用副标题，便于检索。

3. 清晰

核心词放在题目开头，标题能清晰地反映文章的具体内容和特色，少用缩略词和说明词。

4. 严谨

词序和修饰关系在标题中至关重要。

（二）文题撰写的基本规则

其基本规则有：

1. 文题的句法结构以短语为主要形式，尤以名词短语最常见。

2. 文题字母的大小写有以下三种格式：全部字母大写；每个词的首字母大写，但三个或四个字母以下的冠词、连词、介词全部小写；题名第一个词的首字母大写，其余字母均小写。

二、英文医学科研论文的作者署名与单位

作者署名表示论文内容的责任，也是对作者著作权的尊重。国外很多研究小组都依据“温哥华准则”来进行，要求每位作者都必须充分参与到文章的研究工作中：参与和设计选题，或参与数据资料的分析和解释；起草或修改论文中关键性理论或其他主要内容；能对编辑部的修改意见进行核修，能够最终确认该文章发表。

作者排序按贡献大小，不能随意增删或改动。一般研究团队的主要负责人为资深作者和通信作者，而研究的具体承担者为第一作者。每一位作者都对论文负有解释的义务和权利，即对该文的所有内容或本人负责的那部分内容进行解释，对文章产生的利益和荣誉具有分享的权利，同时对该文章产生的不良后果承担不可推卸的责任。这许许多多问题都使得作者关系必须要明确，必须要有作者成为论文的责任人。

三、英文医学科研论文的摘要

（一）摘要的结构类型及内容要求

摘要可分为结构型摘要和非结构型摘要两种。传统摘要即为非结构型摘要，多为一段式，在内容上大致包括研究目的、研究方法、研究结果和研究结论四个要素，但没有特别标注小的标题。20 世纪 80 年代出现了另一种摘要文体，即结构型摘要。它是报道性摘要的结构化表达，强调论文摘要应含有较多的信息量。

结构型摘要的架构可包括：①目的（Objectives）；②设计（Design）；③单位（Affiliation）；④对象（Patients，Participants）；⑤处置（Interventions）；⑥主要结果测定（Main outcome measures）；⑦结果（Results）；⑧结论（Conclusions）。

要写好英文摘要，作者必须回答好以下几个问题：①本研究的目的或要解决的问题。（What I want to do？）②解决问题的方法及过程。（How I did it?）③主要结果及结论。（What results did I get and I draw？）④本研究的创新、独到之处。（What is new and original in this paper?）

（二）摘要的写作技巧

摘要的总体写作原则如下：

1. 用精练、简洁的语言叙述重要的信息

（1）表达要准确、简洁、清楚。

（2）摘要中不可添加正文中不存在的内容，也不可补充正文内容。

（3）为方便检索系统转录，应尽量避免使用化学结构式、数学表达式、角标和希腊文等特殊符号。

（4）查询拟投稿期刊的作者须知，以了解其对摘要的字数和形式的要求。

2. 摘要写作的时态、语态和人称

摘要所采用的时态应视情况而定，力求表达自然、妥当和简练。英文摘要采用何种语态，既要考虑摘要的特点，又要满足表达的需要。一篇摘要很短，尽量不要随便混用，更不要在一个句子里混用。

3. 摘要各部分内容的写作技巧

（1）目的（Objectives）——为什么要做。这部分用1～2句话交代论文的定位及做此项研究的原因。

（2）方法（Methods）——做了什么。这部分应简洁地描述研究方法。

（3）结果（Results）——发现了什么。这部分是摘要中极为重要的部分，通常用较大篇幅将研究所获取的大量数据、事实用一般过去时的被动语态进行表述。

（4）结论（Conclusions）——结论是什么。这部分应记录从论文中可了解什么信息并将信息公开化。

四、英文医学科研论文的关键词

（一）关键词选取的原则

1. 首先选取形成论文中心观点，能代表论文主要内容的词。

2. 每篇论文应选关键词3～8个，以免影响论文的检出率。

3. 关键词中必须包括论文主要工作或内容所属的二级学科或三级学科名称。

4. 关键词应选用主题词，以便于检索机构的检索。

5. 关键词的排列顺序应与其在论文中的重要性相对应。

（二）关键词的确定方法及举例

关键词的确定有如下几种方法：

1. 从论文文题中抽取关键词。例如：文题为O-GlcNAcylation Increases ChREBP Protein Content and Transcriptional Activity in the Liver的论文，其关键词从论文文题中抽取，包括：O-GlcNAcylation、ChREBP Protein等。

2. 从摘要中抽取关键词。由于文题短小精悍，一般无法抽到3～8个关键词，则可在论文摘要甚至在正文中抽取。

3. 选取隐藏在字里行间的重要概念。

4. 正确使用专业术语关键词。在抽取这类关键词时，应当注意并掌握以下原则：

（1）有些通用的缩略语可直接用作关键词，但有多种解释意义的外文缩略语应抽取全称作为关键词，以免产生歧义。

（2）生物学名词应抽取全称作关键词。生物学属、种名称还应注意用斜体。

（3）基因或基因型（*Genotype*）用英文斜体表示，蛋白或表现型（Phenotype）则用英文正体表示。

（4）计量单位一般不能作为关键词，但如果科技界已将之当作一种专业术语，则另当别论。

五、英文医学科研论文的引言

（一）引言的结构

引言（Introduction）的写作是从一个比较宏观的问题逐渐过渡到作者研究的具体问题，即由面到点的过程。引言主要包括两个部分：一是研究背景，二是研究目的。研究背景是“面”，研究目的是“点”。通过研究背景的回顾，提出研究问题，再阐明研究目的。

1. 研究背景

（1）回顾研究背景的必要性

首先，研究者需要借助图书馆来找到目标领域以前所有的研究；其次，研究者也可以与该领域的专家联系，了解一些图书馆找不到的、未发表的，或者正在进行中的研究；再次，研究者可以阅读该研究领域最近的会议核心内容；最后，研究者可摒弃科研价值不高的论文，从最严谨、最相关、最有效的论文中引用不同研究小组的文章或研究，来对作者所研究的问题作一个简要的系统回顾。

（2）研究目的

研究目的部分要明确回答：为什么从事这项研究（研究的来源），它和前人的研究有什么联系，本研究有什么过人之处（研究的意义）。首先，作者要说明科学假说或临床研究设计的来源，是来源于个人的想法或前期实验，还是前人的研究启发。作者需要指出本研究的创新点、不同点和特别之处。其次，作者要让读者或评审者理解为什么选择这个研究方向，并让他们相信本研究是很重要、很有意义的。

（二）引言的注意事项

引言的写作应注意以下几个问题：

1. KISS 原则

写作时，应谨记 KISS（keep it short and simple）原则，作者没有必要将所涉及的全部文献加以总结并告知读者，这样会使读者觉得烦琐，没有兴趣读完整篇文章。作者可以简要评价前人的研究，但对更多的细节评价应该放到讨论部分。同时，作者应该避免重复课本里的或者读者熟知的一些知识。

2. 解释缩写名词

虽然引言要简洁，避免重复一些读者熟知的问题，但是也要注意解释一些读者完全不熟悉的数据，比如，疾病、药品、报告、地名或者其他读者不知道的东西的缩写。这些缩写会影响读者对文章的理解，降低读者的阅读兴趣。

3. 常见问题

（1）内容过于冗长，包括方法、结果、讨论部分的内容，或过多引用文献，或过多评论前人的研究。

（2）忽略前人的重要研究、结论片面。

（3）研究目的不明确。

（4）夹杂前人的研究数据。

六、英文医学科研论文的材料与方法

（一）材料与方法的意义以及重要性

首先给出足够的资料，证明实验的科学性、先进性、创造性、准确性、客观性，并最终证明实验结果的有效性、文章的可信性。其次，方便其他科研人员重复本实验，以验证实验的可重复性，甚至进行进一步的实验。

（二）写作原则

英文医学科研论文的材料与方法需要遵循简洁、准确、清晰的原则。

1. 简洁，即语言简洁。医学论文是科学著作，要求语言简洁，尽量给出足够的信息又避免不必要的描述。

2. 准确，即信息准确。任何有过科研经历的人都会轻易地发现实验条件的重要性，任何实验条件上的调整都有可能给实验结果带来巨大的影响。

3. 清晰，即条理清晰。如果缺乏条理，会在一定程度上影响审稿人或者读者对文章的理解，也就可能直接导致论文被拒，或者即使得到发表，也会因为读者对其理解的障碍而影响其被引用。

（三）材料与方法的主要内容

1. 实（试）验对象

（1）以人为试验对象

对于以人为试验对象的研究，需要对试验参与者的一般情况包括人数、年龄、疾病情况、健康情况、纳入标准、评价疗效的时间、特殊病人的处理等情况进行详细描述，必要时还需单独列出排除标准，以完善对试验对象的描述。

（2）以动物、细胞等为实验对象

需要介绍实验动物的性别、周龄、体重、物种、品种、健康状况、饲养条件、来源等基本信息。如果是细胞，则需要说明细胞的来源、培养条件等。其他的例如药物、实验试剂则需要在相应的实验方法中说明其来源及使用剂量、给药方式等信息。

2. 实验方法

实验方法即得到实验结果的实验操作。不同的论文类型会有所不同。基础实验中使用的实验方法一般较多，可以按照实验进行的顺序或者结果的排列顺序以小标题的方式进行一一列举。

3. 统计学信息

无论哪种类型的论文，都必须给出统计学处理的相关信息。需要说明的主要内容：所使用的统计学方法，如 t 检验、F 检验等；数据的表示方式，如均值±标准差、均值±标准误；统计结果中 p 值的标准。

4. 实验相关资质

在现代科学研究以及相应的科研论文发表中，这部分显得越来越重要。无论是针对人体或者动物方面的实验，其中最常见也最重要的便是获得伦理学上的同意。

（四）材料与方法的写作技巧

1. 尽早明确目标期刊

2. 向他人取经

可以从同行得到的帮助主要有两个方面：(1) 投稿期刊的建议。在写作初期很可能无法决定所要投的期刊，那么向有丰富投稿经验并对本研究领域有较深入了解的前辈寻求建议，绝对是一个不错的选择。(2) 对材料与方法部分的条理性、清晰度进行判定。

3. 合理地处理简洁和详细之间的尺度

这个问题的处理需要考虑以下几个方面：

(1) 该实验方法或材料是否常见、通用。如果是常见并通用的实验方法则不需要特别详细地写出具体的细节，尤其是操作上的细节部分。但如果并不是常见、通用的，那么应该详细描述实验的细节。

(2) 该实验方法或材料中的信息是否重要、是否会对实验的结果有较为明显的影响。

(3) 对材料与方法的描述情况还和所选择的期刊密切相关。一方面，各期刊自身会对方法和材料有自己的编写要求；另一方面，不同的期刊面对的读者群不同、关注的重点不同，对于材料与方法部分的需求程度也会不同。

(4) 最后还需要考虑到整篇论文的篇幅问题。

4. 参考但不照抄已经发表的论文

七、英文医学科研论文的结果

（一）结果部分的基本特点

医学科研论文的结果部分有两个非常重要的特点：首先是要对该研究的主要发现作一个全面的描述，其次是简洁清楚地描述数据结果。

（二）结果部分应注意的问题

1. 文字描述

首先，在进行文字描述时要注意文字的布局，写好开头；其次，要关注主体的描写；再次，每一个段落都应该有自己的主题；最后，要有效地区别结果和数据。

2. 数据分析及数字

数据分析能够为作者和读者开启新思路，具有非常重要的意义。在进行数据分析时应切记结果和数据不是一回事。

3. 对于失访的处理

一般需要对失访病人的例数、比例、失访原因以及失访对本实验的结果所产生的影响作简单的叙述。

八、英文医学科研论文的讨论与结论

（一）讨论部分的意义和重要性

在讨论部分，作者应向读者阐述其研究的结果、意义及目的，即对问题的解决是否有理有据。这部分是文章的精髓，是一篇论文科研水平和写作水平的体现。要写好这一部分，作者应充分考虑文章的意义何在，结果是否与预期一致，能否解释所有的结果，文章的创新点和局限性。

（二）讨论部分的主要内容

简单来讲，讨论部分就是回答是否验证了科学假设，是否解决了在引言中提出的问题，并且通过讨论部分体现研究的创新性和研究价值。

常见的讨论内容如下：

1. 陈述主要发现，照应引言，反映亮点。

2. 本研究与其他研究的比较。

3. 分析研究的意义，即该研究的研究价值。

4. 实事求是，承认不足。

5. 基于上述讨论，合理地得出研究结果，总结点题，掷地有声。

（三）讨论部分应避免的情况

1. 结果的赘述。

2. 无根据地推测，夸大其词，姑妄言之。

3. 与所得结果不一致，或者结果并不能有力支持研究结论。

九、英文医学科研论文的致谢

要求及注意事项同中文医学科研论文的致谢。

十、英文医学科研论文的参考文献

（一）参考文献的引用格式和参考文献列表的格式

主要有温哥华模式和哈弗模式两种。

（二）英文论文参考文献的位置与格式

在论文稿件中，位于最后的参考文献列表应该另起一页，参考文献格式的具体要求则根据期刊的不同有所差异，所以作者在投稿前务必认真阅读期刊的投稿指南并检查参考文献格式是否符合该期刊的要求。

（三）参考文献的引用原则

尽量选取权威性书籍和相关学科，注意参考文献的权威性、准确性、时效性以及遵守必要、适量和避免间接引用的原则。

（四）文献数据库

在医学领域有很多文献数据库，MEDLINE 和 EMBASE 是最为常用的两种。

（五）参考文献管理软件

目前市场上有很多文献管理软件，国外软件有 Endnote、Reference Manager、ProCite、RefWorks 以及 Biblioscape 等；国产的 NoteExpress PowerRef、医学文献等。其中，EndNote 的应用最为广泛。

第三节　医学科研论文的投稿与发表

医学科研论文的发表需要注意很多方面的事情，一般需要经过投稿、投稿后审稿、修改、最终审稿后才能发表。医学科研者选择期刊一般是从两个方面出发：一是刊物级别，二是刊物方向。投稿后部分期刊需缴纳审稿费，进入审稿阶段，通过后方可确定最终出版日期。

一、生物医学期刊及其评价系统

（一）生物医学期刊概况

据不完全统计，全世界有科技期刊 12 万余种，由 STM 三大块组成，其中 S 代表科学（Science）期刊，T 为技术学（Technology）期刊，而 M 即代表医学（Medicine）期刊。

生物医学期刊从出版周期上可分为周刊、旬刊、半月刊、月刊、双月刊、季刊、年刊等；从使用文字上可分为中文、英文、德文、法文期刊等；从出版或编辑机构上可分为学术团体出版的期刊，政府机构、大学、医院及科研院所出版的期刊，出版社或厂商出版的期刊；从载体形态以及文献加工程度上可分为一次文献、二次文献、三次文献等；按内容又可分为学术、技术性期刊，快报性期刊，消息性期刊，资料性期刊，检索性期刊，译文、译报，科普性期刊。

（二）生物医学期刊出版新模式——开放存取期刊

1. 开放存取期刊的定义

（1）开放存取期刊（Open access journals，OAJ）

OAJ又称开放获取期刊，是论文经过同行评审的、网络化的免费期刊，全世界的所有读者从此类期刊上获取学术信息都没有费用及权限的限制，编辑评审、出版及资源维护的费用不是由用户而是由作者本人或其他机构承担。

（2）开放存取期刊的产生背景

①学术期刊订阅费用的快速增长；

②学术交流模式的改变；

③网络出版日趋成熟；

④OA运动的广泛开展。

2. 最具代表性的生物医学期刊开放存取出版机构

（1）BioMed Central（简称BMC，http：//www. biomedcentral. com/）

（2）PLOS（http：//www. plos. org/）

（3）HighWire Press（http：//highwire. stanford. edu/）

（4）J-STAGE（http：//www. jstage. jst. go. jp/browse/）

（5）DOAJ（http：//www. doaj. org/）

（6）PubMed Central（简称PMC，http：//www. ncbi. nlm. nih. gov/pmc/）

（7）FreeMedical Journals（http：//m. freemedicaljournals. com/）

（三）SCI收录期刊及其他国际著名文献检索系统

1. 影响因子及其他期刊引证指标

（1）影响因子（impact factor，IF）

影响因子为一个相对统计量，是衡量期刊近几年学术影响力的一项最重要的指标，它决定了期刊在JCR中的排序。通常认为，影响因子越大，期刊的影响力越大、越具有权威性。应用影响因子时需注意以下问题：不同学科间期刊的影响因子没有可比性，影响因子与论文学术水平的关联性需做具体分析。

（2）其他期刊引证指标

影响因子是最广泛使用的期刊引证指标，其他的指标还包括：①总被引频次（Total cites，TC）；②即年指标（Immediacy index，Ⅱ）。

（3）定量评价科研人员学术成就的指标

由于影响因子更多的是代表期刊的影响力而非某篇具体论文或某位具体科学家的影

响力，近年来又出现了一些定量评价科研人员学术成就的方法，如 H 指数和 G 指数。

2. 汤森路透集团旗下的国际文献检索系统

（1）科学引文索引（SCI）

SCI 的作用主要有：

①发现谁在引用你的研究，以及你的工作对全球该研究领域的影响；

②找到某个重要理论或概念的原创性研究；

③评估同行或竞争对手的研究工作在业内的影响；

④了解当今最热门的问题和概念的思路、方向；

⑤确定某个理论是否被证实、肯定或修订；

⑥找出一个基本概念是如何被应用的；

⑦在一段时间内的文献中追踪某个课题；

⑧验证参考文献的准确性；

⑨找出在文题或主题检索中遗漏的相关文章；

⑩在全球范围内寻找研究伙伴。

（2）期刊引证报告（JCR）

JCR 的适用范围很广，不同的对象会有不同的收获。

（3）会议录索引（CPCI）

CPCI 每周更新，每年新增超过 385000 条记录，是研究人员了解新理论、新概念、新假说、新方法的良好信息资源。CPCI 数据库可通过 Web of Knowledge 访问。

（4）生物学文摘预评（BIOSIS Previews）

BIOSIS Previews 其相应的出版物是《生物学文摘》。

（5）国际药学文摘（IPA）

国际药学文摘（International Pharmaceutical Abstracts，IPA）创建于 1964 年，是国际最著名的药学文献数据库。

3. 美国医学文献分析与联机检索系统（MEDLINE/PubMed）

美国医学文献分析与联机检索系统（Medical Literature Analysis and Retrieval System，MEDLINE）是美国国立医学图书馆（National Library of Medicine，NLMD）开发的医学文献分析和检索系统（1971 年 10 月完成），其前身是 1964 年由 NLM 创建的美国医学文献分析和检索系统（Medical Literature Analysis and Retrieval System，MEDLARS）磁盘版。

4. 荷兰医学文摘数据库（EMBASE）

荷兰医学文摘数据库（Excerpta Medica Database，EMBASE）创建于 1974 年，是世界著名的生物医学及药学数据库，主要收录与生物医学和药物有关的课题最新信息。EMBASE 不仅包括基础医学和临床医学文献，还包括与医学相关的领域，如药物研究、药理学、药剂学、药物副作用、毒物学、生物工艺学、保健策略与管理、药物经济学、医疗公共政策管理、公共职业与环境卫生、药物依赖性及滥用、精神科学、替代与补充医学、法医学和生物医学工程学等领域的文献。

5. 化学及药物信息数据库（SciFinder）

美国《化学文摘》（*Chemical Abstracts*，*CA*）创刊于1907年，是由美国化学学会旗下的化学文摘服务社（Chemical Abstract Service，CAS）编辑出版的一种化学化工专业文献期刊。

6. SCOPUS 数据库

SCOPUS 是爱思唯尔（Elsevier）出版社研发的全球最大的文摘引文数据库，于2004年11月正式推出。它涵盖了全世界最为广泛的科学、技术、医学和社会科学领域的研究文献及网络资源，是当今世界最大的文摘和引文数据库。

（四）中文生物医学期刊评价体系及检索系统

1. 中国科学引文数据库（CSCD）

2. 中国科技论文与引文分析数据库（CSTPCD）

3.《中文核心期刊要目总览》

4. 中国学术期刊综合评价数据库（CAJCED）

5. 中国生物医学文献光盘数据库（CBMdisc）

6. 中文生物医学期刊文献数据库（CMCC）、中国医学学术会议论文数据库（CMAC）

二、医学科研论文的投稿

（一）期刊选择

在期刊的选择上主要考虑专业领域符合度、期刊论文类别、期刊发文量、期刊的影响力四个方面的因素。

（二）投稿信的撰写要点

1. 称呼及联系方式的要求

撰写投稿信类似于写标准的商业信函。正式称呼编辑的姓名（如果你知道编辑的名字），同时也给出你的联系信息。目标期刊的在线提交系统中，可能会有你的联系信息，但是在投稿信中给出联系信息也很有必要。

2. 开头注意事项

投稿信开头应当说明稿件题目及作者姓名，也可说明所提交稿件的类型（研究论文、综述、个例研究等）。在第一段及接下来的段落中，说明论文研究的基本原理及主要成果。如果你之前发表过的文章与本稿件直接相关，可以提及该文章。

3. 叙述投稿原因

用一个简短的段落来解释你的稿件为什么非常适合该目标期刊，切忌笼统地说自己的稿件“是对该领域有意义的”或“新颖的”，而应强调稿件符合该目标期刊的宗旨和范围声明中的具体条件。如果目标期刊表示对临床应用研究感兴趣，则必须强调自己的文章在临床意义方面的重要性；如果目标期刊提到其专注于纳米结构材料，那么你应当说明自己的文章如何与此类材料相关。

4. 结尾注意事项

最后，用简短段落结束投稿信，其中应包括下列各点：

（1）稿件的原创性（例如，亲自撰写，没有抄袭）；

（2）稿件中不含已被发表过的任何内容，你也没有将任何内容同时投递给任何其他期刊；

（3）没有需要披露的利益冲突；

（4）列出可能的审稿人（仅在该期刊有要求的情况下提供）；

（5）提出不应审阅你稿件的所有研究人员。

（三）投稿及投稿过程

当你确定所投的杂志以后，应该仔细阅读该杂志的投稿说明，进一步了解该杂志对稿件的具体要求，包括文稿格式、参考文献的引用等，按照要求去仔细检查文稿。不符合该刊要求的地方要改过来，避免编辑部以“不符合本刊投稿要求”而退回。除了格式（论文的格式、参考文献的格式、附加信息、字体要求、图片格式及类型、上传文档的格式）符合要求外，还要注意提交以下内容：申明自己的文章没有在其他期刊投稿，不存在版权问题；介绍自己的文章的主要内容和创新性表现；每一位作者的简介，每一位作者所完成的部分，通信地址，作者单位及通信作者等。

常用的投稿方式有以下三种：

1. 网上投稿

目前有许多杂志可以在线投稿，如“Discrete Applied Mathematics”和“中国科学”等。投稿前需要找到相应杂志的网页，将准备好的文稿文件，按照要求操作。投稿成功，网站可能立即通过 E-mail 发送收条。几天后，编辑部会通过 E-mail 发正式收条，给出文稿的正式编号。网上也可以查看你的文稿目前的处理状态。

2. E-mail 投稿

很多杂志可以通过 E-mail 进行投稿。需要查找该杂志，找到 E-mail 地址并发送稿件。有的杂志要求直接发给相应研究领域的编委，有的杂志要求发到编辑部。需要注意的是提交的文件应是指定要求的文件格式，如 Word 或者 PDF 格式文件。

3. 邮寄投稿

有的杂志要求将文稿通过邮局直接寄到编辑部，要看清杂志编辑部对邮寄文稿的份数要求。邮寄稿件时，要查清邮寄地址。寄到国外稿件一般不需要挂号，国内有些杂志要求在邮寄稿件的同时，要寄去稿件审理费，否则不予受理。

三、医学科研论文的审稿

（一）编辑与审稿的基本情况

1. 编辑委员会与编辑部

国内外科学期刊均有自己的编辑委员会（Editorial board），处理与稿件相关的各种问题。编辑委员会一般由相关领域的高水平学者组成，包括主编、副主编和编辑委员等。

科学期刊的编辑部（Editorial office）是处理期刊日常事务的机构，主要在主编领导下负责作者投稿的相关事务性工作，如接收来稿、送审（包括内、外审）、稿件状态的跟踪和更新、审稿意见的传送以及接收文章的出版相关事宜等。

2. 稿件处理及评估流程

（1）期刊收稿

（2）格式审查

（3）编辑内审

（4）外审（同行评议）

（5）主编复审

（6）修稿的再评估

（7）主编最终决定

3. 医学科研论文的审稿

经过200余年的运行，同行评议审稿系统已经日益显示出其在规范论文发表中的意义。其意义主要有以下几点：同行评议审稿系统使不同学术期刊采用基本相似的模式完成来稿审阅，营造了一个相对公平的审稿环境；同行评议审稿系统由相关领域专家从专业角度对论文作出评价，避免了外行审内行的不合理现象；同行评议审稿系统操作方便，可以有效地发现剽窃、抄袭和一稿多投等不良现象，从而对警示科研人员、净化学术氛围起到促进作用。但是，同行评议审稿系统也不可避免地存在一些问题，主要包括以下几点：主观性问题、倾向性问题、权利滥用性问题。审稿人需遵循以下原则：回避原则、保密原则、公平原则、公正原则、积极原则、时效原则。

（二）稿件被录用的要素与技巧

1. 拒稿的常见原因

（1）与研究本身相关的因素

①没有创新性或创新性不足。

②课题设计明显不当，因而不能得出正确结论。

③实验方法选择及步骤描述错误，严重影响结果的可靠性。

④实验数据不完整，结果不可信，或有造假嫌疑。

（2）与论文写作相关的因素

①论文中部分内容与其他已发表文献重合，并未进行必要的引用，有抄袭嫌疑。

②论文未对实验结果以及相关文献进行充分讨论。

③未按期刊约稿要求撰写论文，特别是未遵循摘要体例、图表和参考文献格式以及字数限制。

④论文书面表达逻辑性差，通篇杂乱无章、不知所云。

⑤对于英文国际期刊而言，来自某些非英语母语国家的论文写作水平太差也已成为拒稿的理由之一。

（3）其他因素

①论文主题与所投期刊领域不吻合，或不适合该期刊读者群。

②论文研究水平和工作量等达不到所投期刊要求。

2. 被录用的技巧

（1）进行研究时需注意的问题

首先，对于本研究创新性的认识及其更新应该贯穿始终。其次，课题设计和实验方法选择应多与专家讨论，尽量使之合理、全面。

（2）论文写作时需注意的问题

论文撰写一定要亲力亲为，不要图省事而大段使用他人论文中的词句（或仅作少许修改），以免落下抄袭嫌疑，最终鸡飞蛋打。

（3）其他需注意的问题

投稿之前即应判断论文主题、研究水平和工作量与所投期刊要求的符合度，以切实做到有的放矢。

四、医学科研论文的修稿

（一）审稿意见

审稿意见主要有以下几种：

1. 基本接受，仅需要较少的改动；

2. 论文需要较大程度的修改，修改稿需要再审才能决定是否录用；

3. 论文被拒绝录用。

（二）修稿要素与技巧

如果审稿人的建议是对的或不影响论文质量的，即使是你不太赞同或不太喜欢，也要按照审稿人的意见修改论文。同时，准备一封给编辑的回信，把每一处加以说明。回信中要注意三点要素：全面地回答，礼貌地回答，回答时提供依据。

（三）修改稿的提交与其他

修改稿中应按照编辑和审稿人的意见把文字、图表、实验数据、参考文献及讨论等内容认真修改后与原文整合，形成一篇新的完整的论文。此外，发送修改稿应附加一封回信。如果必须做一些大的改动，如增加一行尽量在同一页的其他地方删除一行以补齐。

五、医学科研论文的发表与订购

（一）医学科研论文的发表

医学科研论文的期刊主要包括印刷版期刊、光盘版期刊、网络版期刊、网络原始期刊、期刊网络媒体群五种。

论文无论发表在何种类型的刊物上，论文本身的形式并无不同。一般地说，都是以下面几种形式发表：①研究论文，包括基础研究和临床研究；②技术方法，技术上的改进或创新易被他人引用，故这类文章颇受青睐；③临床经验；④病例报告；⑤病例分析；⑥流行病学调查；⑦调查报告，包括医药卫生调查报告、遗传病家系调查报告等；⑧研究简报或研究快报；⑨专题笔谈；⑩述评。

（二）医学科研论文的著作权

著作权即版权。著作权是指法律授予作者对其作品在一定期限内所享有的某些专有权利。著作权包括人身权利和财产权利。

以下行为构成对著作权的侵犯：

（1）未经著作权人许可，发表其作品。

（2）未经合作作者许可，将与他人共同创作的作品当作个人作品发表。

（3）没有参加创作，为谋取个人名利，在他人作品上署名。

（4）歪曲、篡改他人作品。

（5）未经著作权人许可，以表演、播放、展览、发行、摄制电影/电视/录像或者改编、翻译、注释、编辑等方式使用他人作品。

（6）使用他人作品，未按规定支付报酬。

（7）未经表演者许可，从现场直播其表演或对其表演制作录音录像出版。

（8）剽窃、抄袭他人作品。

（9）未经著作权人许可，以营利为目的，复制发行其作品。

（10）出版他人享有专有出版权的图书。

（11）未经录音录像制作者许可，复制发行其制作的录音录像。

（12）未经广播电台电视台许可，复制发行其制作的广播、电视节目。

（三）杂志社或编辑部的工作与职责

杂志社或编辑部主要负责稿件的组稿、初审、送审、返修或退稿、修稿与终审、排版、校对、付印和发行。

（四）论文写作的道德伦理及保密

论文中应包含署名与致谢，确保文章作者的权利与义务，保证论文的真实性，避免一稿两投或多投，注重隐私与保密，注明文献与引用。

（五）发表论文单行本的订购

抽印本，是从某书或期刊中抽出某篇文章，或者抽出若干卷中的某几卷单印成册的活页。预印本、抽印本等单行本，可以有封面，封面通常与期刊或书的封面一致，但往往是不附封面而直接装订，如要封面应该事先说明。

直接向论文作者索要抽印本在国际上早已成为学术交流的方法之一，国外的期刊出版社也都向作者赠送其论文的单行本。绝大多数作者也都愿意将自己已发表论文的单行本分发给同事或同仁，以作同行交流。但应注意，几乎所有的英文生物医学期刊（包括不收版面费和彩图制作费的期刊）都要收取单行本费用。单行本的费用往往根据文章有无彩图、文章页数、所需单行本份数及单行本邮寄方式而定价，各期刊不尽相同。

第四节　医学学位论文的撰写

学位（Degree，Academic Degree）是授予个人的一种学术称号或学术性荣誉称号，表示其受教育的程度或在某一些学科领域里已经达到的水平，或是表彰其在某领域中所作出的杰出贡献。

学位论文是为申请相应学位而独立撰写用于评审和答辩的论文，可以体现作者的基础理论、专业知识、实践技能、科研能力，有专业性、科学性、学术性、创新性、系统性等特点。

一、学位论文的基本格式

根据国家标准 GB 7713—87，对学位论文的定义是："学位论文是表明作者从事科学研究取得创造性的结果或有了新的见解，并以此为内容撰写而成、作为提出申请授予相应的学位时评审用的学术论文。"学位论文分为学士学位论文、硕士学位论文和博士学位论文三种。其基本要求是具有科学性、创新性、学术性、规范性，见解独到，成果有一定的创造性、理论意义和实际应用价值。基本格式与内容主要有以下几个方面：

（一）封面

论文封面由学校统一设计，包括分类号、本单位编号、密级、学位代码、学号、校名、题名、作者、导师、专业、申请学位类别、论文提交日期等。①分类号与 UDC 即中国图书馆分类号和国际十进分类号；②密级分不保密、内部、秘密、机密四级，不保密论文不标注；③校名即学位授予单位、学院或研究机构全称；④学科专业一般按照《授予博士、硕士学位和培养研究生的学科、专业目录》（2018年版）确定二级学科名称；⑤申请学位类型分为专业学位（实际应用型）和科学学位（基础或科研型）；⑥论文题目应与开题报告相同。

（二）原创性与使用授权声明由学校统一格式。

（三）摘要

要求简短、明确、精辟地概括研究目的、方法、创造性成果和主要观点，包含与论文等同量的主要信息。外文摘要要翻译准确、语意通顺、语法语态正确。主要有以下5种类型：

1. 评论性摘要：不常用，可见于综述，内容上侧重于评价/论理。

2. 说明性摘要：又称指示性或通报性摘要，说明文章的内容范围，只是简单地报道研究主题，泛泛而谈，不涉及具体内容。一般只有一到三句话，多见于临床医学论文。

3. 资料性摘要：突出强调研究中的发现和结果，语言简洁，并力求在此前提下给读者提供尽可能翔实的内容（重要观点和数据）。

4. 资料—指示性摘要：内容比资料性摘要更完整，多了一条提示。

5. 结构式摘要：包括目的、方法、结果与结论四部分，文辞力求简明易懂。

（四）关键词

可准确概括全文核心内容与内涵的主题词，按学科、成果、方法、对象依次排序。

（五）目录

列出前言、综述、章、节、结语、参考文献、附录、致谢等及相应页码，以便导读、查阅。也可有图表目录。

（六）绪论

简述既往研究的不足、研究背景、目的、意义、依据、创新点和基本思路，用于判断参考和阅读价值。这一部分应言简意赅，重点突出，精彩简练，彰显对象、方法和已有成果上的差异与独特性。

（七）正文

正文是学位论文的核心，系统介绍材料、方法、结果、讨论和小结，重点是得出独特的见解。务必结构合理、层次清楚、脉络清晰、条理分明、重点突出、简练通顺、规范可读。

1. 研究材料：列出可影响主要结果的对象、原料、仪器、条件和选择标准。

2. 研究方法：真实、详尽地描述影响关键结果的细节、特征、原理、准则、工具、技术、程序和操作流程，方法可重复，结果可重现；采用国家法定文字、单位、符号、外文、公式和标准；注明引用和略作修改的内容。

3. 研究结果：筛选、整理和分析后的插图、统计数据、图表及文字说明，按逻辑联系依次列出，并对比分析，明确规律与特征。结果必须实事求是，数据可靠，计算无误，报表规范，统计恰当，图片清晰，思路清晰，层次分明，描述客观，文图相符，简明易懂。

4. 讨论：对比前人研究与新理论、新成果的异同，从理论、实用的角度进行论证、辨析方法选择的合理性、结果的科学性和正确性，解释其因果关系、偏差原因，立论要正确客观，清晰准确，论据充实，推理严谨，论证严密，合乎逻辑，说理透彻。

5. 结论：高度概括和总结论文的主要观点，包括主要结果、创新点、展望。要观点鲜明、完整准确、措辞严谨、语言精练、公正客观，凸显新成果、新见解和新贡献；指明研究的局限性和不足，总结教训，提出建议、设想。

6. 小结：总结本章节的结果。

7. 结语：论文总体结果、创新点和展望。

8. 参考文献：为体现论文依据的充分性、研究背景与渊源、尊重他人成果而引用的文献。引用时务必忠实原文、引用正确、关系密切、必要适量、格式统一规范，权威性、代表性和时效性强。

（八）附录

不便编入正文的补充材料：包括调查问卷、工具、图表、程序全文，过长的推导式，重要符号说明、计量单位、标志，名词、术语、单位缩写与注释，攻读学位期间发表的成果等。

（九）致谢

简要地对给予资助、指导、建议、帮助，提供资料或便利条件的主要单位和个人表示真诚的感谢。

（十）文献综述

广泛收集、汇总、评判与选题最相关的文献，引用原作最恰当的内容，客观、全面评述新进展、发展趋势和得失，结合成功范例，以继承创新、为我所用，力求主题明确、概念清晰、内容系统、逻辑严谨、层次分明、文字精练、表达准确、评论客观全面。

二、学位论文相关的国家标准与法规

1. 学位论文相关的国家标准

学位论文相关的主要国家标准有：中华人民共和国国家标准 GB/T 7713—87《科学技术报告、学位论文和学术论文的编写格式》、中华人民共和国国家标准 GB/T 7713.1—2006《学位论文编写规则》、中华人民共和国国家标准 GB 6447—86《文摘编写规则》、中华人民共和国国家标准GB/T 7714—2005《文后参考文献著录规则》、中华人民共和国国家标准 GB/T 3358.1—2009/ISO 3534—1：2006《统计学词汇及符号》、中华人民共和国国家标准 GB/T 15835—2011《出版物上数字用法》、中华人民共和国国家标准 GB/T 15834—2011《标点符号用法》、中华人民共和国国家标准 GB 3100—93《有关量、单位和符号的一般原则》。

2. 相关的法规与规则

主要包括 2010 年 2 月 26 日通过的《中华人民共和国著作权法》、2013 年 1 月 1 日起实施的《学位论文作假行为处理办法》、1992 年 7 月 7 日发布的《出版物汉字使用管理规定》等相关法规与国家标准等。

3. 学位论文的评价标准

新思想、新方法和新资料是学位论文出彩的三个要素。当前，对学位论文的评价主要根据《中华人民共和国学位条例》，采用校内外专家双盲送审制度，评阅学位论文质量是否达到标准（某高校的评价指标参见表 5—1）。

表 5—1　**学位论文的评价指标**

评价指标	评价要素	权重（%）
选题与文献综述	选题创新性、必要性、意义和价值；文献阅读评述的广泛性、全面性	20
科研能力与创新性	有独立科研工作能力；视角独特、方法先进、方案可行；观点有新意，成果有创造性	15
基础理论和专业知识	有坚实的理论基础和系统的专业知识	20
应用性及论文价值	成果有重要学术意义，具有一定的应用价值	30
系统性、规范性	主题明确、结构严谨、层次分明、格式正确、用语准确、措辞严谨、文笔流畅、行文规范	5
学风、学术道德	无抄袭、造假、作伪、假冒、无代写	10
总分数		
综合评价	优秀□　良好□　合格□　不合格□	

注：综合评价分为优秀、良好、合格、不合格四种。优秀：≥90；良好：75～89；合格：60～74；不合格：≤59

三、学位论文需要具备的条件及常见问题

（一）需要具备的条件

写一篇好的学位论文需要具备下述三个基本条件：

1. 第一手资料。必须勤奋，要做到眼勤、手勤、腿勤，内容翔实。

2. 方法正确。要理论联系实际，实事求是。所采用的方法如果不是从实际出发，不能反映实际的状况，不能解决实际的问题，甚至连自己都无法说服，那就不是一种“正确”的方法。

3. 问题意识。把握研究对象的“症结”。对症结的准确把握，主要是靠先天的悟性，但有时也与后天对实践的全面认识和正确的认识方法有关。如果缺乏问题意识，则论文的选题是个假命题、伪命题，或者是个不重要的、无关痛痒的命题，那么即使搜集的资料翔实，采用的方法正确，也写不出一篇有价值的论文。

（二）常见问题

1. 绪论重要内容缺失或与正文缺乏关联。

2. 材料堆积，关键材料及其关键信息缺失；对象收集有误；质量和来源不可靠。

3. 研究方法缺少引文支持；关键步骤不详细或缺失；分组不随机，无样本量估计，缺少对照；指标不全面，过于主观，无统一标准，灵敏度与特异性差；检测方法误差大，不够准确可靠；无统计或方法错误、不齐全。

4. 结果数据不真实、片面，数据堆积或重要数据缺失；图表不规范，图文不匹配；表达不规范，推断有误；描述不客观，只统计不分析，或描述中夹杂分析讨论。

5. 讨论缺少论据或不充分，堆砌文献；重复结果，无分析或分析不透彻，推理不严谨，不合乎逻辑；观点不明确，见解缺失；论证不充分、不全面、不系统；核心模糊，归纳不全面，总结不深入，概括不凝练；结构混乱，缺乏逻辑；未上升至理论层面。

6. 结论重复结果；内容过多，缺少结果支撑；累赘冗长，未抓住重点。

7. 参考文献引文标识错误；文献数少，新的、原始的、经典或国外的文献比例低，质量无保证；引用错误或模糊，与论点无关或矛盾；转述内容不完整，断章取义；著录格式不规范，信息缺失。

8. 内容原始记录不完整；剽窃、抄袭或造假泛滥；主题不明确，偏题跑题，内容拼凑；层次混乱，结构不合理，次序颠倒，语意不连贯，逻辑性差，重点不突出，详略不得体；翻译不准确，编辑校对不认真，错误百出。

9. 写作格式欠规范；计量单位、标点符号错误；语言能力差，修饰泛滥，术语不准确，前后不一致；句型复杂，不简明扼要；外文翻译不准确，编辑校对不认真，错误百出。

第五节 医学文献综述的撰写

文献综述是作者从一定时期内的某一学科或某一专题发表的大量原始文献中摘取有价值的资料，是对该学科领域在某一段时期内研究的现状、新动态、新发展、新发现、新技术及新观点的综合、归纳，不掺杂撰写者个人的观点，让原始文献中有实践意义的资料与读者见面，使读者在较短时间内了解整个专题领域的进展情况，供其在教学科研时参考。医学文献综述是医学情报信息的研究。

一、医学文献综述的概念及作用

（一）综述的概念

医学文献综述（Medical Literature Review）是针对医学领域的某课题，在搜集和研读近几年与该课题密切相关的相当数量的原始文献（一次文献）的基础上，经综合分析后写成的总结性专题报告。它反映了当前某课题的新进展、新动态和新趋势等，对相关领域的研究人员能起到很好的指导作用。

综述应针对课题的历史与现状、成就与问题、未来与展望等进行系统分析和综合归纳。写好综述的关键在于文献检索，即能检获最新、最重要、最权威的文献；重点是“综”，对所搜集到的文献进行归纳、综合分析、系统整理；要点是“述”，在“综”的基础上，系统、深入地阐述相关观点，包括自己的观点。

综述、述评、专论及讲座等都属三次文献。国内外的医学期刊，大多数都有综述栏目，或有专门的综述期刊；国内一般每篇综述约4000字，参考文献15篇以上。

（二）综述的作用

1. 浓缩信息、利于阅读

综述是对近年来与某课题密切相关的数十甚至数百篇分散在国内外各文献源的一次文献，进行收集、筛选、分析、归纳、加工浓缩的结果。它淘汰了老化、失效和“垃圾”文献，提炼了最新、最有用的文献内容，较全面地介绍课题的新理论、新观点、新技术、新方法、新进展、新动态以及存在的问题，从而解决了文献量急骤增长与阅读时间、精力有限的矛盾。

2. 扩展知识、提高技能

当今世界，新知识不断涌现，要想与时代同步，就要不断扩展知识。作者在撰写综述时，须通过文献检索，收集、筛选、阅读、分析、归纳大量近期与课题密切相关的文献，这显然是一个扩展专业知识的重要学习过程，也是提高专业技能的良机。

3. 评价信息、预测发展

创新性是科研选题的重要原则之一。在任何科研工作中，既要借助他人的研究促进自己的研究，又要避免重复他人的研究。很多科研管理部门在受理科研课题申报时，需同时附上有关课题的文献综述。

4. 加快文献的传播利用

参考文献是综述的重要组成部分，是从众多文献中筛选而确定的，有较强的专指性、实用性，能帮助科研工作者提高文献检准率，从而加快信息的传播与利用速度。此外，还具有推荐有价值的科研成果，报告科研新动向、新进展，汇总咨询材料等作用。

二、医学文献综述的类型及特点

（一）综述的类型

按加工程度分，可以分为概要性综述、归纳性综述、评述性综述三种；按内容及特点分，可分为成就性综述、动态性综述、争鸣性综述三种；按综述的时空范围分，可分为纵向综述和横向综述两种；按服务对象分，可分为决策性综述、研究性综述、普通性综述三种；其他分类有书目型、文摘型、分析型等。

（二）综述的特点

综述应具有新颖性、综合性、系统性、评价性、浓缩性等特点。

三、医学文献综述的内容及格式

（一）综述的内容结构

尽管综述有多种类型，但其内容大致有标题、作者名、作者单位名、摘要、关键词、前言、主体、结语、参考文献。

（二）综述的格式要求

1. 标题

标题用名词词组，准确表达综述的中心思想或主要内容，做到切题、准确、引人注目。一般限制在20个汉字内，题名尾部可加上“动态”“进展”“现状”等词。

2. 作者及单位名称

（1）作者排名

按撰写综述贡献大小依次排名，可为通讯作者、并列作者；多位作者署名之间应用逗号隔开；不同工作单位的作者署名应在各自姓名右上角加脚注标号。作者署名列于文题的下一行。

（2）单位名称

排在作者署名的下一行。相同工作单位的作者，其姓名右上角的脚注标号相同；通讯作者及并列作者名后还需要用特别的脚注符号进行标注。

3. 中图分类号、摘要、关键词

（1）中图分类号：采用《中国图书馆分类法》（第5版）对论文的学科或专业进行分类。

（2）中英文摘要：综述是否撰写中英文摘要，应根据期刊的要求而定。

（3）关键词：关键词是为了增加文献检索途径和便于读者建立个人资料库而设置的。

4. 正文

（1）前言

前言又称引言，是论文的“开场白”，包括以下几个方面：研究的背景，前人的研究概况和存在的问题，研究的目的和意义等。一般在300字以内。

（2）主体

通过提出问题、分析问题反映作者的见解。主体的写法一般有：纵式写法，适合于动态性综述；横式写法，适合于成就性综述；纵横交错写法，在同一篇综述中，同时采用纵式和横式写法。

（3）结语

结语是综述内容的高度概括，是整篇论文的最后总结，可加深读者对相关问题的认识。通常在200字以内。

5. 参考文献

（1）意义

参考文献是综述的重要组成部分，内容来源的客观依据；尊重他人的劳动成果，避免侵犯他人的知识产权；便于读者回溯查阅原始文献；加速文献的传播利用；通过文献的点击与被引用率评价文献等。

（2）数量

撰写一篇综述一般至少需要阅读近百篇或更多的相关文献，其中需要精读50篇左右。资料越新越好，学术水平越高越好，取其精华，英文文献翻译要准确。

（4）著作格式

按国际期刊编辑委员会修改的第4版“温哥华格式”著录，综述包括：作者姓名、文题名、文献类型标志（表5－2）、文献载体类型标志（表5－3）、期刊名、期刊年卷期、图书版本、出版地、起止页码等。

表5－2　**参考文献类型及其标志**

文献类型	专著	会议录	报纸	期刊	学位论文	研究报告	标准	专利	汇编	档案
标志	M	C	N	J	D	R	S	P	G	A

表5－3　**参考文献载体类型及其标志**

载体类型	联机网上数据库	磁带数据库	光盘数据库	磁盘软件	网上期刊	网上电子公告
标志	[DB/OL]	[DB/MT]	[M/CD]	[CP/DK]	[J/OL]	[EB/OL]

（5）著录顺序

依据《文后参考文献著录规则》（GB/T 7714—2015），参考文献著录顺序包括“顺序编码制”和“著者—出版年制”。

四、医学文献综述撰写的基本要求及步骤

（一）撰写的基本要求

基本要求主要有：题材新、内容全、主题明、资料准、语句顺。

（二）撰写步骤

1. 确定选题

（1）选题来源

主要来源于：①期刊编辑部选定主题，邀请相关专家撰写；②研究生导师获批基金资助的课题；③撰写学位论文；④上级主管部门下达的课题；⑤在实践中发现了新问题，需加以总结；⑥从事的研究领域有重大突破或进展，需深入探讨；⑦对某课题已积累了大量的文献资料，能提出新的观点；⑧新发现的病种、诊断或治疗方法、新药应用于临床等，尚无统一的标准或结论性共识，需归纳整理；⑨临床、教学、科研工作中亟须解决的课题等。

（2）选题原则

①新颖性；②实用性；③可行性；④效益性。

2. 搜集资料

（1）文献检索工具

文献检索工具具备以下特点：①明确的收录范围；②有完整明了的文献特征标识；③每条文献条目中包含多个有检索意义的文献特征标识，并标明供检索用的标识；④全部条目按一定规则组成一个有机整体；⑤有索引，可提供多种必要的检索途径。

按载体分为书本式、磁带式、卡片式、缩微式、胶卷式。按著录格式分为：①目录型。记录具体出版、收藏单位及其他外表特征的工具，如国家书目、联合目录、馆藏目录等。包括一般著录文献的名称、著者、出处等。②题录型：以单篇文献为基本著录单位来描述文献外表特征，如题名、著者姓名、文献出处等。无内容摘要，可快速报道文献信息。③文摘型：选择重要文献，做成摘要，并按一定的方法组织排列起来。④索引型：根据一定的需要，把特定范围内某些重要文献中的有关条目或知识单元，如书名、刊名、人名、地名、词语等，按一定的方法编排，指明出处。常用的有分类、主题、关键词和著者索引等。

（2）检索程序

①分析选题，明确检索要求（主要内容、文献类型，时间跨度、语种等）；②选择检索工具；③确定检索途径及策略；④获取原始文献。

3. 阅读文献

4. 拟定提纲

5. 撰写成文

修改内容包括：①审核综述整体内容是否和综述主题一致，其结构是否符合相应类型综述的格式要求，重点查看其内容结构布局是否合理、详略是否恰当等；②审核内容是否充分、评价是否恰当，重点查看各部分的论点及论据是否一致，各部分之间是否存在逻辑上的不一致；③在确保文章结构及内容无全局性错误之后再通读全文、字斟句酌、反复推敲，查看用词是否准确，语言是否精练，标点符号以及计量单位是否准确，且在文中是否一致，图表使用是否规范等。

五、医学文献综述撰写的注意事项

文献综述需注意的事项：文题和内容不对应，述而无评或无据，名词术语及缩写不规范，文中内容与所标参考文献不符，翻译有误，参考文献陈旧，参考文献著录不规范。

其中，著录不规范有以下几种情况：①作者人数标注个数过多或者过少，不符合投稿期刊要求；②缺卷、期或起止页；③中文文献写成外文；④外国人名写成姓前名后，忽略了复姓；⑤参考文献的自引率突出；等。

六、系统分析与 Meta 分析

（一）系统分析

1. 系统分析的概念

系统分析又称系统评价，被公认为是客观地评价“某一特定临床问题研究证据”的最佳手段。其基本过程是以某一临床问题（如疾病的诊断、治疗）为基础，按照特定的病种和疗法全面收集全世界所有已发表或未发表的临床研究结果，采用临床流行病学方法严格评价文献，筛选出符合质量标准的文献进行定量合成，得出综合可靠的结论。

2. Cochrane 协作网

Cochrane 协作网是一个国际性的民间学术团体，旨在通过制作、保存、传播和更新系统分析提高医疗保健干预措施的效率，帮助人们制定遵循证据的医疗决策。

3. 系统分析的步骤

（1）提出问题，制订系统分析计划书。

（2）拟定标准，全面系统检索文献。主要的检索过程包括：①检索原始研究数据库，PubMed、Embase、Web of Science 及中文生物医学文献数据库（如 CBM）等；②浏览相关文献、试验报告、研究结果及参考文献或参考书；③联系原作者、试验者、研究者、专家或者联系研究机构、厂家、制药公司等，取得一些未发表的文献资料等。

（3）质量评价，保证结果真实可靠。

（4）根据研究目的，筛选并提取相关资料进行分析。

（5）得出系统分析结论。

（二）Meta 分析

Meta 分析是指用统计学方法对收集的多个研究资料进行分析和概括，以提供量化的平均效果来回答研究的问题。其优点是通过增大样本含量来增加结论的可信度，解决研究结果的不一致性。Meta 分析是对同一课题的多项独立研究的结果进行系统的、定量的综合性分析。它是文献的量化综述，是以同一课题的多项独立研究的结果为研究对象，在严格设计的基础上，运用适当的统计学方法对多个研究结果进行系统、客观、定量的综合分析。

第六节 医学学术会议与会议报告撰写

学术报告是重要的多媒体数字资源，是科学工作者之间进行学术方面的交流讨论的记录。

一、医学学术会议的类型与模式

当今世界，学术会议已经成为学术界的一种具有普遍意义的活动。在全世界各地，每年都会召开千百次不同领域、不同主题的学术会议。作为一名科研工作者，参加学术会议已经成为一种必不可少的科研经历。

（一）学术会议概述

学术会议是由学术机构组织的、旨在对某一领域内或某一专题中大家共同关注或感兴趣的研究课题进行广泛学术交流的研讨形式，其目的在于为同行学者提供一个面对面交流意见的场所。

当今社会的信息化程度越来越高，科研信息呈爆炸式增长，科研课题的研究层面、深度与广度，特别是研究周期，都较以往有较大的变化。学术会议可以聚集起同一领域内或同一专题中的多名学者，报道最前沿的研究情况，讨论最新的科研问题。在学术会议上，参会者之间的交流机会与平时相比也会大大增加。因此，参加高水平学术会议，已经成为科研工作者获取科研前沿信息、捕捉科研课题机会的重要途径。

（二）学术会议特点

学术会议的特点很多，其中，学术性和交流性是两个最基本的特点，此外，国际性也越来越明显。

1. 学术性

学术会议的学术性特点主要体现在以下两个方面：①对学科发展具有引导作用。因为学术会议的目的性较强，能够集中同一学科领域里的众多研究者，同时可以展示该领域内最新的科研成果、学术动态与研究形势。与会者通过聆听会议报告、参与会议讨论，可以较准确地把握该领域近期的发展趋势，并且有很大的机会寻找到适合自己的研究方向。所以，学术会议是能够引导学科的发展。②对学术成果具有承认作用。即按照一定标准，对参会者的论文进行评价与筛选，产生会议论文报告，并有目的地组织与会者进行大会发言。这不仅表明了国际学术会议对研究者研究成果的承认，而且能够影响到研究者个人的科研行为与走向。

2. 交流性

学术会议的交流性特点主要体现在以下两个方面：①交流作用。学术会议是一种学术影响度较高的会议，它能够为科研成果的发表和科研学术论文的研讨提供一个面对面的交流平台，以达到促进科研学术理论水平提高和展示最新科技成果的目的。②启发作用。科研工作者通过参加学术会议，与同行进行学术和技术方面的探讨，同时在交流过程中获得借鉴和相互启发，从而促进科学研究和技术开发的不断进展。

3. 国际性

国际学术会议一般是指由多个国际机构来组织，并由多个国家或地区派遣代表参加的学术会议。

一般情况下，国际会议上用于交流的语言主要是英语。在某些区域性的国际学术会议上，会议交流语言也可同时使用由大会指定的非英语类语言。参加国际学术会议是科技交流的重要方式之一，熟练掌握外语（特别是英语），对于顺利地参加国际会议和有效地进行学术交流至关重要。

（三）学术会议类型

根据学术会议的性质、举办地点以及举办时间等要素的不同，学术会议可以有多种分类方式。

1. 分类方式

从学术范围所属的领域而言，有专题学术会议与领域学术会议之分；从会议主办的国家来看，有国内会议与国际会议之别；根据会议持续时间的长短，又有定期与不定期会议、短期与长期会议等差异。

2. 会议类型

以国际学术会议为例，其主要有以下几种类型：

（1）代表会议（conference）

代表会议是指针对某一研究领域中的一些重点问题，召集一些相关的学术代表而举办的学术会议。此类会议规模相对较大，内容丰富，与会人员较多，影响面较广。

（2）专题会议（symposium）

专题会议是指在某一研究领域中，针对某些专题（热点问题）而举办的学术会议。该会议规模虽然相对较小，但研讨的议题却较为重要。

（3）研讨会（seminar/workshop）

研讨会是指在某一研究领域中，针对某些重要问题（实施方案、具体措施）而举办的学术会议。该会议具有宏观讨论和微观研究的双重学术属性。

（4）讨论会（colloquium）

讨论会是指会议组织者就某些重要问题（跨领域的战略性计划、宏观政策等）而举办的学术讨论会议，其规模由讨论议题的范围和重要性所决定，可大可小。讨论会与研讨会在某些方面有交叉性。

（5）团体定期会（session/general assembly）

该类型的会议是指由学术团体定期组织的、主要由本学术团体成员参加的会议。会议周期短的为半年，长的为一年或两年不等。团体定期会的议题有工作讨论与学术研究之分，会期一般很短，规模也较小。

（6）讲习、短训班（school/short course/study day/clinic/institute/teach-in）等

该类型的会议一般包括学术专题讲习班、短期专业培训班等。培训期一般很短，时间一般多选择在高校休假期间（暑假或寒假），其规模由培训内容和培训人员所决定，可大可小。

（四）学术会议模式

同一类型的学术会议通常具有一些固定的模式，具体到各种不同的学术会议则又会有所区别。为了能够有效地与学术同行进行交流，下面以国际会议为例具体介绍学术会议的模式。

1. 主题

主题（theme of the conference）包括：①中心主题（central/major theme）或正式主题（official theme）；②总题目（general theme），下分若干个子题目（sub theme），具体对应于各个专题领域。

2. 举办者

（1）主办者（sponsor of the conference）

一般是由一个国际学术组织主办，并有若干个国际学术组织协助承办。

（2）资助者（financial supporter）

要成功举办一个大型的国际学术会议，往往需要多个机构或公司共同资助。

（3）组织委员会（organizing committee）

筹备和举行会议的各项工作，如会议名誉主席/顾问、主席、副主席、秘书长、会议主持人的选定与邀请，特邀报告的选择与安排，会议程序的制定等，一般由会议组织委员会来主持和协调。

3. 举办时间和地点

一旦与组织会议有关的原则及相关事宜全部落实，组织委员会就会向各与会单位与组织发出邀请，同时在相应的学术期刊上刊登出该次会议的时间和地点等，使会议参加者提前做好准备。会议时间安排和地点选定应充分考虑大多数与会者的意愿。

4. 会议程序

会议的程序一般由以下几部分构成：

（1）开幕式（opening ceremony）。

（2）大会报告（keynote paper），也称主题报告（address paper），由知名学者或本领域权威人士作报告，是会议程序中最重要的部分。能够在大会上作主题报告，对于研究者来说是一种学术肯定，也是一种学术荣誉。国际学术会议的学术影响度主要取决于其大会发表论文的学术价值及创新水平，其中大会报告的质量尤为重要。

（3）分组会议（concurrent/parallel session）。与会者将在不同的报告厅作口头报告（oral paper）或张贴报告（poster paper）。口头报告包括特邀报告，它一般由会议主办机构直接指定并约稿，大会特邀报告者发言的时间要比一般的口头报告长一些（约2倍左右），其重要程度也较高。研究者被邀请在分会上作特邀报告也是一种学术荣誉。

（4）闭幕式（closing ceremony）。

（5）观光及娱乐（recreation activities）。

5. 征集论文

征集论文（call for papers）主要包括以下内容：论文篇名（title），简短文摘（short abstract），报告形式，截止日期（deadline date）。

6. 报名费

报名费一般包括注册费、会务费、论文版面费等。在美国举办的国际会议，与会者的报名费以美元支付。在其他国家或地区举办的国际会议，参会者一般可以美元、英镑、澳元等外币支付报名费。一般而言，参加会议的人员均需交纳报名费。对于会议论文的接收者，一般只有在交纳注册费和论文版面费后，其论文才能被收入该会议论文集得以出版。

7. 论文集

与会者在会议上的口头报告或张贴报告一旦通过大会论文评审组的评审，即可由大会统一印制成论文集并公开出版。根据所涉及的研究领域以及在学术方面的影响等因素，论文集可不同程度地作为EI或ISTP等数据库的收录源。

二、医学学术会议的报告准备

在学术会议中，除了会议期间的非正式交往（包括午餐会、会间休息，会下讨论、交流、参观、游览等）外，学术报告和会议讨论仍是会议的主要交流形式。

（一）会议报告概述

召开学术会议的目的，是发布最前沿的学术信息，为与会者们提供一个学术交流与沟通的平台。在各种交流方式之中，最重要的就是学术报告。与会者在学术会议上发布报告的数量与质量，直接影响着会议的效果。从这个意义上来说，学术报告是学术会议的核心。

1. 学术报告

学术报告是学术会议交往的重要形式，是研究者公开发表自己研究成果的重要途径。学术报告包括特邀报告、口头报告、张贴报告等形式。其中，特邀报告有大会特邀报告和分组特邀报告之分。

（1）特邀报告

特邀报告指作者受主办学术会议的主席之邀而在学术会议上发表的演讲内容。特邀报告的作者一般都是某一领域的学术权威或资深专家（学者），受到特邀不仅是一种学术荣誉，也是对该作者学术成就的一种肯定。

（2）口头报告

口头报告指被学术会议接收并安排在指定地点进行口头演讲的内容。目前，大多数会议都要求报告者事先准备好报告的演播文件（如 PPT 文件等），会议组织者会提供相应的演播设备以供报告者选用。

（3）张贴报告

张贴报告指在学术会议上以张贴的形式进行交流的报告。张贴报告一般不会张贴出全文内容，只把其中最重要的研究成果以提纲的形式展示给与会者。报告者必须在大会指定的时间和地点张贴报告内容，并且在现场接受咨询与回答提问。

需要指出的是，张贴报告与口头报告在学术上具有同等的地位。

2. 报告准备

学术报告的相关辅助材料在报告过程中有重要作用，简明而完备的材料不仅可以吸引与会者，也可以方便与会者对报告的理解。因此，准备好合适的报告材料，对研究者及专业技术人员具有非常重要的意义。

（1）题名

要求删繁就简，不致歧义，力求使报告的题名信息量大且又简短醒目。以国际学术会议为例，若要作综述性质的报告，恰到好处的题名应以“Review of”或“Overview of”等开头；若要作研究性质的报告，则以“Study on”或“Research of”等开始为宜。

（2）提纲

提纲的格式一般类似于文摘，要把报告的重点、结论等内容分条列出。一般情况下，以三级提纲的形式列举阐述效果最好。

（3）演播片

为报告准备的演播片一般应采用图文并茂的文件形式（如 PPT 文件），要求纲目有序、页面简练、字体醒目、重点突出、图表清晰、篇幅适中。

（二）撰写报告提纲

在学术会议上作报告之前，报告者一般需要将报告的重点内容整理成提纲，并提交给会议组织者，由会议组织者在报告前分发给听报告的人，以便其他与会者能够提前了解报告的主题和关键内容，从而更好地在报告中获取自己所需要的信息。同时，在整理提纲的过程中，报告者也能够更好地把握报告的内容，抓住重点信息，保证报告详略得当，并对旁听者可能提出的问题做出一定的预测和准备。因此，提纲在报告过程中占有相当重要的地位。

（三）报告会前演练

正式报告之前需要做好充分的准备，而会前演练对报告的成功极为重要。通过演练，报告者不仅能够对演讲的内容了然于心，更可以提高对演讲成功的信心，并且在一定程度上可避免出现某些影响报告的事故。

1. 调整状态

通过讲前演练，报告人可在时间、节奏、神态，以及报告内容的完整性、清晰度等诸多方面适当修正和完善，将演讲状态调整到最佳。

2. 调试设备

演讲前，报告人必须对有关设备进行调试，检测其是否与待接人的设备或器件兼容，图文及音响效果是否满足要求，等等。这一过程非常必要，切不可疏忽大意。以往有些报告者因事先未进行此项检测，导致临场出现文字不清晰、图像不显示等情况的发生，影响报告质量，甚至导致报告因此而被迫取消，教训十分深刻。

3. 做好预演

通过讲前预演，报告人能够对演讲中可能出现的差错或意外事件进行预防，提出应对策略和补救措施，保证报告的顺利进行。经验表明，自带笔记本电脑并备份报告电子文件，是避免因现场设备出现突发事故、不能启动或不能播放文件而影响报告的有效措施。

（四）参会注意事项

参加国际或国内学术会议，是代表国家或本单位（或课题组）进行学术交流。与会者除了需要了解一般的会议规程外，尚有一些参会注意事项需要注意。

1. 与会要点

笔者根据多次参加国内外学术会议的经验，概括出“参加学术会议五要点”如下：①成果突出、创新性强是与会的基础；②提纲简明、准备充分是报告的前提；③句法准确、语言流畅是必备的技能；④听懂提问、认真回答是负责的态度；⑤诚恳谦逊、举止得体是成功的保证。

2. 会上报告

(1) 报告要求：陈述具有逻辑性，结构具有条理性，尽可能多地准备可视材料，语言简洁，举止自然，张弛有度。

(2) 把握节奏：报告的一般步骤包括开场白、导言、内容、结论、致谢等。

(3) 听懂提问：报告之后，与会者会向报告者提出问题。报告者应首先听懂问题，若不明白，可以要求提问者重述或者解释一遍。回答问题之前，应重述一遍所提的问题，以确认问题的准确性和完整性。要做到礼貌、认真。

（4）从容应答：对问题的回答方式及效果反映了报告者的综合素质，对此要特别加以注意。尤其在国际会议上，更要注意把握好这个环节。报告者的应答策略是谦逊、从容、稳妥、完整。

3. 会后交流

在学术会议期间的交往，也是与会者需要关注的问题。因为不论学术会议日程安排得多么满，与会者总能够抽时间与老熟人或新相识进行交流。这种交流可以在许多地方进行，如会议报告厅休息室、宾馆厅堂、餐厅桌前、旅游车上，以及海滨、公园、运动场等，具体地点取决于开会的条件和会务人员的具体安排。这些交流有助于学者之间彼此接近，形成有利的氛围，而这种氛围对会议的圆满成功是不可或缺的。因此，凡是与会者，都应努力创造这种宽松、愉悦的学术交流气氛，使与会者在获得学术方面收获的同时，也在内心感到参加会议的快乐。

三、典型医学学术会议示例

（一）会议示例

（1）会议名称：泰山学术论坛——糖尿病与精准医学研究专题

（2）时间与地点：20××年××月××日～××月××日　山东烟台

（3）会议组织机构

①主办单位：山东省教育厅

②承办单位：滨州医学院

③协办单位：磁共振成像杂志社

中国现代诊疗产业技术创新战略联盟

中国生物物理学学会分子影像学专业委员会

（4）会议学术机构

①大会主席：（略）。

②顾问委员会：（略）。

③学术委员会：（略）。

④组织委员会：（略）。

⑤论文编辑委员会：（略）。

⑥会议服务机构：（略）。

（5）大会议程

①会议开幕式

a. 致开幕词；

b. 领导及专家讲话；

c. 会议东道主领导讲话。

②特邀报告：（略）。

③分会报告 1：（略）。

④分会报告 2：（略）。

（二）会议邀请函

尊敬的________先生/女士

为促进我国心身医学科学研究、临床应用、学术交流以及综合医院临床心身医学发展，经中华医学会批准，拟定于20××年××月××日至××月××日在××省省会×××举办心身专题讲座，开展心身医学学术交流、心身干预与心身治疗技能培训。现将会议有关事宜通知如下：

1. 会议主题：心身障碍人文关怀

2. 会议时间：20××年××月××日至××月××日

3. 会议地点：×××大酒店（××省××市××区××街××号）

您可以通过以下方式到达会场：

火车站乘坐××路，××路公共汽车到××大酒店

4. 本次会议授予国家Ⅰ类学分，学分成本费自理

5. 回执：为确保会议的有序进行，请收到此通知的单位将参会人员名单于20××年××月××日（星期三）中午前提交给组委会。联系邮箱：×××@××。联系电话：×××××。每家单位限一人参加。

四、国际学术会议常用语

国际学术会议常用语较多，其句法视不同场合灵活多变。下面是一些较为典型的语句，包括开场与主持语句、导言与结束语句、内容与致谢语句以及提问与答复语句。熟练地掌握这些语句，对科研工作者在国际学术会议上进行交流大有好处。

（一）开场与主持语句

1. 开场语句

（1）“Mr. Chairman! Ladies and Gentlemen! I'm greatly honored to be invited to address this conference.”

（2）“Mr. Chairman，first let me express my gratitude to you and your staff for allowing me to participate in this very important conference.”

（3）“I am very pleased to have this opportunity to...”

（4）“First let me express my gratitude to...”

（5）“Now after a short introduction I would like to turn to the main part of my paper...”

2. 主持语句

(1)“May I have your attention, please?”

(2)“The next speaker is Prof. /Dr. X X X; the title of his/her paper is...”

(3)“Are there any questions to Professor X X X ?”

(4)“I'm afraid your time is up.”

(5)“Take the floor, please.”

(6)“We thank Dr. X X X for his excellent report.”

(7)“I would like to make only one modest remark about...”

(8)“Next we will hear from Professor X X X...”

(9)“I would like to summarize...”

(10)“I would like to say that I have been impressed by...”

(二)导言与结束语句

1. 导言语句

(1)“The title of our paper is...”

(2)“This report contains..., first... second... finally...”

(3)“In this paper, a new method of... is proposed.”

(4)“Our hypothesis is that...”

(5)“The most important results are as follow...”

(6)“In the introduction to our paper, I would like to...”

(7)“I want to begin my presentation with...”

(8)“The first thing I want to report about... is...”

(9)“First of all I would like to talk about...”

(10)“My report aims at...”

2. 结束语句

(1)“In closing I want to mention very briefly...”

(2)“The last part of my report will be devoted to...”

(3)“In conclusion may I repeat...”

(4)“In summing, I want to conclude that...”

(5)“Summing up what I have said...”

(6)“Before I close I would like to emphasize the importance of...”

(三)内容与致谢语句

1. 内容语句

(1)“In our paper, we proposed a new method (novel structure) ...”

(2) "This paper comments briefly on..."

(3) "According to this theory, we can obtain that..."

(4) "The most important results are as follow..."

(5) "As far as I know..."

(6) "As shown in Fig. 1, we can see that..."

(7) "It is a well-known fact that..."

(8) "Let us have a closer look at..."

(9) "Let me give an example of..."

(10) "As an example I can suggest..."

(11) "I am disposed to think that..."

(12) "Basically, we have the same results as..."

(13) "Let us consider what happens if..."

(14) "It should be pointed out that..."

(15) "It should be mentioned that..."

(16) "Let us suppose that..."

(17) "The author introduces the new concept of..."

(18) "Our discussion will focus on the problem of..."

(19) "The design of the experiments was to reveal..."

2. 致谢语句

(1) "This paper would not have been presented if I had not received the encouragement of... and the beneficial discussions with..."

(2) "These works are supported by the Science Foundation... under the grant No. ××× and the project ... under the grant No. ×××"

(四) 提问与答复语句

1. 提问语句

(1) "I would like to know..."

(2) "Could the author tell us...?"

(3) "May I ask you...?"

(4) "I'm interested to know..."

(5) "I have two brief questions..."

(6) "I would like to ask you why..."

(7) "Would you mind explaining how...?"

(8) "Have you done any studies on...?"

(9) "My next question relates to..."

(10)"What could Dr. X X X explain about...?"

2. 答复语句

(1)"I would answer your questions as follows..."

(2)"The answer to the first question is..."

(3)"I would like to answer your questions with..."

(4)"Perhaps we' ll meet and talk about this problem after report is over."

(5)"Do you mind if I' ll try to answer it later."

(6)"For his question, perhaps Dr. X X X could answer it better."

第七节　医学专利的撰写

专利通常是指一项发明创造向国家专利管理部门提出申请，经依法审查合格后，向申请人授予的在一定的时间内对该项发明创造享有的专有权，分为发明、实用新型和外观设计三种类型。

一、发明创造概述

发明创造，是人类在认识自然、改造自然过程中最强大的动力。正是凭借千百年来历代先人不计其数的发明创造，人类才走到了今天。人类的生活，也因此而更加方便、更加舒适。发明创造，已经成为人类社会中一项不可或缺的工作。

（一）发明创造的概述

发明创造指的是科研工作者在实践的基础上，进行前人未曾进行的工作，并取得了前人未曾获得且具有一定用途的成果。这种意义上的成果，一般是指各种实用的产品或方案，可以从中获得一定的经济利益或社会效益。与发明创造密切相关的概念是科学发现。科学发现具有以下一些显著功能：

1. 引导发明创造

科学发现，一般被理解为发现新科学事实和新科学理论的创造过程。研究者若是缺乏创造性的思考，即便发现了新的科学事实，也不能被称为完整意义上的科学发现。有的科学事实发现，虽然不一定直接导致新科学理论的建立，但经过对其进一步的研究，却能创造出直接造福于人类的成果。

2. 促进知识增长

科学发现是积累和增加科学知识的手段。没有科学发现，科学便失去了生命。人类在认识自然和利用自然规律的过程中，会不断地发现新的科学成果。这些科学成果不仅帮助人类创造了丰富多彩的生活，而且深刻地改变了人类对自然和自身的认识。

3. 促进技术发明

大量的实践证明，科学发现是技术发明的重要源泉之一。由发现产生的发明，往往是一种开创性的“种子”，通过这个“种子”发明孵化、繁殖、转移和综合的过程，又会形成多种改进型发明。同时，技术发明也会推进科学发现，这种推动主要是通过技术手段的更新来实现的。若是技术手段未能达到一定的水平，许多科学假说和科学定律就不能够得到验证，许多全新的科学现象也难以得到深入研究，其中所蕴含的全新内容也就难以被发现。

（二）发明创造的原则

发明是一种难以预料的事情，有时甚至是完全无法预料的。但为从事发明创造工作的人提供一些基本原则，指出完成发明创造所要经历的一些必要步骤，介绍一些可供参考的发明技能技巧、经验教训以及应该避免的失误，使其对发明过程有一个总的认识，对发现创造性人才、推动发明创造工作是非常有益的。

笔者根据自身的科研实践，现总结、提炼出发明创造的基本原则：

1. 目标性原则

发现并确定发明的目标是发明的开端，而发明的目标就是满足人们的某种需求，即人们面临的难题或某种需要改进的东西。当人们设计出某种新装置或提出某种新方法满足了这种需求，该项发明即告完成。因此，发现并确定发明的目标，是研究者致力于发明创造之前需要首先思考的问题。

2. 灵活性原则

发明创造的过程并非一成不变的，仅仅按部就班地进行操作，通常难以达到发明的目的，而期间各个发明步骤的顺序可能有多种变化。从逻辑上讲，发现发明目标应是整个发明活动的前提，无目标即无法发明。在实际中，一般是先有设想，然后进行试验，再进行评价决策，最后申请专利，但也可能是先提出一种新颖而又有突出价值的设想，为了抢先获取专利权而未经试验就对其申请专利加以保护，然后再去试验和改进。因此，发明者可根据实际需要进行操作，不必拘泥于固定的发明程式。

3. 群体性原则

现代发明创造活动表现出群体性的发展态势。一项重大的发明创造，从成果的产生到实际应用，仅仅依靠个人的创造能力已经难以实现，必须以群体的协作，方能如愿以偿。这是由现代创造的复杂性以及发明创造的高起点特性所决定的。

（三）发明创造的类型

发明创造的成果可以是实用的新产品、新材料，也可以是能够解决实际问题的新工具、新方法等。由于发明成果多种多样，发明创造也具有多种类型，以下列举了几种有代表性的分类方法。

1. 按照创新性程度分类

发明创造就是设计并发明原来没有的新东西，就其发明的创新性程度而言，有开创性发明和改进性发明之分。开创性发明在人类发明的总数中所占比例不大，改进性发明的比例甚高。

（1）开创性发明

它是真正的“无中生有”，是直接由科学发现转化而成的全新型发明或“种子”型发明，往往能够填补某一技术领域的空白或开创前所未有的技术领域。例如，中国古代四大发明、激光器、超声波技术、晶体管、电视机、电子计算机、航天飞机等，这些都是划时代的开创性发明成果。

（2）改进性发明

它一般属于“有中生无”，是在已有的技术的基础上，通过对其局部加以改进、补充或优化，将已有的几种技术进行综合所取得的发明创造成果。例如，洗衣机的发明年代久远，现今市场上新推出的全自动洗衣机、智能型洗衣机、健康型洗衣机等，都属于洗衣机领域内的改进性发明。

2. 按照专利受理范围分类

依据专利文献中的规定，国家将所受理的发明创造专利划分出多个范围，这些受理范围基本涵盖了社会上发明创造成果的各个方面，从中可以归纳出以下几种基本类型：

（1）原料加工：开采、浓缩、提炼、萃取。

（2）制造：零部件、装置、消费品、工业用品。

（3）建筑：大型建筑物、住房、城市规划、公路。

（4）交通：车辆、飞行器、船舶、交通管理。

（5）通信：发射、中继、接收、分布。

（6）电力：发电、配电。

（7）农业：耕、种、收获、保管。

（8）医药：药品、器械、系统。

（9）渔业：设备、加工、鱼饵。

（10）食品加工：贮藏、烹调。

（11）军事：后勤、武器、系统。

（12）家庭用品：用具、设备、维修。

（13）玩具：游戏、运动、设备、系统。

（14）个人用品：服装、化妆品。

（15）娱乐品：公用、家用。

3. 发明创造的过程

发明创造是一个过程，期间要经历发现目标、确定任务、构思方案、实验试制等基本阶段。

（1）发现目标

发现发明创造的目标是发明的开端，发明的起点在于社会的需求，即发现人们的某项需要、面临的某个难题或需要改进的某种东西。事实上，大多数发明都是从发现某种需求开始的。有志于从事发明创造的科研工作者，要注意锻炼发现问题的敏锐眼力，经常留意社会对科技方面的一些需求，这对自己在科研工作中取得实用的发明成果是有帮助的。

（2）确定任务

发现发明目标之后，就要分析目标并确定发明任务。该阶段主要解决的问题是：考查该目标目前没有得到满意解决办法的关键所在，调研实现目标所需解决的问题和实现新发明所需要的客观和主观条件等。

（3）构思方案

发明任务确定之后，应针对其关键问题和具体目标构思技术方案，制订可实施的操作计划。在该阶段，要充分激发创造性，开拓发散思维，获得创新灵感，构思富有创造性和实用性的新技术方案。

（4）实验试制

技术方案制订好后，应迅速进行必要的实验和试制。大量事实表明，一项新的发明或基础创新，需要经过反复实验和试制，从中发现问题并进行多次修改才有可能最终成功。真正说明问题的还是实验，技术方案的优劣也需要经过实践的检验方可确认。事实上，某些看起来很有把握的发明设想，在实验检验中可能会被直接否定。因此，实验试制是发明过程中非常重要的阶段，不可忽略。至于为抢先获得专利权而未经试验就申请的专利，必须在申请后尽快进行必要的实验试制，以检验原来的设想是否可行。

发明创造的目的在于推向市场并产生社会效益。通过实验或试制获得真实的数据，可以避免因设想不切合实际而造成严重损失的事件发生。

（四）发明创造的风险性

1. 风险性概论

所谓风险性，是指从事创造活动需要投入一定的人力、物力和财力，但最后有可能无法取得预期的创造性成果，甚至还会因创造失误或失败而使研究者遭受损失。创造失误或创造失败，是指创造活动达不到预期的目的，因而体现不出创造成果的使用价值。发明创造是对前所未有的事物进行探索的过程，走的是前人未走过的路，解决的是前人未解决的问题。在这一过程中必然会遇到各种各样的未知问题和困难，所以任何发明创造活动都具有一定的风险性。由于现代社会环境比过去更复杂，创造性活动的风险性较以往更加令人关注。

2. 风险性降低方式

为了避免或尽量降低发明创造的风险性，发明者在创造过程中应注意以下几个方面：一是切忌重复已有的发明或创新程度不够的发明；二是不要贪大求全，要有选择地进行攻关；三是发明的周期应尽量缩短，否则发明成果完成之日就很可能是其被淘汰之时；四是注意发明创造所受的环境资源制约，要使之成为可持续发明的有利条件；五是面对风险，发明创造者要有足够的心理承受能力与准备，步步为营，循序渐进；六是要及时地整理、提炼新思想、新方法、新构思并申请专利，保护自身知识产权。

二、专利的特征及类型

（一）专利的概述

专利是专利权的简称，其基本概念是指某人就一项发明创造向专利局提出申请，经过审查合格后授予申请人的专有权。专利权是一种独占权。通俗地说，专利就是以国家的名义在一定地域内、一段时间内保护某项发明成果。专利观念在社会上的推广，对于保护研究产权、推动科研进步、维护竞争氛围，都具有相当重要的作用。

（二）专利的特征

独占性是专利的基本特征。按照《中华人民共和国专利法》（简称《专利法》）第十一条的规定，一旦授予发明或实用新型专利权，除法律另有规定的以外，未经专利权人许可，任何单位和个人不得为生产经营的目的制造、使用、销售、进口其专利产品，不得使用其专利方法及使用、销售、进口依照该专利方法直接获得的产品。对于外观设计专利以及专利产品，只保护制造、销售、进口三种行为，使用行为则不在保护之列。

（三）专利的类型

专利的具体内容复杂多变，但专利的基本类型并不多，有发明专利、实用新型专利和外观设计专利三种。

1. 发明专利

《专利法》第二条规定：“发明，是指对产品、方法或者其改进所提出的新的技术方案。”从该定义来看，发明专利应当是一种完整的方案，仅仅一种构思或设想则不足以构成发明。发明必须是新技术方案，是利用自然规律获得的成果，一般以新方法的提出和创新来申报发明专利者居多。例如，首次问世的关于发电机的技术方案就是一项发明，它是利用电磁感应这个自然规律做出的。而经济管理技术、演奏技术、字典辞典编排技术等与自然规律无关的技术方案，则不是《专利法》所指的发明。

2. 实用新型专利

2009年施行的《专利法》第二条规定：“实用新型，是指对产品的形状、构造或者其结合所提出的适于实用的新的技术方案。”由此可见，实用新型专利也是一种新技术方案。在这一点上，它与发明相一致，也是一种发明。然而，相对于发明而言，实用新型的创造性要求较低，有人称之为“小发明”。实用新型专利有以下特点：

（1）实用新型必须是产品、方法发明。无论是大发明还是小发明，绝对不能申请实用新型专利，只能申请发明专利。

（2）实用新型必须是有形状、构造的产品。这里讲的形状，是指宏观形状、构造，不包括微观形状、构造。没有固定形状的产品，如气态、液态、膏状、粉末状、颗粒状的产品，以及不是以端面形状为技术特征的材料发明，不能申请实用新型专利。

3. 外观设计专利

2009 年施行的《专利法》第二条规定：“外观设计，是指对产品的形状、图案、色彩或者其结合以及色彩与形状、图案的结合所作出的富有美感并适于工业上应用的新设计。”外观设计也叫新式样设计，它不是技术方案，这一点同发明、实用新型大不相同。实用新型也讲产品形状，但必须是为了达到某种技术目的。外观设计必须是对产品外表所作的设计，且应当富有美感，并且适合在工业上应用，即能够大批量地生产（包括通过手工业大量地复制生产）。

4. 不能申请专利范围

2009 年施行的《专利法》第二十五条规定：“对下列各项，不授予专利权：①科学发现；②智力活动的规则和方法；③疾病的诊断和治疗方法；④动物和植物品种；⑤用原子核变换方法获得的物质；⑥对平面印刷品的图案、色彩或者二者的结合作出的主要起标识作用的设计。”

（四）专利查询

专利查询是指在国家知识产权局所发布的专利数据库中，对有关某一特定方面或某些特定类型的专利进行查询的过程。与论文查新类似，专利查询工作不仅可以对研究成果的先进性与独特性作出判断，还可以获取相关方面的专利资料，这对发明工作的开展、把握发明工作方向等都有很大的帮助。

1. 专利查询途径

由于各项专利的相关文献由国家知识产权局公开出版，并被公共的专利数据库收录，因此目前查阅专利并不十分困难，一般可通过以下途径进行：

（1）利用文献检索工具查询，如通过网络进行查询等。

（2）利用专利文献中心或图书馆查阅各国出版的专利说明书（包括其他类型的说明书）。

（3）委托专业查新机构查询，可委托专门的情报信息部门（如具有国家承认的专业资质科技查新站）进行某一领域的专利查询。

2. 专利查询领域

专利查询的关键之一是要知道所要查询的专利说明书的专利号或者申请号。各国专利局都制定了专利文献分类方法和分类表，并且定期出版分类的专利文摘或按类分别编排的专利题录索引。因此，可以根据有关技术的分类去查阅专利文献或题录，从文摘中或题录上获取所需专利号或申请号。

国际上将各种技术领域分为8个部分，并用8个英文字母表示：(1) A部：人类生活需要。(2) B部：作业、运输。(3) C部：化学、冶金。(4) D部：纺织、造纸。(5) E部：固定建筑物。(6) F部：机械工程、照明、加热、爆破。(7) G部：物理。(8) H部：电学。其中，各部还要进一步细分为几个层次，表示比较具体的技术，并给出相应的分类号。在国外专利文献中，美国、欧洲各国和日本的专利文献均具有较高的利用价值。

3. 其他查询方式

除上述专利查询途径外，还有以下一些相关途径可供使用：

(1) 分类题录和文摘刊物

中文的分类题录和文摘刊物《专利文献通报》，是一个很方便的查询专利的工具。该刊物共有45个分册，其内容涉及美、英、日、德、法、俄等15个国家以及专利合作条约、欧洲专利公约两个组织的专利文献内容。

(2) 专利局出版的专利公报

在需要与可能的情况下，也可以直接利用各国专利局出版的专利公报。这些公报一般为周刊、旬刊、半月刊或月刊，按期报道申请专利或批准专利号码、名称、申请人、申请时间，还会报道专利失效和到期等其他一些专利变动情况。合理地利用专利公报，可及时了解最新专利的分布情况，还可以追踪某些专利所处的状况。

(五) 专利保护

专利保护是指专利保护的客体经申请后获得的专利权，即保护专利发明人对该专利的专有权。根据《专利法》第二条规定，我国专利保护的客体包括三种，即发明、实用新型和外观设计。专利保护具有一定的地域性和时间性。专利保护的地域性是指仅在授予权的国家或地区内有效，专利保护的时间性是指专利权都有一定的期限规定。

我国专利权的期限有明确的规定。根据《专利法》第四十二条规定，发明专利为20年，实用新型专利和外观设计专利为10年，均从申请之日计算。

三、专利撰写与申请

(一) 专利撰写

欲申请专利，需要向国家知识产权局提交书面文件，这些文件称为专利申请文件。《专利法》及《中华人民共和国专利法实施细则》(简称《专利法实施细则》) 对专利申请文件的撰写有一系列的规定。申请人对专利申请文件的写作格式及规范必须予以足够的重视，否则，很有可能造成严重后果。

1. 两先原则

与发表高水平、高质量的科研论文相类似，申请专利并获得授权，也是科研工作者发明创造能力的体现。笔者借鉴撰写高质量科研论文的“两先原则”，结合专利撰写的特点，总结并提出撰写专利的“两先原则”：

（1）专利撰写前要先进行科技查新

在撰写专利之前，必须进行专利查新，以确定将要申请的专利是否具有创新性。若查新结果表明将要申请的专利在相关的专利文献上已有类似报道，或者其发明点或关键技术已经有人申请或者授权，则应改变该技术的研究方向或者在其基础上进行更深入的研究，以期获得真正处于领先地位的发明点或关键技术。

值得指出的是，某些专业性很强的专利网站或者专利文献库，未经授权是不能随意进入查询的。因此，为了稳妥起见，研究者应该委托专业科技查新机构进行全面查询，以判定该项成果是否具有创新性，是否值得申请专利。

（2）专利申请要先于论文投稿

此项原则要求研究者先申请专利，得到批准后再撰写论文并发表。特别是对于那些适合申请专利的新技术、新工艺，必须在论文投稿之前及时申请发明专利或实用新型专利，不可拖延。否则，与论文相关的专利申请将因其关键技术已经公开而被驳回。对于那些已经获得新发明或新技术的研究者，遵循这项原则能够有效地避免因急于发表相关论文且忽视专利申请而导致专利知识产权丧失等类似情况的出现。

专利查新是专利申请的前提条件，而专利申请先于论文投稿则是专利申请的必要策略。归根结底，专利申请的基础还是取决于研究者的科研成果是否具有可证明的创新点，是否具有领先的关键技术，即是否具备专利申请所要求的发明条件。

2. 专利撰写格式

专利申请文件的核心内容包括专利说明书、权利要求书。此外，说明书附图、说明书摘要及摘要附图也是必要的内容，这些内容可从专利说明书中归纳、摘编出来。发明专利和实用新型专利的格式要求基本一致。下面对专利说明书和权利要求书的格式分别进行介绍。

（1）专利说明书格式

专利说明书的结构一般包括专利题目、技术领域、背景技术、发明内容、附图说明、具体实施方式和实施例。

①专利题目

专利起着传播技术信息、进行技术交流、指导科技开发的作用。专利的题目是专利信息的集中点，应当准确地反映专利内容，同时能够为研究者提供有价值的专利信息。因此，专利题目必须简明、确切，并且具有技术性和可检索性。

②技术领域

无论是发明专利，还是实用新型专利，都属于某个技术领域的科技创新成果。申请人要明确所申请专利的技术领域，并且把申请专利所属技术领域的特征明确地表述出来，这样有利于专利审查工作中的技术领域归类。

③背景技术

背景技术是指所申请专利的技术前身，以往与之相关的技术状况，以及目前发展的水平。该项内容还包括所申请的专利在目前是否处于领先地位，是否有类似的报道，以及该专利的应用前景分析等。

④发明内容

发明内容是专利说明书的主体部分，其内容必须高质量地完成，给予特别的重视。在该项内容中，要对专利的设计目的、基本原理、结构设计、具体功能、工作特点、有益效果等进行详细阐述，其中应当包括必要的公式推导、原理阐释、关键技术分析等辅助性内容。

⑤附图说明

附图说明是指在发明内容中应给予图示说明的有关器件或系统的结构设计图示。一般而言，附图说明是说明书中必备的内容，对重要器件、系统关键结构以及关键技术必须给予图示说明。附图中的所有图示均应按照专利申请要求规范表示。

⑥具体实施方式

在该项内容中，需要对所申请专利涉及的各个器件或系统中的各个部分的性质、连接方式以及相互关系等进行说明。应当阐述的内容包括技术的实现方法、各个器件或系统中各个部分的连接情况，以及一些结构设计的细节部分说明等。

⑦实施例

实施例是要给出一个具体实现所申请的专利功能的例证。在实施例中，需要给出相应的测量数据、分析结果以及必要的实验参数等。实施例的给出，表明申请者在申请该项专利时，具有相关的实验例证，而非仅在理论上加以设想。

(2) 权利要求书格式

权利要求书的结构很简单，主要是申请人对该专利各项权利要求的说明。权利要求书的项目一般在十项左右，也有超过十项权利要求的情况。权利要求项数的多少，主要取决于专利的具体内容以及申请人对专利权利保护的考虑。

权利要求书第一项的撰写很关键，因为后续权利（从第二项起）的要求均以第一项为基点。若第一项没有写好，漏掉、错写或产生异议，则会对专利审查造成不必要的麻烦，延缓专利申请进程，甚至会影响专利审查的通过。因此，权利要求书第一项的内容必须多加斟酌、反复推敲，保证不存在严重的漏洞或缺陷，以免造成不良后果。

（二）专利申请

专利申请通常是指从申请人撰写专利文件到国家知识产权局对申请做出批复的整个过

程，专利申请工作事关重大，决定了符合条件的发明成果能否获得专利保护。对专利申请的程序与主要内容拥有一定的了解，有助于申请工作的顺利开展，从而增加专利审批通过的可能。由于在提交专利申请文件之后，审批过程中需要申请人做的工作不多，因此下面仅对专利申请准备与手续做出简要介绍。

1. 专利申请准备

在专利申请之前，需要准备相应的专利文件。

（1）基本材料

撰写发明专利和实用新型专利申请文件，应当备齐下列资料：①同本发明创造相关的现有技术资料（是外文的，应译成中文）；②有关本发明创造目的、技术方案、有益效果和实施例的资料（有益效果即积极效果，应尽可能用试验数据加以说明）；③发明创造的技术方案仅用文字难以表达清楚的，还应当绘制附图（实用新型必须有附图）。

（2）申请文件

专利申请文件分为必备文件和其他文件两大类。

①必备文件

必备文件是指每件专利申请都必须具备的文件。申请发明专利和实用新型专利的，应当提交请求书（包括专利申请书、实质审查请求书等）、说明书及其附图、权利要求书、说明书摘要及其附图。申请发明专利可以有附图，也可以没有；若仅用文字无法将发明的技术方案表达清楚，则需要附图辅助说明。说明书有附图的，摘要也应当有附图。申请外观设计专利，应当提交请求书和外观设计的图片或者照片。

②相关文件

相关文件是指除必要文件外的辅助性申请文件，它们依具体情况不同而有所差异。例如，科研主管部门对专利申请统一管理所需的文件；委托代理人代办专利申请，依据《专利法实施细则》第十六条规定，应当提交代理人委托书，写明委托权限；请求减缓专利费用的，应提交费用减缓请求书；等等。

2. 专利申请手续

专利申请文件撰写完毕，要打印成册，办理申请，其主要手续如下：

（1）提交申请文件

2009 年施行的《专利法》第三条规定，国务院专利行政部门受理和审查专利申请。因此，专利申请文件应直接向国家知识产权局或其派出机构（各地专利代办处）提交。提交方式包括面交（直接提交）与邮寄。凡邮寄专利申请文件者，一律使用挂号信函，不得使用包裹。按照 2009 年施行的《专利法》第二十八条规定：“国务院专利行政部门收到专利申请文件之日为申请日。如果申请文件是邮寄的，以寄出的邮戳日为申请日。”申请日的早晚对申请人有重大利害关系，一定要认真对待，务求准确。

（2）缴纳申请费用

《专利法实施细则》第九十三、九十四条规定，向国务院专利行政部门申请专利和办理其他手续，应当按照规定缴纳费用。规定的各种费用，可以直接向国务院专利行政部门缴纳，也可以通过邮局或者银行汇付，或者以国务院专利行政部门规定的其他方式缴纳。除按规定向国务院专利行政部门缴纳规定的费用外，如该专利是委托某专利事务所代办，还需向该所缴纳专利代理费。

《专利法实施细则》第一百条规定："申请人或者专利权人缴纳本细则规定的各种费用有困难的，可以按照规定向国务院专利行政部门提出减缴或者缓缴的请求。减缴或者缓缴的办法由国务院财政部门会同国务院价格管理部门、国务院专利行政部门确定。"

（三）专利文献

研究者取得科研成果后，通常会以发表科研论文的形式将其公布。大量的科研论文积累起来，几乎囊括了一段时期的全部科研成果，这就形成了科技文献。类似地，各种专利申请文件积累下来，也就形成了专利文献。

1. 基本概念

所有实行专利制度的国家都规定，发明人或申请人在就某一项新的技术发明向专利局申请专利时，必须呈交一份用以详细说明该发明的具体内容和要求保护的技术范围的书面材料。这些材料经过专利局初步审查或实质性审查后，会由专利局将其公布和出版，任何人都可以查阅这些材料。日积月累，就形成了数量巨大的专业技术资料库——专利文献。专利文献在近代所有技术文献中内容最为广泛，最为全面，也最为详尽。一般而言，在非专利性公开文献中介绍的大部分内容，都可以在专利文献中查到；而专利文献中所包含的技术内容，通常仅有5%～6%在其他文献中刊载过。

2. 文献作用

一般而言，许多重大发明，如电视、雷达、碳纤维等，都是在专利文献上公布数年后才见于其他文献的。由于专利制度要求申请人充分公开相应的技术，以保证该专业领域的普通技术人员仅根据说明书即可实施该技术。因此，为了获得最新技术信息和避免重复发明，研究者必须重视专利文献的重要作用。目前，世界上已有60多个国家设立了专利局，用官方语言出版的纸质或其他载体性质（如胶卷）的专利文献，累计达3000多万件，并且其总量还在以每年100多万件的数字递增。

3. 国内状况

我国于1956年开始收藏世界上一些主要国家的专利文献，其中大部分保存在北京。从1985年9月份开始公布的中国专利文献，也收藏在国家知识产权局文献服务中心文献馆及其他一些单位，可供申请者随时查阅。此外，我国一些中心城市也在兴建专利文献中心，其中也备有大量复制的国内外专利文献。

四、典型专利示例

（一）发明专利证书示例

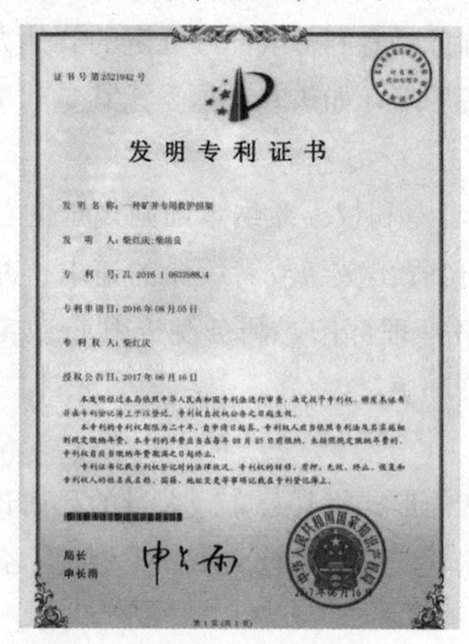

证书号第2521942号

发明专利证书

发明名称：一种矿井专用救护担架

发明人：柴红庆;柴纳良

专利号：ZL 2016 1 0633588.4

专利申请日：2016年08月05日

专利权人：柴红庆

授权公告日：2017年06月16日

本发明经过本局依照中华人民共和国专利法进行审查，决定授予专利权，颁发本证书并在专利登记簿上予以登记。专利权自授权公告之日起生效。

本专利的专利权期限为二十年，自申请日起算。专利权人应当依照专利法及其实施细则规定缴纳年费。本专利的年费应当在每年08月05日前缴纳。未按照规定缴纳年费的，专利权自应当缴纳年费期满之日起终止。

专利证书记载专利权登记时的法律状况。专利权的转移、质押、无效、终止、恢复和专利权人的姓名或名称、国籍、地址变更等事项记载在专利登记簿上。

局长 申长雨

2017年06月16日

第1页（共1页）

（二）实用新型专利证书示例

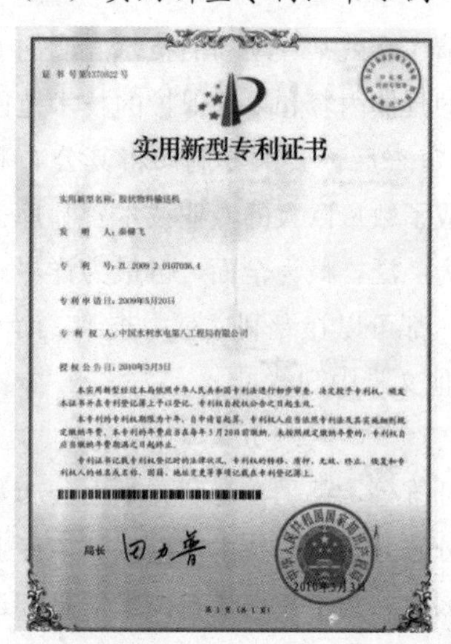

证书号第1370822号

实用新型专利证书

实用新型名称：胶状物料输送机

发明人：俞耀飞

专利号：ZL 2009 2 0107036.4

专利申请日：2009年5月20日

专利权人：中国水利水电第八工程局有限公司

授权公告日：2010年3月3日

本实用新型经过本局依照中华人民共和国专利法进行初步审查，决定授予专利权，颁发本证书并在专利登记簿上予以登记。专利权自授权公告之日起生效。

本专利的专利权期限为十年，自申请日起算。专利权人应当依照专利法及其实施细则规定缴纳年费。本专利的年费应当在每年5月20日前缴纳。未按照规定缴纳年费的，专利权自应当缴纳年费期满之日起终止。

专利证书记载专利权登记时的法律状况。专利权的转移、质押、无效、终止、恢复和专利权人的姓名或名称、国籍、地址变更等事项记载在专利登记簿上。

局长 田力普

2010年3月3日

第1页（共1页）

（徐玉雪　刘星劼）

第六章 医学科研成果的评价、推广与转化

医学科学研究是指运用正确的观点和客观精确的手段，探讨环境与健康以及疾病的关系，认识客观事物，探索未知，为疾病防治提供科学依据。其目的在于揭示人类生命本质，疾病的发生、发展规律及其机制，阐明环境与人类的关系，为提高人类健康水平提供防治方法、技术和手段。医学科研成果是指科研人员在研究防治疾病、增进健康、优生优育等世人未知、未有、未用变为已知、已有、已用的活动中，所取得的有价值、符合规律的结果，也就是指科研人员在医药卫生领域某一研究项目或课题研究范围内，通过实验观察、调查研究、综合分析等所取得的有学术意义和实用价值的创造性劳动结果。

第一节 医学科研成果的特点、分类与评价

医学科研成果是医学科研人员辛苦付出劳动的结晶，是检验医学科研人员工作能力的重要指标。因此，对医学科研成果进行准确的分类以及客观科学的评价，对调动医学科研工作者的积极性、促进科学的发展具有重要的作用。

一、医学科研成果的特点

（一）以社会效益为主

医学科研成果的主要表现形式是学术论文、专著等，以理论上的进展与突破为主，而物化型成果如新药品试剂、医用材料、医疗设备等，可推广应用且有明显经济效益的成果所占比例较低。医药卫生行业是服务于人类健康，以及政府实行一定的福利政策的公益事业。因此，医学科研成果的经济效益多为间接的经济效益。例如，通过新手术技术的应用，可以缩短病人的住院时间，减轻病人的经济负担等。

（二）可呈树状传播

由于医学科研成果多以非物化型成果为主，因此，绝大多数医学科研成果可以通过各种直接方式传授与推广应用，例如通过可阅读的论文或专著，将一种新技术应用于临

床，无须像物化型成果那样经过复杂的中试和进行生产性投资。在技术方法类成果的推广应用中，每个初次的应用者，又有可能是下一轮的推广者。如省级医院介绍推广给市级医院，市级医院又向县级医院推广，产生层层推广的效果，以树状形态传播，表现出较好的社会效益。

（三）推广应用需政府扶持

医学科研成果的产生与应用单位主要是非营利性单位。推广新成果需要资金投入，而产出的形式主要是提高诊治与预防等技术水平，提高医疗质量，培养人才并造福于社会。因此，难以靠引进推广新技术、新方法、新成果而产生较大的经济效益，甚至可能出现经济的负效益。如技术的先进、方法的简便、成本的降低、疗程的缩短，都可能使医院的收入降低。单靠非营利性单位推广应用以社会效益为主的医学成果难度较大，必须依靠政府部门，并由政府出资扶持并组织实施。

（四）推广应用的时间较长

医学卫生行业服务的是人类的健康，因此接受新事物往往比较谨慎。即使是一项较成熟的实用性成果，为了避免新方法、新技术的应用可能带来医疗纠纷和不必要的麻烦，也需要经过较长时间的实践与检验，并取得各有关方面的信任才能得到普遍地推广应用。此外，有些科研成果要求操作者有较高的操作技术，这也使复杂仪器设备的推广和应用受到限制。

二、医学科研成果的分类

由于科学研究的对象、任务和目的不同，所取得的科学研究成果的表现形式、特点、评价标准和方法也不相同。因此，应根据医学科研成果管理的不同对科研成果进行分类。

（一）按成果的功能分类

按成果的功能分类是目前医学科研成果最普遍的一种分类方法。主要有以下几种：

1. 医学理论性研究成果

理论性成果主要是指探索人体与疾病的本质，疾病的发生、发展与转归机制，以及诊断治疗等的理论问题。例如，研究癌症的病因学与发病机理、病理变化及其转归所获得的新发现、新理论性成果，人体衰老过程的规律性研究，等。

这类成果运用基础医学的理论知识来认识疾病内在的变化规律，通过科学实验获得有一定学术水平和应用前景的新理论、新发现，其成果的理论性较强、难度较大，具有学术理论价值和普遍的指导意义，为临床诊疗方法提供理论依据，对提高医疗卫生事业的水平有很重要的意义。理论性研究成果短期可能不具有明显的经济价值与社会价值。理论性研究成果的主要表现形式为学术论文、著作以及研究报告等。

2. 应用技术类研究成果

应用技术类研究是以科学理论成果为基础，紧密结合临床，为解决临床上存在的问题，而取得的具有一定创新性、先进性的实用技术或技能。这类成果的研究目标明确、临床实践性强，在医学科研成果中所占的比例较大。例如，保持健康、延缓衰老的措施，疾病的病因、诊断与治疗的实验研究，流行病学调查方法等研究，此外还包括新的诊断技术、新的治疗方法以及新的预防疾病的措施等。应用技术类研究成果的表现形式多为学术论文、著作以及研究报告。

3. 开发技术类研究成果

这类成果有明确的实用目的，是为了提高疾病的诊疗水平而研制的新产品、新工艺以及新方法，是医学与相关学科或行业共同发展的产物，可以直接为经济建设服务。开发技术类研究成果具有推广应用的特点，例如，已知药物的新用途、优生优育的新方法、药物的资源调查、人体正常数字的调查、卫生标准的制订等。随着对成果推广转化认识的不断提高，这类成果在医学科研成果所占的比例也在不断地增大。开发技术类研究成果的表现形式主要为产品。

4. 软科学类研究成果

软科学类研究成果是综合运用多门类、多学科知识，提高决策与管理实践水平的研究成果，是医学与其他自然科学、工程技术和社会科学（如经济学、数学、哲学等）交叉与综合所产生的跨学科、多层次的研究成果。软科学类研究成果为人们解决各类复杂社会问题提出可供选择的途径、方案、措施和对策。为各级管理决策部门提供咨询服务是软科学类研究的重要目标，例如，医院管理、医技水平评价指标体系，疾病的预防体系等。软科学类研究成果对推动决策与管理的科学化、规范化、现代化，促进科技、社会与经济的协调发展具有重要作用。

（二）按成果的形态分类

所谓研究成果的形态，是指科学研究成果的表现形式，即它是以什么形式表现出来，可分为有形成果和无形成果。

1. 有形成果

有形成果包括新药品、新疫苗、生物制品、医疗器械、新材料等。

2. 无形成果

无形成果包括科技论文、实验报告、新的工艺流程与操作方法、新颁布实施的卫生标准等。

（三）按成果物化与否分类

1. 物化型成果

这类成果的特点是以物化成产品的形式出现。在医药卫生领域，主要表现为药品试剂、生物制品、医用材料、人工器官、生物新品种、医疗设备与器械等。

2. 非物化型成果

这类成果是指不能直接转化为生产力的一类应用技术成果。主要表现为新理论、新观点、新见解等纯理论成果，以及临床诊断、治疗、预防、康复等新方法、新技术。

（四）按成果性质分类

成果的性质即成果的属性。国家自然科学奖、国家科学技术进步奖、国家发明奖等国家级科研奖项就是按照成果的性质划分的。

1. 科学发现

科学发现是指科学活动中对未知事物或规律的揭示，主要包括事实的发现和理论的提出。就医学而言，人类某些疾病的病因、病理变化或某些生理现象的第一次发现等，均属于科学发现。科学发现通常是通过基础研究与应用基础研究获得的成果，对推动科学的进步以及丰富科学知识有重要的价值。例如，艾滋病毒的发现、新的生物标志物的发现等，均属于科学发现。

2. 技术发明

技术发明是指应用成熟的理论研究、科学技术知识或科学发现成果，开创或解决新的技术问题。医学技术发明包括诊治疾病的新技术、新方法、新药品等。如聚合酶链式反应技术（polymerase chain reaction，PCR）、3D 打印技术、克隆技术等，都是属于技术发明类成果。

3. 技术进步

技术进步是对已有技术、方法等进行改进、提高或完善，也包括对先进技术的引进、消化与开发。技术进步的程度是看成果解决实际问题的效果，以及由此而产生的社会效益与经济效益。医药卫生行业的技术进步多为诊断治疗方法的改进、引进或医疗设备技术的改造等，例如基因疗法和基因编辑、优化的癌症免疫疗法。我国许多省市地区设立科学技术进步奖，所涉及的成果数量多、范围大，所占的比重也较大。

（五）按科学研究体系分类

1. 基础研究成果

基础研究成果是探索人体及其疾病本质、特点和规律所取得的成果。这类成果运用基础医学的理论来认识疾病内在的变化规律，为解决临床诊断和治疗方法提供理论依据，对提高医疗卫生事业的水平有很重要的意义。如研究人类疾病病因学、发病机制、病理改变及其转归所获得的新发现、新理论等。

2. 应用研究成果

应用研究成果是医务工作者紧密结合临床、在防治疾病实践中取得的具有先进性的实用技术或技能。这类成果就其所涉及的特定领域的问题来看，其特点是临床实践性强，如新的诊断技术、治疗方法、预防控制策略和措施等。这类成果主要来自临床科研。

3. 发展研究成果

主要表现为实用新型或改进的新产品、新工艺、新流程、新设计、新方案等，如新药品、新诊断试剂及医疗器械等。这类成果经推广转化能产生较大的社会效益和经济效益。

（六）其他分类

按学科专业可分为基础医学成果、临床医学成果、预防医学成果、药学成果、中医药学成果和军事医学成果等。

按成果实际达到的科技水平可分为国际先进水平、国内先进水平、省内先进水平等。

表 6—1 医学科研成果的分类

序号	分类方法	具体分类
1	按成果的功能分类	医学理论性研究成果
		应用技术类研究成果
		开发技术类研究成果
		软科学类研究成果
2	按成果的形态分类	有形成果
		无形成果
3	按成果物化与否分类	物化型成果
		非物化型成果
4	按成果性质分类	科学发现
		技术发明
		技术进步
5	按科学研究体系分类	基础研究成果
		应用研究成果
		发展研究成果
6	按学科专业分类	基础医学成果
		临床医学成果
		预防医学成果
		药学成果
		中医药学成果
		军事医学成果
7	按成果实际达到的科技水平分类	国际先进水平
		国内先进水平
		省内先进水平

三、医学科研成果的评价

科研成果的评价是指对科研成果的工作质量、学术水平、实际应用和成熟程度，按已确定的标准对科研成果予以客观的、具体的、恰当的综合判断和评价的过程。科研成果的评价是科研成果管理的一项重要内容，主要从成果的学术价值、经济效果和社会影响三个方面进行评审。对不同类型的研究成果评审的侧重点不同，如对基础研究类成果，主要侧重于评价成果的学术价值；对技术研究类成果，主要侧重于评价成果的经济效益和社会影响。参加评审者须具有广博和专深的知识体系，一般是同行中有一定学术威望的专家或学者。科研成果鉴定与评奖的实质就是对科研成果的评价。

科技成果评价的流程：对评价材料形式审查—签订委托评价协议—遴选评价专家—召开科技成果评价会—出具科技成果评价报告。

（一）成果的评价指标体系

医学科研成果的鉴定仅限于对成果的水平进行定性的分析，而成果的评价则是对定性评价的延伸及量化。

1. 成果评价的内容

（1）对内在属性的评价

内在属性是科研成果作为客观存在的独立事物必须具备的基本要素，包括成果的科学性、创新性、先进性、难度与复杂程度等。对内在属性的评价是对科研成果水平的评估。

（2）对外显属性的评价

外显属性是科研成果对外部产生的效果与效益，包括科技价值、社会效益与经济效益等。如理论成果应具有学术价值，而应用技术或开发技术类成果除具有技术价值外，还应具有实用价值。对外显属性的评价是对科研成果的综合评估。

2. 成果综合评价的指标体系

（1）科学性

科学性是科研成果的重要前提。它代表着科研成果的客观真实性与系统严密性。科学性包括：①设计严密，即研究方案和实验设计合理，方法科学；②资料完整，即技术资料完整，文件材料填写正确，内容齐全；③结论可靠，包括实验动物和中试结果真实，统计处理正确；④结论符合标准，论证合理，结论恰如其分，理论分析有证据。

（2）创新性

创新性是知识经济的内核，是成果的最基本特征。它代表着科研成果的创造性与新颖性，有知识创新与技术创新之分。知识创新是指通过科学研究，包括基础研究与应用研究，获得新的基础科学知识与技术科学知识的过程；技术创新是学习、革新与创造新技术的动态过程。对成果的创新性评价包括：新颖程度，指成果内容是否前人从未做过，或虽有报道但详细程度不同；创造改进程度，指成果的核心内容与相关工作比较有无本质的区别以及区别的程度。

（3）先进性

先进性指成果在现阶段的科技发展进程中所达到的高度，包括学术水平与技术水平。通常分为国际领先、国际先进、国内先进等几个等级。应注意区分先进性与创新性的区别，具有先进性的成果并不一定有创新性。

（4）难度与复杂程度

指成果研究过程中的技术深度与广度，也是反映成果水平的一种重要指标，它包括研究难度与技术复杂程度两种不同性质的指标。

（5）科技价值

科技价值分为科学价值与技术价值。科学价值包括学科的创立、学科面貌的改变，以及学科水平的提高、学术内容的丰富等。技术价值指技术的寿命、应用范围，以及应用的广度等。

（6）社会效益

主要指科研成果对改变医疗卫生面貌，或推动技术进步，给病人、给社会带来的利益。

（7）经济效益

由科研成果推广与应用而带来的经济利益。

（二）成果评价的指标

成果评价的指标是成果鉴定与等级评定的标准，是各级科研管理机构组织专家对科研成果进行综合评价的标准。其主要包括：

1. 技术难度

技术难度是衡量成果研究工作量与规模的指标，侧重从技术深度上反映成果的科学技术水平。技术难度还包含技术复杂程度的内容，而技术复杂程度侧重从技术推广上反映科学技术水平。

2. 创新性

侧重评价成果的新颖性，也就是前人没有开展的工作，通常考虑创新内容所占的比重（包括理论创新与技术创新）。对重大的推广应用项目还要评价对科技发展的贡献。

3. 技术水平

主要是评价科研成果技术上的先进性，是衡量科研成果在当代科学技术发展过程中所达到的高度的标志。

4. 科学价值

侧重于评价科研成果在学术上的新突破。

5. 推动技术进步作用

主要是评价成果的作用、意义与实用程度，也是评价成果的应用价值、范围与前景，以及解决实际问题、促进科技发展作用的程度。

6. 推广应用程度

指成果已经推广应用的情况。

7. 经济效益

经济效益分为定性分析与定量分析。定量分析是指已经取得的直接的经济效益。定性分析是指由于成果的社会化及推广应用的滞后性，在进行成果评价时，不能进行经济效益的定量分析，而只能推测其间接与潜在的经济效益。

8. 社会效益

社会效益是衡量科研成果直接造福于人民，对社会进步产生的影响程度，如新知识、新方法、环境保护、劳动保护以及科研管理等。

（三）成果评价中存在的一些问题

1. 对成果评价的材料准备认识不足

现阶段，成果的评价仍处于改革探索阶段，人们对成果评价的认识水平还十分有限。因此，成果评价的材料准备常常不够完整、准确，并且不够规范，影响了对成果的评价。尤其是成果的佐证材料，经常达不到客观、公正，甚至影响其可靠性与权威性，因而影响了评价结论的准确性。

2. 成果的水平定位不准确

鉴于国内外的环境与条件不同，在没有足够的数据、资料做依据的情况下，成果的水平定位有一定的困难。因此，成果的水平定位必须经某一领域或某一方面的专家充分论证、评估。对成果在国际上的地位，则坚持以数据、资料为依据，从而使得出的结论令人信服。这样的水平定位既充分肯定了优势所在，又未高估其水平，并且保护了成果持有者的利益，维护了评估工作的严肃性。

3. 成果评价指标的侧重点不同

按照成果的类型，对理论成果的评价应侧重于选题的方向性与科学价值，以及成果的先进性与创新性；对应用技术类成果的评价应侧重于推广应用和示范作用的广度与深度，以及应用效果及数据采集的科学性、可重复性、可比性、推广应用获得的经济效益与社会效益，可能出现的风险；对开发技术类成果主要应评价新产品、新技术等设计的合理性、技术性能的稳定性、安全有效性、经济适用性，以及市场推广的可行性、经济效益等因素。

第二节 医学科研成果的推广与转化

医学科研成果的推广与转化是指为提高生产力水平，将具有实用价值的医学基础研究成果进行后续的实验、开发、应用，将其转化为现实生产力，直到形成新产品与新工艺的过程。我国当前的整体科学技术水平有了显著的提高，但是科学技术与经济发展相脱节的问题还没有得到根本性的解决，在如何有效地利用科研成果创造有竞争力的优势产品和服务方面还存在重大缺陷。

一、医学科研成果推广的意义和方式

（一）医学科研成果推广应用的意义

医学科研成果的诞生常常会花费大量的人力、物力与财力，但我国每年评定的绝大部分科研成果并不能发挥应有的效益，对经济、社会的贡献率远远低于发达国家。医学科研成果的推广应用，是医学科技由知识形态向商品形态转变、由间接地为病人防治疾病到直接为病人服务产生经济效益的过程。医学科研成果的推广对促进科技进步和医疗卫生事业的发展，都具有重要意义。因此，近年来各级行政部门纷纷出台成果推广的相关法律与规定，如《国家科研成果推广项目奖励暂行规定》就是 1998 年 2 月 10 日由国家科技部发布的对成果推广予以奖励的规定，其目的就是加快科研成果向现实生产力的转移，贯彻科教兴国战略与可持续发展战略，促进成果推广工作的开展。

1. 有利于医学事业的发展与进步

医学科研成果的推广与应用有利于促进医学事业的发展与进步。这种促进表现在成果的推广利于提高医疗水平，增加竞争力，同时也有利于新的技术与方法在实践检验的过程中得到不断的改进与完善，并且结合防病治病的实践，提出新的科研设想，加速医学科学事业的不断发展与技术进步。

此外，重视科研成果的推广应用，使科研工作者真正把工作重点放在预防、医疗、保健、优生优育，以及解决严重危害人民身体健康的常见病、多发病上，真正贯彻执行医药卫生科技工作的方针，提高医药卫生保健整体水平并且真正把科技进步落在实处。

2. 有利于科研成果发挥效益

科研成果只有推广应用，才能充分发挥成果本身存在的经济效益并且达到科研工作的最终目标。

3. 有利于科研成果的评定

在科研成果的申报与评奖中，许多奖项都要求成果的评定必须有推广应用。在《国

家科研成果推广项目奖励暂行规定》中规定，按成果推广的覆盖面及所取得的经济效益、社会效益等，严格划分获奖的等次。因此，成果的推广应用是申报科研成果奖、划分获奖等次的必要环节和条件。

（二）医学科研成果推广的方式与途径

1. 学术交流

基础理论类成果和应用基础类成果主要通过公开发表学术论文、参加国内外学术会议、专题讲座和出版专著、技术资料等方式予以推广。

2. 举办学习班

新技术、新方法等应用研究成果，可采用举办学习班的形式进行推广。

3. 专题进修学习

对于难度较大、不易掌握的应用技术类成果的新技术、新方法，可派人到成果持有单位或指定的单位进修学习。

4. 扩大试用

物化型成果中的新药品试剂、医用材料、医疗设备等，在通过鉴定后，可组织扩大试用。应用研究成果的扩大试用，是使成果得以推广的重要方式。

5. 宣传交流

科研成果的管理部门组织成果参加展览会、展销会、交易会，以扩大成果的影响与知名度。

6. 内源化自主模式

高校或一些大型综合性医院，必须重视科研成果在自己本单位的应用，才有利于进一步推广应用。产学研合作也是科研成果转化与推广的有效途径。

7. 市场交易

应用技术类成果与开发技术类成果可直接进入市场。如在开题时就确定推广应用目标，以联合的模式在产品研制之后，能够保证成果进入市场并推广应用。

（三）推广应用效益评价

国家科技部在《国家科研成果推广项目奖励暂行规定》的文件中规定，按成果的推广规模、推广效益、推广机制以及促进社会经济发展的推动作用，严格划分了获奖的等次。由于医学类科研成果推广应用的特殊性，目前尚无准确衡量和评价成果推广应用效益的统一标准。但大致可有：

1. 推广方式

包括公开发表的刊物级别、参加学术会议的级别、参加交流宣传的例次等。

2. 应用情况

包括成果内容入书情况、公开发行情况、被引用次数、应用后产生新成果及成果应用的覆盖面等。

3. 经济效益

应用开发类成果应注明单位或地区在使用后所产生的直接的经济效益。

4. 社会效益

包括提高诊疗效果、提高预防保健效果、提高卫生工作质量、指导科技进步、改善卫生服务，以及潜在的经济效益等。

二、阻碍医学科研成果推广的影响因素

1. 经济效益不显著

医学科研成果带来的效益以社会效益为主、经济效益为辅，投入产出比较低，因此，如果单纯以经济效益来衡量，则在很大程度上会限制成果的推广应用。

2. 科研成果与实际需求脱节

从事科研的工作者，较多的是偏重理论水平和学术价值，而较少地关心或不能明确地了解临床医疗的需求，对发表论文和著作更感兴趣，普遍忽略了实际问题，对推广应用关心较少。从近年来的成果推广工作中发现，具有高水平、实用性强、适用面广的科研成果并不多。其中有些成果在选题之初就忽视了实用性，甚至严重与实际需求脱节。有些成果对设备的要求高，但适用面窄，难以推广应用。因此，科研人员只有在科研项目立题的开始就瞄准临床应用价值，预测成果的转化前景，并且对成果的先进性、实用性与可行性达成共识，才能使成果的转化与推广形成良性循环。

3. 科研成果的成熟度与完整性不够

科研成果的成熟性与完整性是转化与推广的先决条件。一项成果能否转化推广成功与其技术上是否成熟和完整密切相关。通过鉴定的科研成果多数是属于知识形态的东西，一般难以直接地向临床过渡，加之科研经费有限，大部分的医药成果处于基础研究阶段，企业认为这种成果投资的风险性较大，致使成果常常成为样品与展品。

4. 科技创新技术投入的资金匮乏

由于科研资金投入不足，致使许多好的成果不能深入地开发利用，阻碍了成果的推广应用。医学成果具有高投入、高风险、高收益的特征，并且这种特征比其他成果更为突出。目前，我国每开发一种新药大约需要 50 万～100 万元，而医学院校的科研经费相对不足，因而在一定程度上也限制了科研成果的推广应用。

5. 复合型人才匮乏

近年来，无论是国家还是地方、科研院所以及各高等院校对从事科技开发和成果转化的科技人员和管理人员在政策上都给予很大的倾斜，极大地调动了广大科研人员的积极性，但成果转化成效并不明显。部分科技成果未能转化是因为很大一部分科研人员对市场不了解，对有关医药成果国家如何审批，标准是什么，知之甚少，只是按科研的常规要求开展工作，往往不符合国家新药审批标准，既浪费了资金，又浪费了人力，最终

使一些很有开发价值的成果停留在理论阶段。熟悉市场，善于攻关，对新药开发的标准及审批程序非常熟悉，而且主动同医药企业进行合作，这样的复合型人才在各高等院校及科研院所均较为匮乏。

三、医学科研成果转化的流程与现状

（一）医学科研成果转化的流程

医学科研成果转化倡导以患者为中心，从临床工作中发现问题和提出问题，由基础研究人员进行深入研究，然后再将基础科研成果快速应用临床，基础与临床科技工作者密切合作，以提高医疗总体水平。

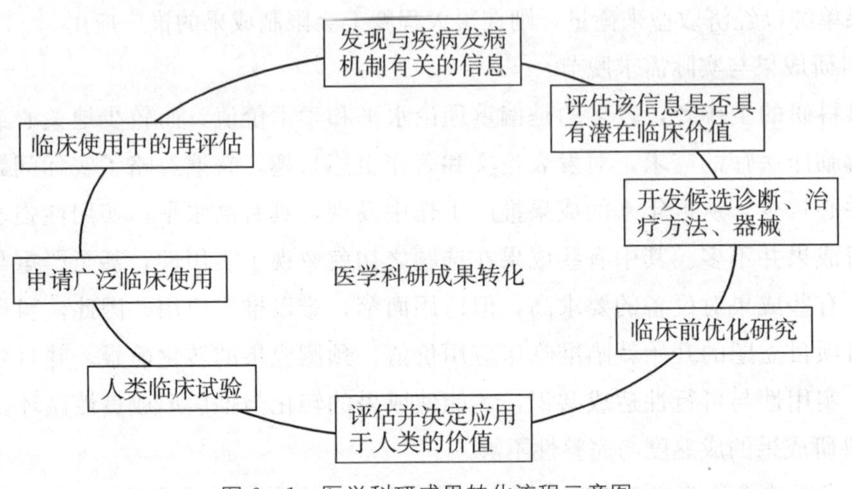

图 6—1　医学科研成果转化流程示意图

（二）科研成果转化的现状

科研成果转化是实现科技经济一体化最根本的途径。当今世界经济的竞争主要是表现在科学技术的竞争，尤其是科研成果转化的数量、质量与速度，其最终的表现形式是科研成果的商品化、产业化程度，以及市场的占有率。国外的企业对科技转化十分重视，他们常常在科技创新阶段就开始介入，并指导科研人员了解市场，以便提供先进性、实用性、可行性的科研成果。先进性是要求开拓新的领域，而并非重复性研究或一般性改进。实用性是要求能够应用于临床，为人们的健康服务，以市场为导向，使其具有较强的使用价值。可行性是科研转化的必备条件，如果没有可行性，再好的成果也只能停留在理论阶段。

近年来，我国科研成果的转化越来越受到各级领导的重视。1999 年 3 月，国务院颁发了《关于促进科研成果转化的若干规定》，对高新技术研究开发和成果转化、高新技术企业经营自主权，以及高新技术成果转化的环境条件都做了具体的规定。其目的是优化政策环境，推动科研成果转化，使我国高新技术产业的发展跃上新的台阶。之后各省、市也相继出台了一系列关于成果转化的优惠政策，以此来带动本地科研成果的转化，促进科技经济的发展。尽管如此，每年科研成果成功转化的项目仍寥寥无几，科技对经济的贡献率远远低于发达国家，医药行业尤其如此。因此，加强医学院校以及大型综合性医院的科研成果转化，尤其是加强科技转化的投入已迫在眉睫。

四、医学科研成果转化的意义

科研成果转化是科技与经济最重要的结合点。科研成果只有转化为生产力，并推广应用才能充分发挥成果本身潜在的社会效益与经济效益。提高科研成果转化率是增加科研效益和增强综合国力的重要途径。因此，科研成果转化是开展科研工作的重要内容与最终目标。

医疗行业是科研成果转化的主要阵地。医学院校以及大型综合性医院科研实力雄厚，人才知识密集，技术优势明显，在知识创新与传播、技术创新以及成果转化等方面有着十分显著的优势，但其作用远未得到发挥。医学界的科技人员应在良好的政策环境下，大力推进高新技术成果的转化，为我国的医药卫生事业和人类的健康事业做出应有的贡献。

五、医学科研成果转化的支撑条件和途径

（一）领导重视

科研成果的转化是加强高校和医院科技成果转化工作的重要环节，但由于在成果转化的过程中需要设置机构、安排人员，以及资金投入等较多烦琐的工作，使得成果转化工作常常难以顺利进行。倘若能够得到领导的重视并认真安排，成果转化的完成将有所保障。

（二）建立扶植转化的配套措施

得到领导的重视后，主管部门应着力建立扶植转化配套措施，并且政策上予以一定的倾斜。包括设立专项资金、奖励制度、分配制度等，乃至与职称评定、考核等挂钩，以此吸引更多的科技人员投身于科研成果转化的工作之中。

（三）政府协调，保障资金

高新技术成果具有周期长、风险高、回报率低的特点，由企业投入进行成果转化的困难较大，因此目前资金的投入主要依赖于政府拨款。然而，在政府资金有限的情况下，建立与发展风险投资也是成果转化资金来源的最好途径。此外，政府部门还应对转化工作给予指导，并有相应的政策法规，包括人才政策、税收政策、信贷政策等，以保证该项工作的顺利进行。

（四）科技人员自身意识的转变

科技人员在多年的工作中，逐渐产生了重理论、轻实践，重科学、轻技术，重成果、轻应用的观念。在这种意识下，大多数科技人员不愿参与成果的转化，或对转化成

功缺乏信心。因此，要不断地创造条件以培养人才、吸引人才，尤其是高层次、复合型、创新型人才。

（五）调整高校的教育模式

高校是知识传播、培养人才的重地。高校的教育应改变过去那种千篇一律的传统教学模式，应根据科学技术的发展动态，及时调整学科与专业设置，将最新科技发展动态融入课堂教学中，使学生及时掌握最新的知识，培养学生的创新思维和能力。创新是成果转化工作的生命，科研人员需要拥有广博的知识积累，对前人的定论敢于质疑、敢于突破，并且从学科交差、渗透与综合上寻找实现科技创新的突破口。此外，创新性研究工作一定要以市场为导向，要将技术创新与生产实际相结合。

（六）设立成果转化基金

医学科研成果必须要借助其他学科的力量才能完成成果的转化，而成果的转化往往需要大量的资金，技术更新与技术转化也需要大量的资金。设立成果转化基金就有可能保证成果转化工作的实施。成果转化资金的用途包括编制计划、项目宣传、协调，以及技术服务、质量评审、奖励等。成果转化资金主要来源于政府专项拨款、科研经费立项，以及推广应用的经济收入。

（七）改革科研成果奖励制度

1999 年国家相继颁布了《国家科学技术奖励条例》及其实施细则，注重鼓励自主创新，解决国民经济建设和社会发展的重大问题等。

六、制约医学科研成果转化的因素

（一）科研与生产分离的运行体制

大多数科研成果产生于科研力量雄厚的科研机构与医学院校，但在后续开发、融资能力、市场开拓等方面的力量较弱，而且许多部门没有能力进行独立的中试等后续放大实验。有能力的生产企业也不愿意承担二次开发的投入与风险，他们认为中试等放大实验应该是研究单位的事情，他们所购买的成果应该是成熟的技术。这种科研与生产分离的运行体制，严重制约了科研成果的转化。

（二）科研人员的成果转化意识不强

医药行业的许多科研人员，由于受传统科研模式的影响与制约，对成果必须通过及时转化才能形成现实生产力的认识不足。有些科研人员从事科研工作仅仅为了满足个人的兴趣，重视发表几篇理论文章和获得几项成果，还有一些人为了达到提职晋级，对所进行的研究以及获得的成果是否有用则缺乏考虑。因此，提高科技人员从事科技开发与成果转化的自觉性与积极性，是当前亟待解决的问题。

（三）成果的中试环节薄弱

中试是把知识成果转化为物质成果的中间物化过程，是对科研成果成熟性与完整性的检验、提高与完善，也是解决工业化生产过程中质量、可靠性与成熟品率等一系列工艺和设备问题的关键。然而，大量的科研成果由于中试基金与场地的缺乏而导致中途搁置。其主要原因在于成果转化过程中，科研机构与医学院校缺乏投入的能力，企业则缺乏风险意识与承担风险的实力，而金融机构的风险投资机制不健全。因而，科研成果的成熟度不足、配套性差，或者工艺不完善，制约了成果转化的数量与速度。

（四）成果转化的资金投入不足

成果转化的资金投入主要来自三个方面：政府拨款、自筹资金和金融融资。医疗科研部门由于财力有限，自身难以投入大量的开发资金，然而，长期以来政府的投入不足，尤其是在成果转化过程中的资金投入更少。作为成果主要接纳者的企业，对有待转化的科研成果往往采取现实与功利的做法，在创新思路还没有取得可见的成果之前犹豫不决，不愿投入，成为束缚医学院校与医院研制的新药、生物制剂、疫苗和医药器械等高新技术成果转化为产品的“瓶颈”。在发达国家，科研经费、成果转化经费和产业规模化经费的比例是1∶10∶100，而在我国三项经费的比例是1∶1.1∶1.5，也就是后两项经费远未达到相应的比例，对科研成果转化必然带来不良的影响。

（五）成果转化过程的渠道不畅

成果转化的渠道是指将科研成果转让给技术市场、生产企业的渠道。现阶段，成果转化的中介服务机构建设薄弱、缺乏既懂技术又掌握经营的技术贸易人员、成果供需双方沟通信息的桥梁尚未牢固、网络化程度低、Meta分析技术转让的政策法规不够完善等，都严重阻碍了成果转化，致使许多优秀成果被搁置。

（位晓丹　闫　森）

第七章 医学科学研究的基本要求

医学科研就是利用人类已掌握的知识和工具，用试验研究、临床观察、社会调查分析等方法探求人类生命自身活动的本质和规律以及与外界环境的相互关系，揭示人类生命本质和疾病的发生、发展机制，为疾病防治提供科学依据，探寻增进人类身心健康的途径和方法，从而达到维护人类健康和造福于人类的终极目的。因其受试对象往往涉及动物甚至是人体，故医学科学研究的基本要求更为严格。

第一节 医学科学研究的伦理学

医学科学研究活动除具有一般科研活动的探索性、创造性和复杂性等特点外，还具有研究对象的特殊性。人不仅具有形态学、生理学等生物学的属性，而且还具有语言、思维、人际关系等社会属性和精神属性。医学科学研究的过程，必然会涉及人的生理和心理活动并受各种社会因素的影响，因此，现代医学科技工作者在从事这一与人类健康乃至生命密切相关的特殊社会实践活动时，必须把握好研究的尺度，正确对待涉及医学伦理学的一系列问题。

一、医学科学研究应遵循的伦理学原则

医学科学研究应该遵循不伤害（non-maleficence）、有利（beneficence）、尊重（respect）和公正（justice）四大原则。

（一）不伤害原则

不伤害原则指在诊治过程中不使病人的身心受到损伤，这是医务工作者应遵循的基本原则。一般地说，凡是医疗上必需的，属于医疗的适应证，所实施的诊治方案都应符合不伤害原则。如果有意或无意强迫对病人实施无益的、不必要的或者禁忌的诊治方案，而致使病人受到伤害，就违背了不伤害原则。

不伤害原则不是绝对的，因为很多检查和治疗即使符合适应证也会给病人带来生理或心理上的伤害。如肿瘤的化疗药物虽然能够抑制肿瘤，但是它对造血系统和免疫系统

会产生一定程度的副作用。

临床上除了药物治疗外，还有很多可能对病人造成伤害的情况，如医务人员的知识不系统或技能不熟练；强迫病人接受某项检查或治疗措施；施行不必要的检查或治疗；医务人员的行为疏忽、粗糙；拒绝对某些病人提供医疗救治活动，如艾滋病人等；拖延或拒绝对急诊病人的抢救；等。因此，作为医务人员应具有责任心和道德心，避免以上情况的发生。

不伤害原则与其他原则冲突的情况：第一，不伤害原则与有利原则的冲突。如病情严重的糖尿病的病人，经治疗病情并未减轻，有发生败血症的危险，此时为了保住病人的性命需要对病人做截肢处理。再如患有晚期视网膜母细胞瘤的儿童，经化疗后病情并未减轻，为避免肿瘤细胞向全身转移，需要对病人进行摘除眼球处理。表面上看这样做对病人将造成很大的伤害，但是为了保全病人的性命，这样做是符合有利原则的，因为两害相权取其轻。第二，不伤害原则与公正原则的冲突。如在稀有卫生资源的使用上，一个病房有四个肾衰病人同时需要肾移植，但因肾源有限，不可能使每个需要的人都得到，只能按照公正原则进行病人选择，未得到肾源的病人在身心上将受到伤害，这是不伤害原则与公正原则相冲突的情况。第三，不伤害原则与尊重原则的冲突。多表现为医务人员为尊重患者的自主性而无法选择使病人不受到伤害的医疗行为。

（二）有利原则

有利原则是指医务人员的诊治行为应以保护病人的利益、促进病人健康、增进幸福感为目的。有利原则要求医务人员的行为必须符合以下条件：病人的确患有疾病，医务人员的行动与解除病人的疾苦有关，医务人员的行动可能接触病人的疾苦，病人受益不会给别人带来太大的损害。

有利原则与其他原则的冲突情况：第一，有利原则与不伤害原则的冲突。医务人员的行为往往不只给病人带来益处，通常还会伴有副作用的发生。此时有利原则要求医务人员权衡利害，使医疗行为能够得到最大可能的益处，而带来最小可能的危害。如在人体实验中，受试者可能并不得益，而且很可能受到伤害，然而这种实验对其他病人、社会，乃至下一代有好处，即有利于社会大多数人。第二，有利原则与自主原则的冲突。当医务人员合乎科学的选择与病人的自主决定不一致时，一般多由病人的特殊原因（如经济原因或感情方面的原因等）引起。如某孕妇继续妊娠将对健康不利，但孕妇出于某种原因希望把孩子生下来，这就使医生基于有利原则劝孕妇终止妊娠的决定与孕妇的自主决定产生矛盾。第三，有利原则与公正原则的冲突。这可参照上述不伤害原则与公正原则冲突的论述。

（三）尊重原则

尊重原则是指医务人员要尊重病人及其做出的理性决定。医务人员尊重病人的自主性绝不意味着放弃自己的责任，必须处理好病人自主与医生意见之间的关系。尊重病人包括帮助、劝导，甚至限制患者进行选择。医生要帮助患者选择诊治方案，必须向患者提供正确、易于理解、有利于增强病人信心的信息。当患者充分了解和理解了自己的病情后，患者的选择和医生的建议往往是一致的。当患者的自主选择有可能危及生命时，医生应积极劝导患者做出最佳选择；当患者或其家属的自主选择与他人或社会的利益发生冲突时，医生既要履行对他们、对社会的责任，也要使患者的损失降到最低。对于缺乏或丧失选择能力的患者，如婴幼儿和儿童、严重精神病和严重智力低下等患者，其自主选择权由家属或监护人代理。

（四）公正原则

医疗公正是指社会上的每一个人都具有平等合理享受卫生资源或享有公平分配的权利，以及享有参与卫生资源的分配和使用的权力。在医疗实践中，公正不仅是指形式上的公正，更强调公正的内容。如在稀有卫生资源分配上，必须以每个人的实际需要、能力和对社会的贡献为依据。

二、医学科学研究涉及的伦理学问题

人体实验是现代医学研究的一种重要方法，也是人类自身发展的需要。任何新的医药技术都必须经过人体实验证明其对人体有益无害或者利大于弊，才能得到进一步的推广和应用。人体实验是指直接以人体为受试对象，用人为的实验手段，有控制地对受试对象进行观察和研究的实践活动。受试者既可以是病人，也可以是健康人，这就决定了人体实验的特殊性和复杂性。这种特殊性和复杂性表现在实验者与受试者之间除研究与被研究的关系外，还存在着人类特有的伦理关系。因此，人体实验不可避免地受到伦理关系的制约，存在着许多伦理规范和伦理问题。

（一）人体生物样本的采集、使用及管理

人体生物样本是重要的生物医学科学研究资源，包括为了开展研究工作收集的各种人体组织器官，如血液、毛发、皮肤、骨髓、肌肉、分泌物、内脏器官等所有类型的标本。基因学、蛋白质组学及生物技术的飞速发展，在很大程度上依赖于人体样本的规范采集和样本数量。采集、处理、使用和储存样本及其数据时，应格外尊重样本提供者的基本权益。

1. 知情同意

知情同意是指试验者在人体实验进行之前向受试者告知该项人体实验的目标、方法、预期的好处和潜在的危险。知情同意的根本目的是保障人的基本权益和尊严不受侵犯。试验者只有取得受试者及其家属的同意，才能让受试者参加人体实验。所有涉及人的科学研究都必须得到伦理委员会批准，由样本提供者本人或法定监护人亲自签署知情同意书。一份完整的知情同意书至少应包括以下内容：项目名称，项目实施单位，项目的目的和意义，项目的内容和标本提供者的义务，标本提供者隐私权的保护措施，标本的用途及如何处理使用后的样本。

2. 隐私保密

医学科学研究的实施者应尊重研究对象的人格和人权，泄露个人生物信息可能会对个人或家族在保险、就业、婚恋和就学等方面造成不利影响，因此必须对研究资料建立完善的保密措施，不得向公共媒体散布，保护研究对象的隐私和尊严，尽量减少给研究对象带来的不良影响。

3. 规范取材

人体生物样本取材的规范性对于医学科学研究结果的可靠性至关重要，应由专业人员按各种生物样本采集规范进行采集。在取材过程中，应最大限度地尊重被研究者，当取材大小或多少与被研究者的健康、疾病诊断甚至生命安全发生冲突时，应绝对以被研究者的利益为重。另外，还应对采集到的实验样本进行妥善保管，以免遗失和变质。

4. 人类遗传资源保护

人类遗传资源是指含有人体基因组、基因及其产物的器官、组织、细胞、血液、制备物、DNA 构建体等遗传材料及相关的信息资料。人类遗传资源管理和保护的范围包括资源采集、收集、研究、开发、买卖、出口、出境等活动。我国在未来的新药开发和医疗保健领域中能否获得自主知识产权，很重要的一个环节就是能否有效地收集保护并开发利用我国宝贵的人类遗传资源。

在涉及人类遗传资源的国际合作研究中，应明确各方享有的权利和承担的义务，应当遵循平等互利、诚实守信、共同参与和共享成果的原则，应自觉遵守《生物多样性公约》(Convention on Biological Diversity)。该公约是一项保护地球生物资源的国际性公约，旨在最大限度地保护地球上多种多样的生物资源。同时还要注意充分、有效地保护知识产权。

对于我国境内的人类遗传资源信息，我国研究开发机构享有专属持有权。因此，当涉及研究机构与搜集者以及基因提供者之间的诸多法律问题，特别是其中涉及知识产权的时候，国内的研究机构和研究者更要尽可能地主动承担起维权的义务。

（二）干细胞研究

1. 干细胞研究技术

干细胞（stem cell）是人体内一种独特的具有自我繁殖、分化和再生能力的细胞。由于其对改进神经细胞退行性疾病、糖尿病、心脏病、多样硬化症、烧伤和脊髓损伤等疾病的治疗方法意义重大，干细胞研究已成为 21 世纪生物医学领域的热点课题之一。该领域尤其是人类胚胎干细胞的研究涉及诸多伦理学问题。

2. 干细胞研究的伦理纷争

人类干细胞研究的伦理问题在全球范围内存在很大争议，其焦点在于胚泡是否应该得到尊重、是否具备道德人格和道德地位。反对者认为，人的生命是从受孕那一刻开始，科学家不能以救人生命为理由，杀害另一人的生命。目前，支持人类胚胎实验的研究者均同意英国华诺克委员会（Warnock Committee）的建议，即所有胚胎实验不能超过卵子受精后 14 天，因为 14 天之后人的系统开始发育，属于真正意义的胚胎，已是具有人格意义的“人”。

3. 我国对于干细胞研究的基本观点

干细胞研究在我国方兴未艾，对一些难治性疾病的治疗进行了有益的探索。2003年底，我国出台了《人胚胎干细胞研究伦理指导原则》。其基本观点是支持胚胎干细胞研究，但必须遵循严格的伦理规范，经过严格的伦理程序。其中提出了“行善和救人”“尊重和自主”“无害和有利”“知情和同意”“谨慎和保密”五大伦理原则。该原则申明：坚决反对生殖性克隆，即克隆人的个体；囊胚体外培养不能超过14天；囊胚不能植入人体子宫或其他动物子宫；“人—动物”细胞融合术可用于基础研究，其产物严禁用于临床；材料的收集和利用要贯彻自愿、知情、非商业化的原则；从立项到成果必须接受伦理评估和监督。2013年，为进一步规范干细胞临床试验研究活动，加强干细胞临床试验研究管理，促进干细胞治疗技术健康发展，国家卫生健康委员会、国家食品药品监督管理总局在开展干细胞临床研究和应用规范整顿过程中，组织制定了《干细胞临床试验研究管理办法（试行）》《干细胞临床试验研究基地管理办法（试行）》和《干细胞制剂质量控制和临床前研究指导原则（试行）》。其主要精神是：开展干细胞临床试验研究应当在相关管理部门备案，受到相关管理部门的监管。干细胞临床试验研究应当遵守伦理准则，符合《涉及人的生物医学研究伦理审查办法（试行）》《人胚胎干细胞研究伦理指导原则》的要求，保证受试者的权益得到充分尊重和保护。

（三）克隆技术研究

1. 克隆技术

克隆技术作为生物工程的关键性技术，在基础生命科学和医学中具有广阔的应用前景。1996年，世界第一例成年动物细胞克隆出的哺乳动物——绵羊多莉诞生；此后几年，克隆动物的种类不断增加并在2000年克隆出人类的近亲——猴子。由于伦理道德的底线，尽管技术上不存在问题但克隆人至今没有问世。

2. 克隆人的伦理纷争

随着克隆技术中哺乳动物无性繁殖的成功，人们不免担忧克隆技术被滥用，克隆人涉及的技术、伦理和道德问题，国际社会也一直争论不休。各国伦理学界乃至政府首脑都高度重视，因为这些问题已经涉及人类社会生存和发展的根本利益。

目前在针对克隆人的争论中，反对方的主要观点为克隆技术还不成熟，克隆人可能存在先天性生理缺陷；克隆人的身份难以确定，他们与被克隆者之间的关系无法纳入现有的伦理体系；克隆技术把人的出生当成一种手段，把当事人工具化，是不道德的；克隆技术有可能被滥用，成为恐怖分子的工具；从生物多样性来说，大量基因结构完全相同的克隆人可能诱发新型疾病的广泛传播，对人类的生存和发展产生威胁；克隆人可能因为自己的特殊身份而产生心理缺陷，形成新的社会问题。而支持方的主要观点为克隆技术是可以不断完善的；人的尊严不在于人的生育方式，而在于人的社会人格；克隆技术可以保留优秀人物的优良遗传物质；克隆技术可以解决不孕症。

3. 我国针对克隆人的态度

国家卫生健康委员会明确表示了对待研究克隆人的态度是：不赞成、不支持、不允许、不接受任何克隆人实验。

（四）基因诊断和治疗

1. 基因诊断和基因治疗技术

基因诊断（gene diagnosis）和基因治疗（gene therapy）是以DNA分子上的基因为对象开展的对疾病诊断和治疗的方法。基因诊断是探测基因的存在，分析基因类型和缺陷及其表达功能是否正常，从而达到诊断疾病目的的方法。与传统的诊断手段相比，基因诊断能更早地发现或预测有关疾病的隐患。目前，基因诊断已应用于产前检测和新生儿筛查，以便早期检测出严重的遗传性疾病，达到优生优育的目的。该技术还可应用于感染性疾病和肿瘤的诊断。不过，对大多数肿瘤而言，基因诊断尚处于辅助性阶段。

基因治疗是运用DNA重组技术修复患者细胞内有缺陷的基因，使细胞恢复正常功能而达到治疗疾病的目的。基因治疗已应用于多种疾病，在一些单基因遗传病的治疗中已取得一定疗效并逐步扩展到多基因病的治疗。近年来功能性基因组学的研究结果表明，疾病形成和发展过程还与表观遗传学改变有关。来自诸多疾病的研究表明，与DNA序列变化的频率相比，表观遗传变化发生的概率更高而且表观遗传变化是可以遗传的，会影响下一代。因此，表观遗传异常与疾病的诊断和治疗成为人们关注的话题。

2. 基因诊断和基因治疗的伦理学问题

基因诊断和基因治疗是临床诊断和治疗的全新方法和手段，在解除一些疾病对人类健康威胁的同时，也存在一定的潜在危险，给社会、伦理、文化和法律带来的巨大冲击不能低估。

（1）父母的知情权和胎儿的生命权

公民的知情权需要保障，但胎儿的生命权也同样重要。基因诊断是父母获得知情权的有效手段，通过产前检查可能发现某些先天性遗传疾病，父母可能站在生命质量的立场上选择流产。问题是，患遗传疾病的胎儿是否和健康胎儿一样享有生命权利。因此，父母的知情权和胎儿的生存权在某种程度上形成了一种矛盾。

（2）受试对象的选择

目前，先进的基因诊断和治疗技术还难以惠及大众，有限的资源只能满足少数人的需要。因此，公平、科学地选择受试对象，使公众享有同等的医疗权利是现阶段医学伦理学和社会伦理学的主要问题之一。另外，对于某些患有遗传缺陷疾病但并未影响健康的个体，是否应该进行遗传病的基因诊断也值得商榷。

（3）生殖细胞的基因治疗

基因治疗如果用于生殖细胞，将从根本上消除某一疾病的垂直传播，而且可以改变人的某些特征，但这一技术可能违背生物多样性及其保护原则，因此，目前生殖细胞的基因治疗还不被伦理学所接受。

(4) 检测结果的辩证分析

作为研究者，对目前应用的基因诊断方法所得结果应进行辩证的分析，应结合受试者的家族史、遗传史和疾病史等进行系统分析，片面地根据基因检测结果作出的诊断有可能增加受试者的心理负担甚至社会压力。

(五) 疗效评估

疗效评估是要对拟采用的治疗方案进行客观的科学评价，以明确治疗措施是否能对疾病的转归和预后有确切的改善作用。在疗效评估的过程中，人体试验是必须采取的试验方式。人体试验和动物实验不同，动物实验可以根据研究需要采用各种科研设计方案，但人体试验不完全受研究者支配。因此，必须在遵循人体试验伦理原则的前提下设计试验方案，国际社会非常重视对人体试验中受试者的保护，制定并通过了大量伦理法规文件，如《纽伦堡法典》《赫尔辛基宣言》《伦理学与人体研究国际指南》《人体研究国际伦理学指南》《贝尔蒙报告》以及我国的《涉及人的生物医学研究伦理审查办法》和《药物临床试验质量管理规范》等。因此，在开展疗效研究之前，要认真查阅上述规定，避免发生有违医学伦理学的事件。

1. 伦理学审查

所有涉及人类受试者的临床试验计划书都必须呈送给一个或多个科学与伦理审查委员会，以便对其科学价值和伦理可接受性进行审查。伦理审查委员会依据相关规定，对人体试验的设计、实施及其结果进行伦理审核、评判、批准、指导和监管等。只有得到伦理委员会批准，才可实施临床疗效研究的试验计划。

2. 知情同意

在开始临床试验程序之前，研究者应将疗效测试的目的、方法、预期结果以及可能出现的副作用如实告知每名受试者，使其在充分理解并进行考虑后自由选择是否参与此项研究。试验必须在受试者知情、同意、自愿的前提下进行。《赫尔辛基宣言》中明确指出：除非受试者已被说服同意参加，对在试验工作过程中所遇风险或出现偶然性事故有所了解，否则就不能进行人体试验。

3. 自愿原则和用药依从性

正如《赫尔辛基宣言》中明确指出的那样，必须向受试者公开试验全部信息，使其充分理解并在知情的基础上，自愿同意参加并履行承诺手续，然后才能在其身体上进行试验。对缺乏或丧失自主能力的受试者，应由其直系亲属、监护人或代理人代表提供知情认可。当患者能遵守医师确定的治疗方案和遵从药师对其用药健康方面的指导时，可认为患者的用药依从性(compliance)良好；而患者不能坚持按时、按量用药，不遵从医师的指导时，可认为患者的用药依从性差。研究者应注意的是，已参加试验的受试者享有不需要陈述任何理由而随时退出人体试验的权利，不论用药依从性如何，不能因此影响其正常的治疗和护理。应指出的是，相对医生而言，患者处于弱势的地位。因此，在人体实验中采取蒙骗、强迫和金钱诱惑等手段使人们接受试验是违背伦理道德甚至触犯法律的行为。

4. 对象的选择与保护

选择受试者时，要遵循公平原则。而在试验的全过程中，如何对待受试者，尤其是弱势人群，如何能够真正保护他们的利益不受损伤，是研究者必须高度重视的问题。弱势人群是指没有能力参与知情同意的患者，包括患痴呆和危重病等无决断能力或决断能力低下的患者，如婴儿、儿童、神志不清的患者、精神病患者以及文化水平极低的患者等。对这类受试者，可请其代理人、监护人或是直系家属代为决定是否参与试验以及维护相应的权利。同时，在试验过程中，一些特殊人群如老年人和妇女的权益，应得到充分保护。

三、医学科学研究涉及的动物实验原则

动物实验是医学科学研究的基本手段之一，是指在人为改变环境的条件下，观察并记录实验动物的反应、表现及其发生机制和发展规律，以期揭示生命科学领域客观规律的行为。历史上绝大多数的医学科学进展都有动物实验的内容，但动物实验必定会给受试动物带来不同程度的疼痛、痛苦、伤害，而处死是大多数受试动物的最终结局。随着人类文明的进步和科学与社会的发展，人们对动物保护意识不断加强，因此，动物保护与科学实验之间的矛盾日渐突出，成为生物医学研究面临的棘手问题。

动物福利（animal welfare），是指人类应该合理而人道地利用动物，尽量保证那些为人类作出贡献的动物在生理上和精神上享有最基本的权利与关怀，如在饲养时给予一定的生存空间，处死时尽量减轻动物痛苦和缩短死亡时间等。这种人性化的理念体现了人类善待动物、珍视生命的精神。1966 年，美国制定了《实验室动物福利法》，旨在给予实验动物尽可能的善待和保护。2006 年，我国科技部发布了《关于善待实验动物的指导性意见》，分别对实验动物饲养过程、使用过程和运输过程中如何善待实验动物提出了具体意见。虽然国际上对实验动物福利还没有确切的定义，但有人们公认的“5 个自由”准则，即不受饥渴的自由、生活舒适的自由、不受痛苦伤害和疾病威胁的自由、生活无恐惧的自由、表达天性的自由。尽管在实验中难以完全满足上述标准，但作为以救死扶伤为己任的医学科学研究者应更加注重善待动物，尊重和珍惜它们的生命。在可能的条件下尽量减少动物的使用量并为受试动物提供更多的福利，是每一个医学科学研究者和实验动物工作者所必须具备的伦理道德。

（一）动物实验的正当性与合理性

在医学科学研究中，必须科学、合理地使用实验动物并在使用过程中善待它们。动物实验的目的必须有助于我们进一步了解人体的功能、健康和疾病，并在实验给动物带来的伤害与实验产生的潜在受益之间加以权衡。

在实验设计上应当将伤害最小化和受益最大化避免对实验动物的无意义滥用和滥杀。如果实施动物实验是科学研究的一部分，是为了某一特定地区人的共同利益且该科研是必

需的，是为了开发一种治愈人类疾病的新药，或为了探究某种侵害动物的疾病是否会传染给人类，那么动物实验即具有一定的正当性。如果动物实验只是为了满足实验者的好奇心而无任何明显的科学价值和实际意义，或开展的不过是重复性和认证性实验则应禁止和杜绝。由于人类文明的进步和动物保护运动的高涨，在动物实验中实行“3R”原则，即替代（replacement）、减少（reduction）和优化（refinement）。“替代”“减少”和“优化”是相互联系的。采纳减少和替代原则减少动物使用量，而优化原则又加速了实验手段的改进，促进了替代方法的研究过程。“3R”原则已被发达国家的科技工作者普遍接受。

（二）动物实验的伦理学审查

在动物实验开始实施之前，研究计划应该交由实验动物伦理委员会审查批准。伦理委员会审查依据的基本原则如下：

1. 动物保护原则

对实验目的、预期收益与对实验动物造成的伤害和死亡进行综合评估，优化实验方案以保护实验动物。在不影响实验结果科学性和可比性的情况下，鼓励利用非生命的细胞芯片和组织芯片代替有生命的动物；用体外方法或其他非生物学方法减少活体动物使用的数量，或使用同等数量的动物获取更多实验数据，或通过科学的设计减少实验中的动物数量；用组织细胞替代整体动物；用分子生物学、人工合成材料和计算机模拟等非动物实验方法替代动物实验；用低等动物鱼等替代高等灵长类动物，用非脊椎动物替代脊椎动物。

2. 动物福利原则

通过改进和完善实验程序，减轻或减少给动物造成的疼痛和不安，提高动物福利。在动物实验过程中，应通过改善动物设施、饲养管理、实验条件和实验操作技术，做到不同种类的实验动物管理要符合该类实验动物的操作技术规程，尽量减少实验过程对动物机体的损伤，减轻动物的疼痛、紧张和恐惧。动物处死应该由富有经验的专业人员完成。这也符合实验动物的“优化”原则，而且从实验技术和科学研究的角度对保证实验结果的科学性、重复性也非常有价值。

3. 伦理原则

尊重实验动物的生命，充分考虑实验动物的利益，善待动物，防止或减少动物的应激、痛苦和伤害，禁止对动物采用野蛮手段，采取痛苦最小的方法处置动物。动物实验的方法和目的应符合人类的道德伦理标准和国际惯例。

4. 综合性科学评估原则

（1）公正性

实验动物伦理委员会的审查工作应该保持独立、公正、科学、民主、透明、不泄密，不受政治、商业和自身利益的影响。

（2）必要性

实验动物的应用或处置必须有充分的理由。

（3）利益平衡

以社会公认的道德伦理价值观，兼顾动物和人类的利益，在全面、客观地评估动物所受的伤害和由此可能获取的利益基础上，负责任地出具实验动物或动物实验伦理审查报告。

（三）善待实验动物的主要措施

1. 饲养过程

根据我国科技部发布的《关于善待实验动物的指导性意见》，在实验动物的饲养过程中，应注意以下几点：

（1）为实验动物提供清洁、舒适、安全的生活环境。饲养室内的环境指标应符合相关标准。

（2）实验动物笼具、垫料的质量应符合相关标准。笼具应定期清洗、消毒，垫料应灭菌、除尘，定期更换，保持清洁、干爽。

（3）各类动物所占笼具最小面积应符合标准，保证笼具内每只动物都能实现自然行为，包括转身、站立、伸腿、躺卧等。笼具内应放置供实验动物活动和嬉戏的物品。孕、产期实验动物所占用笼具面积，至少应达到该种动物所占笼具最小面积的110%以上。

（4）对于非灵长类实验动物及犬、猪等天性喜爱运动的实验动物，种用动物（用于繁育后代）应设有运动场地并定时进行遛放。运动场地内应放置适于该种动物进行玩耍的物品。

（5）饲养人员不得虐待实验动物。在抓取动物时，方法应得当，态度需温和，动作尽量轻柔，避免引起动物的不安、惊恐、疼痛和损伤。在日常管理中，应按时对动物进行观察，若发现动物行为异常，应及时查明原因，采取有针对性的必要措施进行改善。

（6）饲养人员应根据动物食性和营养需要，给予动物足够的饲料和清洁的饮水。其营养成分、微生物控制等指标必须符合国家标准。应充分满足实验动物妊娠期、哺乳期、术后恢复期等特殊时期对营养的需求。对实验动物饮食、饮水进行控制时，应有充分理由，并使控制程度和持续时间最小化。

（7）大型实验动物如犬、猪分娩时，应由兽医或经过培训的饲养人员进行监护，防止发生意外。对出生后不能自理的幼仔，应采取人工喂乳、护理等必要的措施，严禁遗弃。

2. 应用过程

（1）实验动物应用过程中，应将动物的惊恐和疼痛减少到最低程度。在保证科学性的情况下，应积极采用实验动物替代方法的研究与应用。

（2）在对实验动物进行手术、解剖或器官移植等操作时，必须采取术前有效麻醉。术后恢复期应根据情况，进行镇痛和有针对性的护理及饮食调理。

（3）研究中应考虑非侵入性的生理样本（例如粪便、尿液、唾液和毛发等）。如需通过创伤性方式获取样本，应设法使动物的疼痛最小化，当要反复获取样本时，应采取合适的麻醉和止痛措施。

(4) 保定实验动物时，应遵循“温和保定，善良抚慰，减少痛苦和应激反应”的原则。保定是指为使动物实验或其他操作顺利进行而采取适当的方法或设备限制动物的行动。保定器具结构应合理，规格适宜，坚固耐用，环保卫生，便于操作。在不影响实验的前提下，对动物身体的强制性限制宜减少到最低程度并不造成额外痛苦和创伤。

(5) 处死实验动物时，应由专业人员采用无痛苦的方式实施并回避其他动物。确认动物死亡后，方可妥善处置尸体。

(6) 在不影响实验结果判定的情况下，应选择仁慈终点，避免延长动物承受痛苦的时间。科研人员通过实际观察或利用录像等手段，将实验中动物的一些外在表现记录下来，经过分析发现，这些外在表现是按照一个固定的模式向着一个方向有序发展的过程。那么，在不影响实验结果判定的前提下，“人为”地确定某一个点（或阶段）及时终止实验，即可缩短实验时间，也可减轻实验后期动物所要承受的痛苦。“人为”选择的这一点（或阶段）就称为仁慈终点。

(7) 灵长类实验动物的使用仅限于非用灵长类动物不可的实验。除因伤病不能治愈而备受煎熬者，灵长类动物原则上不予处死，实验结束后需单独饲养，直至自然死亡。

3. 运输过程

(1) 运输的笼具应能防止动物逃逸和其他动物进入，并可有效避免外部微生物侵入。运输过程中要保证动物呼吸自由顺畅，必要时应提供通风设备。空运实验动物，发运方应将飞机航班号、到港时间等相关信息及时通知接收方，接收方接收后应尽快运送到最终目的地。以最直接的途径，本着安全、舒适和卫生的原则尽快完成运输过程。

(2) 实验动物不应与感染性微生物、害虫及可能伤害动物的物品混装在一起运输。患有伤病或临产的怀孕动物不宜长途运输。在其必须运输时，应得到监护和照料。长途运输时，途中应为实验动物提供必要的饮食和饮用水。

(3) 装卸时，实验动物应最后装上，而到达目的地时，应最先卸下运输动物。地面或水陆运送实验动物应有专人负责照料。

(4) 在恶劣天气运输实验动物时，应对实验动物采取及时有效的防护措施。运输人员应经过培训，了解和掌握有关实验动物方面的知识。

第二节　医学科研的道德与规范

一、医学科研道德的意义

医学的发展，离不开医学科学的发展，医学科研工作的根本任务和意义在于认识和揭示医学领域内客观对象的本质运动规律，探寻、认识和战胜疾病，增进人类身心健康的途径和方法，从而达到维护人类健康和造福于人类的终极目的。而医学科学的发展，既有社会、政治、经济、文化的因素，又有医学科研工作者的聪明才智、道德品质的因素。因此，在其他条件相同的情况下，医学科研工作的道德准则、科研工作者个人的道德素质，就与医学科学发展紧密相关。因而，崇高的科研道德是促进医学科学发展的重要保证，是保证科学研究获得预期目的的重要条件。医学科研道德的意义有以下两个方面：

（一）促进医学的发展

自然界的本质往往隐藏在纷繁复杂的现象背后，探索医学的真谛，不言而喻充满着艰难险阻，科学研究的失败也会无情地随时而至。不管在科研工作中遇到多大的问题和困难，百折不挠、知难而退始终是科研工作者前进的动力。纵观中外医学发展史，许多重大的发明创造都是依靠科学家追求真理的顽强毅力和献身精神才得以实现的。

（二）规范科研行为

医学科研道德的重要意义在于制定科研道德，规范科研工作者的行为，造福人类。由于医学科学的研究成果最终都要运用到防病治病的医学手段，因而医学科学的研究成果对人类社会影响很大。这就要求医学科研工作者对研究内容必须具有很高的预见性：凡是能造福人类的科研活动就可进行，危害人类社会和人们身体健康的科研项目不能进行。再者，任何一项医学科研成果，不管其在研究过程中考虑得如何周密，在局部范围内使用得如何有效，其可行性和有效性仍需在大面积人群中验证。有时近期效果对人有利，而远期效果却不尽如人意，如何使科研成果扬其利、避其害，是医学科研工作者不可忽视的问题。

二、医学科研道德的基本要求

（一）科研选题的医德要求

1. 科研动机端正，符合人类健康需要

科研选题在技术上要解决的问题是“做什么”，在理论上要解决的是“能不能做”，而在这两个问题前要解决的是伦理问题中的“应不应该做”。医学科研的根本目的是促进人类健康，造福于人类。纯正的动机和崇高的目的是医学科研道德的灵魂，决定科研课题的选择，支配科研人员的言行，激励科研工作者勇于创新，保证医学科学沿着正确的方向发展。

2. 坚持实事求是，一切从实际出发

医学科研必须对人类健康和社会负责，因此，尊重科学、实事求是、严谨治学是医学科研工作中应遵循的最基本的道德规范。实事求是就是不弄虚作假，敢于坚持真理，用于修正错误，一切从实际出发。

（二）科研过程中的医德要求

1. 科学合理地进行科研设计

课题设计要按照统计学的“随机、对照和重复”三原则来进行。

2. 严肃认真地开展科研

在医学科研实施阶段，要严格按照设计要求、试验步骤和操作规程进行试验，切实保证试验的数量和质量要求。认真观察试验中的各种反应，真实地记录试验中的阴性及阳性结果，以确保试验的准确性、可靠性和重复性。

3. 客观准确地进行数据分析

医学科研工作者必须客观准确地进行数据分析，容不得半点虚假。在试验过程中任何篡改和伪造数据的做法都是不道德的，甚至是违法的。

（三）对待科研结果的医德要求

1. 正确对待成功与失败

科学研究是无止境的，在成功面前要谦虚谨慎、戒骄戒躁。同样，科研工作中的失败也是难免的，在失败面前不可灰心丧气，而是要认真总结经验教训，继续前进。应该看到，许多科学研究在成功之前都会遭遇失败，大部分科研成果在问世之前都曾历经磨难。一个献身科学的科研工作者，应该胜不骄、败不馁，永远保持高尚的医学科研情操。

2. 客观地评价他人和自己的劳动贡献

首先，应充分认识自己在研究过程中对前人或他人的成果做了哪些利用、吸收和借鉴，在此基础上以适当的方式给予充分的肯定。其次，要正确对待署名问题。一般来说，贡献大的署名在前。最后，要正确对待科研成果的鉴定和评价。鉴定科研成果应在专家的参加下，本着实事求是的原则，如实地作出鉴定。当事者要正确对待别人对自己成果的鉴定和评价，要善于听取不同意见和批评，不应采取不正当的手段来索取别人对自己成果的肯定和赞扬。

第三节　实验室生物安全

实验室生物安全（laboratory biosafety）是指用以防止发生病原体或毒素无意中暴露及意外释放的防护原则和技术与实践，目的在于避免实验室工作人员、来访人员、社区及周边环境受到损害。国际上十分重视实验室的生物安全问题，WHO出版的《实验室生物安全手册》对生物安全的各个方面做了详细解释。我国在2004年也颁布了《实验室生物安全通用要求》并于2008年进行了修订，旨在促进我国实验室生物安全管理水平的普遍提高，消除实验室安全管理存在的隐患，防止生物安全事故的发生。

一、实验室生物安全的主要内容

（一）微生物危险度评估

危险度评估是生物安全工作的核心内容。评估的方法有多种，在进行微生物危险度评估时，需要列出微生物的危险度等级。

1. 危险度 1 级

在通常情况下，含有不会引起人类或动物疾病，即没有或极低的个体和群体危险，不太可能引起人或动物致病的微生物。仅含 1 级微生物的物质，根据本条例，不被视为传染性物质。如大鼠白血病病毒、豚鼠疱疹病毒等。

2. 危险度 2 级

个体危险中等，群体危险低，病原体能够引起人或动物疾病，但对实验室工作人员、社区、牲畜或环境不易导致严重危害。实验室暴露也许会引起严重感染，但对感染有有效的预防和治疗措施，并且疾病传播风险有限。例如淋巴细胞性脉络丛脑膜炎病毒、嗜水气单胞菌/杜氏气单胞菌/嗜水变形菌、沙眼衣原体等。

3. 危险度 3 级

个体危险高，群体危险低，病原体通常能引起人或动物的严重疾病，但一般不会发生感染个体向其他个体的传播，并且对感染有有效的预防和治疗措施。例如炭疽芽孢杆菌、霍乱弧菌。

4. 危险度 4 级

个体和群体的危险均高，病原体通常能引起人或动物的严重疾病，并且很容易发生个体之间的直接或间接传播，对感染一般没有有效的预防和治疗措施。例如埃博拉病毒、天花病毒等。

此外，还应考虑其他一些因素，如微生物的致病性和感染数量、暴露的潜在后果、自然感染途径、微生物在不同季节和环境中的稳定性等。危险度评估可以确定所计划开展的研究工作的生物安全水平级别，选择合适的个体防护，并结合其他安全措施制定标准操作规程，以确保在最安全的条件下开展工作。

（二）实验室生物安全分级

常根据实验室所操作的生物因子的危害程度和采取的防护措施，去判断实验室的生物安全水平（bio-safety leve，BSL）。一般分为 4 级，即 BSL-1、BSL-2、BSL-3、BSL-4，动物实验室的生物安全以 ABSL-1、ABSL-2、ABSL-3、ABSL-4 表示。据此可将实验室分为基础实验室（1 级生物安全水平、2 级生物安全水平）、防护实验室（3 级生物安全水平）和最高防护实验室（4 级生物安全水平）。实验室的级别决定实验室的设计特点、建筑构造、防护设施及各种仪器设备。不同级别实验室的生物安全情况见表 7—1。

表 7—1　　与微生物危险度等级相对应的生物安全水平、操作和设备

危险度等级	生物安全水平	实验室类型	实验室操作	安全设施
1级	(1级生物安全水平)	基础的教学、研究	GMT	不需要；开放实验台
2级	基础实验室（2级生物安全水平）	初级卫生服务，诊断、研究	GMT加防护服、生物危害标志	开放实验台，此外需BSC用于防护可能生成的气溶胶
3级	防护实验室（3级生物安全水平）	特殊的诊断、研究	在2级生物安全防护水平上增加特殊防护服、进入制度、定向气流	BSC和（或）其他所有实验室工作所需要的基本设备
4级	最高防护实验室（4级生物安全水平）	危险病原体研究	在3级生物安全防护水平上增加气锁入口、出口淋浴、污染物品的特殊处理	Ⅲ级BSC或Ⅱ级BSC并穿着正压服、双开门高压灭菌器（穿过墙体）、经过滤的空气

BSC：生物安全柜；GMT：微生物学操作技术规范（摘自WHO《实验室生物安全手册》第3版，2004）

（三）实验室和实验动物设施的试运行和认证

1．实验室的试运行

试运行是指对已经完成安装、检查、功能测试的指定实验室的结构部分、系统和系统的组成部分进行系统性检查，然后形成文件，证明其符合国家或国际标准。试运行工作通常在实验室或动物设施的项目计划阶段就开始，要确定合格标准，并贯穿于整个施工过程和随后的保修期。

2．实验室的认证

实验室认证是对实验室内部的所有安全要求包括工程控制、个体防护装备以及管理控制所进行的系统性检查和对生物安全操作和规程的检查。

实验室是一个复杂、动态的环境。当今的生物医学研究和临床实验室必须能够快速适应不断发展的公共卫生需要和压力。例如实验室需要调整重点以应付新的或重新出现的传染病的挑战。为确保实验室的环境适应能力，应定期对所有实验室进行认证，从而确保实验室采用了正确的工程控制并按设计要求正常运行且管理措施到位。

（四）实验室生物安全保障设施

实验室生物安全保障（laboratory biosecurity）是指单位和个人为防止病原体或毒素丢失、被窃、滥用、转移或有意释放而采取的安全措施。

有效的生物安全规范是实验室生物安全保障活动的根本。通过危险度评估，可以收集关于生物体类型、物理位置、接触这些生物体的人员以及负责这些生物体人员的身份等信息。每个单位有义务根据本单位的需要、实验室工作类型以及本地情况等来制定和实施特定的实验室生物安全保障规划。其中包括对病原体和毒素的存放位置、进出人员资料、使用记录、设施内及设施间进行内部或外部运送的记录文件，以及对实验材料进行灭活或丢弃等情况的最新调查结果。总之，安全保障预防是实验室常规工作的一部分。

（五）人员培训和许可证制度

实验室工作人员必须经过生物安全防护相关知识的培训才能正式上岗。培训的主要内容即生物安全防护知识及安全意识教育，包括加强工作人员实验技能的培养，使其了解生物安全相关知识、生物危险以及提高生物安全防范意识。培训合格后，统一发放培训合格证书，持证上岗。

二、实验室生物安全的注意事项

（一）微生物学操作技术规范

1. 实验室技术

规范、良好的实验室操作技术是实验室生物安全的重要保证。反之，人为失误、不良实验技术和仪器使用不当会造成实验室事故、伤害和与工作有关的感染。要防范此类常见问题，应注意以下技术和方法：

（1）实验室中标本的安全操作：实验室标本的收集、运输和处理不当，会带来使相关人员感染的危险。

（2）移液管和移液辅助器的合理使用。

（3）避免感染性物质的扩散、食入、与体表接触和注入。

（4）生物安全柜的使用：生物安全柜运行正常时才能使用，且使用过程中不能打开玻璃观察挡板；安全柜内不能使用本生灯，否则燃烧产生的热量会干扰气流并可能损害过滤器；所有工作必须在工作台面的中后部进行，并能够通过玻璃观察挡板看到；操作者不应反复移出和伸进手臂以免干扰气流；不要使其他物品阻挡空气格栅而引起物品的潜在污染；使用前后应对生物安全柜的表面用消毒剂进行擦拭并使安全柜的风机至少运行 5 分钟。

（5）血清的安全分离。

（6）离心机、摇床、超声处理器等实验设备的正确使用。

（7）装有感染性物质安瓿的开启和储存：应该小心打开装冻干物的安瓿。因其内部可能处于负压，突然冲入的空气可能使一些物质扩散进入空气，建议安瓿应该在生物安全柜内打开。装有感染性物质的安瓿不能浸入液氮中，因为这样会造成有裂痕或密封不严的安瓿在取出时破碎或爆炸。如果需要低温保存，安瓿应当储存在液氮上面的气箱中。

（8）对血液和其他体液、组织及排泄物的标准防护方法。

（9）对可能含有朊蛋白物质的防护：由于朊蛋白（prion，也称作“朊病毒”）不能被普通的实验室消毒和灭菌方法所灭活，所以操作时尽可能地穿戴一次性防护服并使用一次性器具，使用专用仪器设备，即不与其他实验室共用仪器。所有操作必须在生物安全柜中进行，必须特别小心，以避免产生气溶胶、意外食入、划伤或刺伤皮肤。含有朊蛋白的组织标本暴露于96%甲酸1小时可以基本失活。

2. 意外事故应对方案和应急程序

在任何涉及处理或储存危险度3级和4级微生物的实验室，都必须制定一份关于处理实验室和动物设施意外事故的书面方案。国家和当地的卫生和计划生育委员会要参与制定应急预案。

（1）意外事故应对方案

意外事故应对方案应当提供的操作规范包括防备自然灾害、生物危害的危险度评估，意外暴露的处理，人员和动物的紧急撤离，人员暴露和受伤的紧急医疗处理，暴露人员的医疗监护和临床处理，流行病学调查以及事故后的继续操作，等。

（2）微生物实验室应急程序

微生物实验室应急程序主要包括刺伤、切割伤或擦伤、潜在感染性物质的食入、潜在危害性气溶胶的释放、容器破碎及感染性物质的溢出、离心机中盛有潜在感染性物质的离心管发生破裂、火灾和自然灾害的发生、紧急救助的联系对象以及急救装备等。

3. 消毒和灭菌

掌握消毒和灭菌的基本常识对于实验室生物安全是至关重要的。由于严重污染的物品不能迅速地被消毒或灭菌，所以了解预清洁的基本原理十分必要。消毒和灭菌的主要内容包括：

（1）实验室材料的清洁

去除污垢、有机物和污渍，必须通过预清洁才能达到消毒和灭菌的目的。许多杀菌剂只对经过预清洁的物品具有杀菌活性。

（2）化学杀菌剂

正确使用化学杀菌剂可以确保实验场所的安全，减少来自感染性物质的危险。许多杀菌剂对人或环境有害，应当按生产商的说明小心地进行选择、贮存、操作、使用和废弃。

（3）清除局部环境的污染

需要联合应用液体和气体消毒剂来清除实验室空间、用具和设备的污染。

（4）清除生物安全柜的污染

清除Ⅰ级和Ⅱ级生物安全柜的污染时，要使用能让甲醛气体独立发生、循环和中和的设备。

（5）洗手清除手部污染

处理完生物危害性材料和动物后以及离开实验室前均必须洗手。如果没有条件彻底洗手或洗手不方便，应该用酒精擦洗。

（6）热力消毒和灭菌

加热是最常用的清除病原体污染的物理手段。“干”热法没有腐蚀性，可用来处理实验器材中许多可耐受160℃或更高温度2～4小时的物品；高压灭菌的“湿”热法则最为有效。

(7) 焚烧

只有在实验室可以控制焚烧炉的条件下，才能用焚烧代替高压灭菌来处理感染性物质。一级焚烧室的温度至少达到800℃，二级焚烧室的温度至少达到1000℃。

(8) 废弃物处理

实验室废弃物处置的管理应符合国家、地区和地方相关要求。所有不再需要的样本、培养物和其他生物性材料应弃置于专门设计的、专用的和有标记的用于处置危险废弃物的容器内。所有弃置的实验室生物样本、培养物和被污染的废弃物在从实验室中被取走之前，应使其达到生物学安全。有害气体、气溶胶、污水、废液应经适当的无害化处理后排放，符合国家相关的要求。动物尸体和组织的处置和焚化应符合国家相关的要求。

4. 感染性物质的运输

感染性及潜在感染性物质的运输要严格遵守国家和国际规定，包括如何正确使用包装材料以及其他运输要求。实验室人员必须按照运输规定来运送感染性物质，以降低包装受损和泄漏的可能性，减少可能造成传染的暴露和提高运输效率。

(二) 化学品、火和电的安全

1. 危害性化学品

在医学科学研究实验室中的人员不仅会接触致病微生物，也会接触化学品，因此需要充分了解化学品的毒性作用、暴露途径，以及可能与操作和储存化学品有关的危害。

(1) 暴露途径：人们可以通过吸入、接触、食入、针刺以及通过破损皮肤接触危害性化学品。

(2) 化学品储存：实验室应该只保存满足日常使用量的化学品，大量的化学品应储存在专门指定的房间或建筑物内。

(3) 关于不相容化学品的一般原则：为了避免发生火灾或爆炸，有些化学品在储存和操作中应避免接触另一类化学品。

(4) 化学品的毒性作用：许多化学品都有不同的毒性作用，可能对呼吸系统、血液、肺、肝脏、肾脏和胃肠道系统以及其他器官和组织造成不良影响或严重损害，有些化学品甚至具有致癌性和致畸性。

2. 火

除了化学危害外，还必须考虑火及其对感染性物质播散的可能影响。在实验室的每个房间、走廊以及过道中应设置显著的火警标志、说明和紧急通道标志。在实验室中引起火灾的原因有：超负荷用电；电器保养不良，例如电缆的绝缘层破旧或损坏；供气管或电线过长；仪器设备在不使用时未关闭电源；使用不是专为实验室环境设计的仪器设备等。

3. 电

实验室内所有电器设备都必须定期进行检查和测试，包括接地系统。在实验室电路中要配置断路器和漏电保护器。断路器不能保护人，只是用来保护线路不发生电流超负

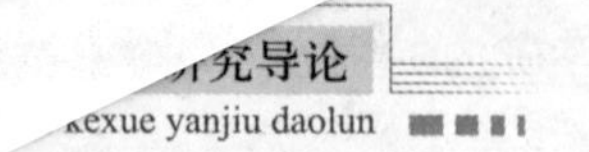

荷从而避免火灾；漏电保护器用于保护人员避免触电。实验室的所有电器均应接地，最好采用三相插头。实验室的所有电器设备和线路均须符合国家电气安全标准和规范。

4. 电离辐射

为了限制电离辐射对人体的有害影响，应该控制使用放射性核素并遵守相应的国家标准。所有操作或接触放射性核素的实验室人员都应接受放射性基础知识、相关技术和放射性防护的指导和培训，应遵守放射性安全规定和程序。需要遵循的原则有：尽可能减少辐射暴露的时间；尽可能增大与辐射源之间的距离，隔离销射源；尽量使用非放射测量技术来取代放射性核素。

三、重组DNA技术与生物安全

重组DNA技术（recombination DNA technique）是指在体外重新组合DNA分子，并使它们在适当的细胞中增殖的遗传操作。其涉及组合不同来源的遗传信息，创造自然界以前可能从未存在过的遗传修饰生物体（genetically modified organism）。事实证明，只要进行适当的危险度评估并采用适当的安全措施，就可以安全地进行遗传工程工作。

四、实验室生物安全的教训

实验室的生物安全事故时有发生，这与从事实验操作人员接触病原生物体机会较多、传播途径不明、实验条件有限和缺乏足够的个体防护措施等有关。需要强调的是，实验中安全防护的关键是人的意识，实验室人员应高度重视安全问题，以避免对自己、他人甚至社会造成危害。历史上发生过多次教训惨痛的生物安全事故：

1956年，苏联的一个实验室有9支装有感染了委内瑞拉马脑炎病毒的鼠脑安瓿被打破，由于没采取必要的措施，结果在几天内造成24名工作人员感染。

1961年，莫斯科一家研究所的实验人员从流行性出血热疫区捕捉到一些野鼠带回实验室。而这些野鼠被放在了室内暴露的场所。结果，实验室有接近100人出现流行性出血热症状。

1967年，欧洲的3个城市为研制疫苗，从乌干达等地进口了一批黑长尾猴，而这些猴子携带一种特殊的病毒，使13名工作人员患病并使这种疾病在德国马堡等地区流行，马堡病毒由此得名。

1979年，位于苏联乌拉尔南部的大工业城市斯维尔德洛夫斯克的生物武器实验室发生爆炸，约10公斤的炭疽芽孢粉剂泄露，爆炸释放出大量的细菌毒雾，造成附近一千多人发病，数百人死亡。

（位晓丹　闫　森）

参考书目

[1] 詹启敏、王杉主编．医学科学研究导论[M]．北京：人民卫生出版社，2015.
[2] 刘涛、季光主编．科研思路与方法[M]．北京：中国中医药出版社，2016.
[3] 张伟刚主编．科研方法导论[M]．北京：科学出版社，2018.
[4] 申杰、王净净主编．医学科研思路与方法[M]．北京：中国中医药出版社，2016.
[5] 李卓娅主编．医学科研课题设计、申报与实施[M]．北京：人民卫生出版社，2015.
[6] 刘民主编．医学科研方法学[M]．北京：人民卫生出版社，2014.

视频资料

1. 临床生物样品的保存和信息化管理
2. 质粒提取
3. 引物设计
4. 免疫印迹技术
5. 临床生物样品蜡块制作、组织切片和免疫组化
6. 细胞培养基本技术
7. 常用生物样品（肿瘤、脑脊液、房水）处理与组学分析技术
8. 生物信息学、系统生物学常用数据分析技术
9. 动物实验基本操作
10. 转基因动物技术
11. 常用数据统计分析软件使用
12. 基因编辑技术
13. 临床医学研究组织实施与管理办法

注：视频资料联系 bmujzyl@163.com 索取。